7つのチャクラ

魂を生きる階段

●

キャロライン・メイス
川瀬 勝[訳]

サンマーク文庫

献辞

かぎりなき愛と感謝を込めて
この本を、私の三人の天使たちに捧げる――
いつも私の力の源である母
ユーモアと楽観的な見方を与えつづけてくれる弟のエドワード
そして、いまや家族の宝となった義妹のエイミー
三人なしには、私は人生の最大の闇のときを、
生き延びることができなかっただろう。

文庫版・訳者まえがき

おそらく誰にも生涯で何冊かしか出会えない大事な本があると思うが、今回文庫となった『7つのチャクラ』は、まさに私にとってそういう本だった。あとがきでも触れているとおり、縁のつながり方も共時性《シンクロニシティ》そのものだったし、日常の世界に埋没していた自分に、実はこの世界と自身とのかかわりは、この限られた知性の理解を超越した驚異的なものなのだということを、現実の人々の話をとおして感じさせられ、とても元気になったことをよくおぼえている。

やはり読者の心にも響くものがあり、おかげさまで、シリーズで十万部を超える発行部数を数える。文庫になることで、より多くの人の手にわたることになれば、訳者としては何よりもうれしい。

はじめて手にする読者のために簡潔に言うと、著者のキャロライン・メイスが、自分で求めたのではないのにもかかわらず、「直観医療者《メディカル・インテユーイテイブ》」、つまり、人の病がわかるという特殊能力をもつようになり、この力をとおして接した人々とのかかわりを通じて、魂と身体との関係に関する新しいモデルを形づくり、それを詳しく述べたのがこの本である。メイス博士の場合、単に身体的な面だけではなく、その裏に隠された、そして実は病の真の原因である霊的な核心まで知覚できるところが驚きだ。

メイス博士のウェブサイトでも最近の講演をいろいろ見ることができるが、いくつか拝見すると、この本にある力強いメッセージは、形とテーマを変えながらも、はっきりと息づいているのがわかる。

自身の体験、身体、そして世界との関係性において、つねに正直であること、健康（あるいは病）をけっして人やものごとを操るのに使ってはいけないこと。そして、自分がなぜ生きているのかを問うことは、神なるものの恩寵への扉を開くことであり、けっして後戻りはできないことなどの話が、相変わらずのパワーとユーモアをもって語られている。

訳出当時に比べ、精神の問題に製薬で対処しようとする傾向はますます強まり、少なくともアメリカにおいては、百パーセント「しらふ」でいる人のほうが少なくなっていると冗談半分に言われているほどだ。メイス博士は、それは症状に対処しているにすぎず、治療者にとっても楽な道だが、核心にある霊の危機に対峙していないために、最終的には何の解決にもならないと説く。

ひるがえって日本を眺めてみれば、誰もがある程度は精神を病んでいるともいえる現代。

突出した出来事に対して恐怖を感じるあまり、このような深い視点をもつことができずに右往左往している、というのが主流メディア、つまり私たちの集合意識の姿であるように思える。この本には、そのような閉塞感を覆してくれるような、洞察にあふれた例がたくさん書かれている。

今回、読み直してみて、あらためて、月日を経た今日でも、すこしも輝きを失っていないメッセージの数々に驚かされた。訳者としては、この本が、自身のこと、そして世界の姿についても、表面的な事象にとらわれず、その奥深くにある学びを見る手助けとなることを願っている。

川瀬　勝

二〇〇九年　初春

まえがき――直観医療の芽生え

一九八二年の秋、新聞記者としてのキャリアを捨て、神学の分野で修士号を取ったあと、私は二人のパートナーと共同で、「スティルポイント」という名の出版社をはじめた。スティルポイント社では、おもに既存の医学に代わる癒しの方法についての本を出版した。そういった代替医療について、私は事業の面では関心をもっていたが、自分でかかわろうという気は毛頭なかった。癒しの術をもつヒーラーに会ってみたいという気持ちも全然起きなかったし、瞑想などしたこともなかった。ニューエイジ・ミュージックやウィンドチャイム、それに有機栽培の有用性についての会話といったものには、我慢ならないほどの嫌悪感をおぼえていた。それどころか何リットルものコーヒーをがぶ飲みしながら煙草を吸い、依然として、ハードボイルドな新聞記者というイメージに自分を重ねあわせていたのだ。神秘的な体験をするタイプの人間とはお世辞にもいえなかった。

とはいうもののその秋、自分の知覚能力が相当拡張しているのを、私は徐々に認識しはじめていた。たとえば、友人の知っている人の身体の具合が悪いと聞くと、なぜ具合が悪いのか、その原因がわかってくる、といった感じだ。それが驚くほど正確だったため、口コミで噂が広がりはじめた。ほどなくして、大勢の人が出版社に電話をかけてきては、自分の健康上の問題について直観的な評価を聞くための予約をとる、という事態になった。一九八三年の春ごろまでには、うつ病からガンまでの、多種多様な健康上、あるいは人生一般の危機について、私は直観でアドバイスを与えるリーディングを行うようになっていたのだった。

五里霧中などという言葉では、あのころの自分の状態を半分も表しているとはいえない。とにかく混乱し、多少こわくもあった。いったいなぜこういう直観が浮かんでくるのか、どうしても理解できなかったのだ。当時もいまも、それは白日夢のようなものであり、その人の許しを得ると、すぐさま私のなかに直観が浮かんでくる。この直観の冷徹さ、感情抜きという感じには、きわめて深い意味があると思う。私が勝手につくり出していたり、自分の印象を投影しているのではない証拠だからだ。

それはちょうど、知らない人のアルバムをぱらぱらとめくっていて、そこに写っている誰にも特別な感情を抱かないのと、自分の家族のアルバムを見ているときの違いのようなものだ。印象はとてもはっきりしているが、何の感情も伴わない。

自分の直観がどれだけ当たっているのかわからなかったので、相談を受けるようになって二、三か月すると、私は次の予約時間がくるのがどうしようもなくいやになった。自分のしていることが相当大きな危険を伴うように感じられたのだ。最初の六か月間は、直観医療の能力を使うのは、一種のゲームのようなものだと自分に言い聞かせることで何とかもちこたえた。「当たり」が出ればよろこんだ。ほかに何の意味もないにしても、とにかくそれは、自分がまだ正気だと示すたしかなしるしだったからだ。それでも、毎回私は考えていた。

「今度はあれはうまくいってくれるだろうか？　何の印象も浮かんでこなかったらどうしよう？　間違ったらどうすればいいのだろう？　答えられないようなことを聞かれたら？　あなたは健康だと誰かに言って、あとでその人が、実は末期症状の診断を受けていたとわかったら？　そして何よりも、ジャーナリストくずれの神学専攻の学生で、出版社をはじめたという程度の人間が、何でこのちょっと怪しげな職業に携わってなんかいるのだろう？」

私は、自分が突然、何の訓練もなしに、何十人という恐れと悲しみにさいなまれた人びとに対し、神の意志が何なのか説明する責任を負わされたように感じていた。皮肉なことに、この人たちが、神は自分をどうしようとしているかと強く思えば思うほど、私のほうは、神が私自身に何をしようとしているのか知りたくなっていった。私の感じていたプレッシャーは、ついに偏頭痛となって現れ、何年も続いたのだった。

自分のなかに新たに出現したこの能力なんて、別にケーキづくりの才能と同じようなものよ、といった軽い気持ちで私は生きていきたかったが、そうはいかないこともわかっていた。カトリックとして育ち、神学を学んだ私は、ひとりの個を超越した能力をもった人間が、結局は僧院に行くか、あるいは精神病院行きになるということをよく知っていたからだ。

　魂の深い部分で、自分が何か本質的に神聖なものとつながっていることがわかっていて、それが私の心を引き裂いていたのだ。一方で私は、遠い時代の神秘思想家たちのように、何もできない状態になるのではないかと恐れていた。また、私の力を信じる人たち、それとは逆に懐疑的な人たちの両方に評価され、審判を下される運命が待ちかまえているとも感じていた。どんな未来を想い描こうとも、私には自分が悲惨な人生に向かっているようにしか感じられなかったのである。

　そうはいっても、私はこの新たに発見した知覚能力に魅了されてもいて、人びとの健康状態の診断を続けていかなくてはいけないという気持ちでいた。この初期のころ、私が受ける「印象」は、おもに人の身体上の健康と、それに関連した感情的、心理的ストレスに関するものだった。しかし同時に、その人の身体のまわりを包み込んでいる気《エネルギー》を見ることもできた。それは、その人のこれまでの人生に関する情報であふれていたのだ。「気」は、その人の霊体の延長として私の目に映った。そして、学校では教えてくれなかったことに私は気づきはじめたのである。

つまり、私たちの霊、魂は、間違いなく私たちの日常生活の一角を成しているということだ。それは私たちの思考や感情を体現し、ありふれたものから、高いヴィジョンまで、そのひとつひとつを記録しているのである。大ざっぱにいってしまえば、霊は死後、天国に行くか、地獄に落ちるかのどちらかだと教えられてきていたが、それだけではないことが私には見てとれた。霊は、私たちの人生の一瞬一瞬に参加しているのだ。それは意識のある力であり、生命そのものなのである。

私は、人の健康状態を読みとるというこの仕事を、一種の「自動操縦」状態で続けていたが、あるきっかけでこの半信半疑な気持ちは吹っ飛んだ。ガンを患ったある女性とのセッションを行っていたときのことだ。

暑い日で、私も疲れていた。彼女と私は、スティルポイント社の小さなオフィスで向かいあって座っていた。診断を終え、それを彼女に話すべきかどうか、私は一瞬ためらっていた。ガンが全身に広がっていると告げるのが、どうしようもなくいやに思えたのだ。彼女が、自分がなぜこんな惨劇に見舞われるのかをたずねるのはわかっていたが、それに答えなくてはいけない自分の責任にもいらだちをおぼえた。果たせるかな、私が口を開こうとすると、彼女は手を私のひざの上に置き、こうたずねたのだった。

「キャロライン、深刻なガンがあるのはわかっているの。でも、なぜこうなったのか教えてくれないかしら」

こんな不吉な質問をされて、私の憤りも頂点に達した。そして、「そんなこと私にわかるもんですか！」と言いかけたその瞬間だった。私は、それまで体験したことのないエネルギーで自分が満たされるのを感じたのだ。

そのエネルギーは全身をまわり、まるで私の声帯を使うために、私をどかそうとしているようだった。目の前にいる女性の姿はもはや見えなくなっていた。自分が小さな十セント硬貨ぐらいまで収縮し、頭のなかにいて、この状況を「ただ見守る」ように命じられているような気持ちがした。

そして、ある声が私を通してこの女性に語りかけた。

「それほど知りたいのなら、まずあなたの人生を振り返ってみましょう。人生の人間関係ひとつひとつをたどってみるのです」とその声は言った。「あなたが抱えていた恐れのすべてを、これから一緒に見つめていきます。そして、長い長いあいだ、恐れが支配していたために、エネルギーがあなたに栄養を与えられなくなってしまったのだということをお見せしましょう」

「存在」は、この女性の手をとり、彼女の人生の詳細を振り返っていった。それも文字どおりあらゆる詳細を、である。取るに足らないような会話も再現した。さびしさに彼女が人知れず泣いたときのこと、そして彼女にとって多少でも意味のあった人間関係すべてについて語るのだった。この「存在」はひとつの強烈な印象を残した。それは、私たちの人生のあらゆる瞬間、その瞬間を満たしているあらゆる知的、感情的、創造的、肉体的な活動、あるいは休息さえも、そのすべてが知られ、記録されているということだ。私たちが思うこと、感じることはすべて、プラスかマイナスか、どちらかの力の源となり、そのすべてについて私たちはきちんと釈明《しゃくめい》する責任をもつということなのである。

私はこの荘厳な体験に圧倒されていた。意識のかたわらで見つめながら、祈りはじめた。半分は恐れから、そして半分は、宇宙がもつ究極の意味での「計画」を目の当たりにしたための謙虚な気持ちからだった。それまでも、祈りは当然「聞かれている」と考えてはいたが、実際それがどういうかたちでなのかはわからなかった。それに、いくら神なるものとはいえ、いかなるシステムをもっていたにせよ、ひとりひとりの人間のニーズ——たとえば金銭的な願いより、病気を癒すという願いが優先だといった細かいことをすべて記録し、きちんと整理しておくことなど、いったいどうしてできるのだろうか？　そんなことが私の単純な人間レベルの論理では理解できるはずもなかった。人生のあらゆる瞬間が大きな価値をもち、愛情やさしく記録されていると示してくれた、この「聖なる壮観」に出会う準備など、できているはずもなかったのだ。

まだ観察者の状態のままで祈りながら、いま語りかけているのが自分でないことをこの女性が気づかぬままでいてくれるよう私は願った。「なぜ私はガンになったのか」という質問に答えられなかったのだから、彼女の過去をなぜ知っていたかを説明することも当然できなかった。祈りを終え、意識をそこから離すと、ふたたび彼女の顔を直視している自分がいた。助けを求めて手を伸ばしてきた彼女と同じように、自分の手が彼女のひざの上にあるのに気づいたが、いつそうしたかは、まったくおぼえていなかった。

全身がふるえていた。そして私は手をどけた。彼女が口にしたのは、「どうもありがとう。これで私は何でも受けいれることができます」というひと言だけだった。ひと息ついたあと、彼女は続けた。「死ぬのだってもうこわくありません。もう大丈夫です」

彼女のすぐあとにオフィスを出たが、私はとても動揺していた。スティルポイント社のある建物を囲む美しい野原に歩き出し、私は、たとえそれがどんな結果をもたらそうとも、自分のこの直観能力に協力していくという使命を受けいれようと決心したのだった。

一九八三年のあの秋の日以来、私は全身全霊を込めて、直観医療者《メディカル・インテューイティブ》として働いてきた。直観能力を使い、病気や人生の危機の根本にある感情的、心理的、そして霊的なエネルギーを人が理解するための手助けをする仕事だ。その人にどんな種類の病気が生じているのか感じとることができるのだが、まだその人自身が病気にかかっているのに気づいていないこともしばしばだ。だが、私のもとに来る人びとは、人生がバランスを失っていること、何かがおかしいと気づいていることが多い。

この直観能力を自分の人生に招きいれるきっかけとなるような、とくに劇的な「最初の出来事」があったわけではない。いつもそこにあって、頭をもたげるちょうどいい時期を待っていたかのように、それは何の苦労もなく、ごく自然に私の内面で目を覚ました。

大人になる前は、直観が鋭く、自分の本能にしたがうことが多かったが、そんなことは誰でも同じだろう。読者のあなたも、本能的に、あるいは意識して、人の気を感じとることもあると思う。だがそれは、相手をすでに知っているか、すくなくとも接触したことがある場合が多いだろう。私の直観が変わっているのは、まったく知らない人の気の評価ができる点だ。実をいうと、かえってそのほうがいい。恐れおののいた顔を直接見つめなければならないと、はっきり「見る」という自分の力を発揮しづらくなるからだ。

この力は、使えば使うほど、精度が向上していった。ある程度までは、直観的になる方法を人に教えることもできるが、自分がどうやって学んだのかはよくわからない。おそらく、霊的なことがらについての好奇心、そして、自分の人生が思ったとおりに展開してこなかったことに対する深い不満の気持ちがあったために、きわめて強い直観をもつようになったのではないかと思う。だが、この直観医療の力を得たのは、間違って何か変なものを食べたせいだったという可能性だって充分あり得るのだ。神がものごとを決めるやりかたを知れば、実際そうだったとしてもまったく驚きはしないと思う。

自分の直観能力にあらがうことなく、協力すると誓ってからも、それを完成させていくのは容易ではなかった。ずっとあとになって医療関係者からの支持と助言を得ることはできたが、最初はモデルにできる人も先生もいなかった。だが、十四年間続けてきたいまは、この力はもう第六感のように感じられる。また、それは、気のしくみと直観医療について私が人びとに教える時期がやってきたことを意味している。

直観を使うことで、私は病気の感情的、心理的な原因を明らかにしてきた。肉体的、感情的ストレスと、特定の病気とのあいだに深い関係があることは、まったく疑問の余地がない。たとえば、心臓病、高血圧と、Aタイプの人格とよばれるものの関係などは、すでに充分立証されている。しかし、私には、すべての病気の根源にある原因は、感情的、さらに霊的な面でのストレスだとわかる。それだけでなく、ある種の感情的、霊的な危機は、身体の特定の部分の病気と対応しているのである。

たとえば、心臓の病状について相談に来る人たちは、結果的に自ら愛情を遠ざけるようなことをした人生体験をもつ。腰痛のある人は、金銭的な心配ばかりしている。ガンをもつ人は、未解決の人間関係の問題や、完結していない状況、あるいは感情的な問題などを抱えていることが多い。血液障害のある人は、家族とのあいだに深い対立が生じていることが頻繁にある。人間の気のシステムについて学べば学ぶほど、私は、身体のなかに「無作為に」つくられている部分などほとんどないと気づきはじめている。そればかりか、これは私たちの人生全般にいえることだと思うようになった。

感情的、霊的なストレスと、特定の病気との関係は、人間の気体系《エネルギー・システム》という枠組みで理解するのがいちばんわかりやすい。つまりそれは、私たちの霊体のしくみ、ということであり、これが現在、私がアメリカ各地をはじめ多くの国々で教える内容の核を成すものであり、この本の焦点でもある。

直観医療の能力のおかげで、気から見た病気の原因についてだけでなく、自分を癒す過程で私たちが直面するチャレンジについても学べた。私にとって重要な意味があったのは、「癒し」とは、必ずしも肉体が病気から回復することだけとはかぎらない、という点だった。たとえば、長いあいだ自分自身やほかの人に対してもちつづけていた恐れ、あるいは悪意に満ちた思いを、自分の霊体がやっと手放せた、というのが癒しになることもあり得る。このような霊的な意味での解放と癒しは、人がたとえ肉体的には死を迎えようとしていても起こることとなのだ。

人間の気のシステムの言語を学ぶことは、自分自身を理解するひとつの手段であり、霊的なチャレンジを通過していく道でもある。気のしくみとはたらきを理解することによって、人生のパターンを明らかにし、身体、心、霊体とのあいだの深いつながりを見ることができる。自己についてのこの知識は、よろこびと心の平穏をもたらし、その過程で感情的、身体的な癒しへとつながっていく。

直観医療に関するこの入門書は、過去十四年間にわたる、解剖学と直観、身体と心、霊体と力などについての私の研究の集大成である。本書で私は、自分が使う「気の言語」ともよべるものを教えている。気の体系について詳しい知識を得ることで、読者のみなさんも、自分の身体もやはり霊体がかたちとなったものだと気づいていかれることだろう。そして自分の身体を、聖書を読むように読みとることができるようになる。

病気になるのも、癒されるのも、どちらも同じ理由からである。私たちはみな、そのような肉体をもっている。また、人間として生きていくとき体験する感情的、心理的な危機というのも、誰にでも起きることだ。捨てられること、失うこと、それに裏切られることは、みんなが恐れる。怒りは、ヒンドゥー教の人間だろうが、キリスト教、ユダヤ教の人間だろうが同じように体内で毒素となる。そして、私たちは誰もが愛に引きつけられていく。自分の霊や身体の健康ということに関しては、誰であろうと何の違いもない。

したがって、身体と心に焦点を合わせたこの本は、「象徴的にものを見る」ための霊的な言語にあふれている。「象徴的にものを見る」とは、自分のまわりの人びと、それに人生で起きる出来事などを、普遍的な元型《アーキタイプ》のパターンから見て理解するということだ。象徴的な見方をおぼえると、直観力は高まる。人生で起きる出来事や、まわりの人びと、そしてさまざまな困難に対し、健全な客観性をもって接することを教えてくれるからだ。なかでも、病気という苦難について、これはとくにいえることなのかもしれない。象徴的な視点をもつと、霊体の内面を見すえて、自分を癒すことができる。また、ひとつの完全な存在としての自分を取り戻す、かぎりない可能性があることもわかる。

私の講演やワークショップには、さまざまな背景をもつ人たちが参加している。治癒の仕事に携わっている人、自分の健康について何か助けを必要としている人、あるいは自分も直観医療の力をもちはじめた人などだ。みな、自分の霊体の力を理解したいという共通の望みをもっている。心のなかの確信を求め、自分の直観の声をはっきりと聞きたいのだ。

ワークショップに参加する医師たちは、患者の病気に感情的、あるいはひょっとすると霊的な原因さえ隠されているという感触があるとき、霊的な観点からの診察ができないことに不満を感じると語る。霊的な考え方というのは、通常の科学では認められていないからだ。多くの医師が、直観的な印象を心の奥におさえ込んでしまっているが、それは、ある医師がいみじくも言ったように、「直観とその証明となると、まだいまのところ保険会社が保険金を支払う必要条件と相容れない」からだ。別の医師は私にこう語ってくれた。「直観医療はもういりません。その力は充分あります。私が知りたいのは、患者の内面にある深い霊的な課題や、家族関係などにある問題なのです。これこそ癒しに必要な情報だからです。患者さんたちは薬以上のものを必要としています。薬は一時的に症状を隠してしまうにすぎません」と。生きることについて、霊的な観点から解釈がほしいという欲求は普遍的なものだ。気について語ること、それに象徴的にものを見ることは、健康と癒しとは何かについて、通常の医学による見方と、霊的な見方のあいだにある溝を埋めることができると私は信じている。

直観医療研修医のプログラムなどという考えは、十年前だったらかなり突拍子もないものと思えただろうが、その後、鍼灸、経絡《けいらく》への鍼圧治療、気功など、人体の内部やまわりにある気の流れに関する古代からの知識を用いた治療法に対しても、社会全体がより開かれた態度で接するようになってきた。ラリー・ドッシー医学博士が『Meaning and Medicine』（邦訳なし）で書いているように、これからは「第三時代の医療」を実践していかなければならないのだ。第三時代の医療とは、身体と感情の癒しへのアプローチとして、霊体や身体にはたらきかけるもの、それにホリスティックなものや通常の対症療法など、さまざまなかたちを組み合わせていく治療法だ。アメリカ、そして世界中で、直観医療者は、いずれ医療チームの欠かせない一員となることは間違いない。

通常の医学も、病と気、それに霊的な意味での機能不全とのあいだにつながりがあると認める瀬戸際まできている。医療が身体と霊体とを分けている壁を越える日が必ずやってくることはたしかだ。

それまでのあいだ、気の言語と象徴的なものの見方を学ぶことによって、私たちは自分自身のために、自分の霊体へのかけ橋を築くことができる。

この本を通して、読者のみなさんも、自分の身体を目で見るのと変わらぬほどはっきりと、気の言語で自分自身を思うことを学んでくれるのを願っている。そして、自分の肉体を大切にするのとまったく同じように、意識して霊体のほうもいたわってほしいと願っている。

7つのチャクラ◉目次

第二章

気の医学と直観……59

第二部

7つのチャクラ――魂を生きる階段……109

第一章

第1チャクラ――集団の力……113

第二章

第2チャクラ――人間関係の力……153

第三章

第3チャクラ――内面の力……211

第七章
第7チャクラ――霊性とのつながり……355

装　幀／渋川育由
装　画／渋川育由
ＤＴＰ／onsight
編集協力／大村恵子
（アステリズム）

第一部

直観医療に目覚めたとき

第一章
私の目覚めの旅

ワークショップや講演に来てくださる方たちには、いつもこう言うことにしている。「目の奥にある内面の世界」にご案内したい、と。読者のみなさんも同じだが、まず最初に、現在の私の考え方につながっていったたくさんの目覚めの体験、そして長い年月をかけて、直観医療を実践する方向に私を導いた、さまざまな出来事について語りたいと思う。そうすれば、みなさん自身の人生にはたらきかけている内面の導きの存在に、もっと気づいてもらえるかもしれないからだ。

分岐点——アラスカで見えた道

プロフェッショナルとして、個人として、あるいは霊的な意味でも、多少なりとも価値があると私が確信をもっていえることは、すべて直観医療能力者として働いてきた経験かのだ。

ら生じている。でも、大学生のころの私は、かなり違う方向に向かっていた。野心のかた

まりだった私は、ジャーナリズムを専攻していたが、三十歳になるまでにピュリッツァー

賞をとろうと、すでに三年生のときに決心していたほどだった。だが、新聞社で仕事をし

てからはじめて気づいたのだが、私には新聞記者として成功するだけの才能が欠けていた

のだ。

　結局新聞社は辞めたが、物書きになるという自分のたったひとつの夢が実現しないとい

う事実を受けいれることは、どうしてもできなかった。それにかわる別の夢をもっていな

かった私は、毒気のある、ねっとりとしたうつ状態へと没入していった。まさに古典的

な「魂の闇夜」といえる時期だった。最悪の時期、私は昼まで眠り、起きてからも事務所

に充てていた部屋に座り込み、半分書きかけの雑誌記事をぼんやりと見つめて時をすごす、

という状態だった。

　ある朝、深い眠りから覚めていく途中、まだ目覚めと睡眠の中間の状態にあった私は、

自分がすでにこの世を去り、いまの人生を思い出しているという感覚に呑み込まれた。ま

どろみのなかで私は、人生が終わったことに感謝していた。目が覚めて、自分がまだしっ

かり生きているのがわかったとき、私は吐き気をもよおし、その朝は失意のうちに嘔吐を

繰り返してすごした。疲れきってベッドに戻り、自分の人生計画がどこで狂ったのかを考

えてみたそのとき、突如として大学のジャーナリズムの授業での課題のことが、頭のなか

によみがえってきた。

教授はかなりの時間を割いて、新聞記事での客観性がいかに重要かを強調していた。客観性とは、と彼女は言った。――それは取材している対象から自分を感情的に切り離し、状況を説明できる「事実」だけを探し求める、ということを意味する。ある建物が火事になり、四人の記者がそれぞれ違う角に立ってこれを取材しているところを想像するように彼女は求めた。同じ事件について、四人はおのおの違う見方をするはずである。全員が自分の立っている角にいる人たちに話を聞くだろう。教授が私たちに提示していた問いとは、どの記者が本当の事実をつかみ、正確な視点をもっていたのか、というものだった。つまり、どの記者が事実を見ていたのか、ということだ。

突然、何年も前のこの単純な課題が、自分にとってきわめて重要な象徴的意味をもちはじめた。ひょっとすると「事実」と「現実」というのは、視点の違いにしかすぎないのかもしれない、と私は考えた。これまで自分は片目だけで人生を見てきたのだろうか……。建物をひとつの角からだけ眺め、自分と同じように視点の深みを欠いた人たちと同じようなことをしてきただけなのかもしれない。もう一方の目を開き、その角から離れるときがきていることに私は気づいたのである。

極度に疲れ、煮えきらない状態に不満を抱えたまま、私の心はさらに前の過去へと戻っていった。

大学を卒業した翌年のことだった。夏のアラスカで仕事をするために、私は故郷の町シカゴを離れた。仲よしの友人たちとアメリカを横断し、シアトルに着くと、フェリーに乗り、ヘインズに向かう三日間の内海の旅をはじめたのだ。そのあいだ誰も一睡もしなかったため、ヘインズに着いたころには、全員が自分の分身でも見かねないような状態になっていた。

港で、ある男性が待っていて、私たちをバンに乗せて町のホテルまで連れていってくれた。部屋に入ると、みなベッドに倒れ込み、私を除いて全員が深い眠りに落ちた。私は目が冴えてしまっていたので、ホテルを出て町をぶらぶら散歩してみることにした。すると、先ほどのバンの運転手が私を見かけ、車を止めると、どこへ行くのかたずねた。散歩よ、と私は答えた。彼はバンに乗るように誘い、私を一軒の古い二階建ての建物の前で降ろしてくれた。

「二階に上がってみるといいですよ」と彼は言った。「ここに住んでいるのは、レイチェルという女性です。しばらく話してみてごらんなさい。あとで迎えに来ますから」

今日のシカゴでならば、これはかなり危険な行動だろう。しかし、あのときの私には、疲労とアラスカの魅力のほうが、理性的な判断力にまさっていたのだ。言われたとおりに階段を上がると、ドアをノックした。八十代初めと思われる、ひとりのアメリカ先住民の女性、レイチェルが扉を開け、私を招きいれた。「さあ、どうぞお入りなさい。お茶を淹《い》れましょうね」

　これこそ、まさしくアラスカ風エチケットだった。優雅で、人を信頼するあたたかいもてなしだ。彼女は私がおとずれたことに驚いた様子はまったくなかった。図々しく押しかけた、と感じているふうでもなかった。彼女にとっては、単に誰かがちょっと立ち寄ってお茶と会話を楽しむという、ごくふつうのことだったのだ。

　夢見心地でレイチェルの家にいた私は、まるで自分がふたつの異なる世界にいるように感じた。部屋の半分はロシアのもので飾られている。黒いマリア像、レイチェルがお茶を淹れるのに使っていたロシア風湯沸かし《サモワール》、窓を飾るロシアレースなどだ。あとの半分は、間違いなくアタバスカン・インディアンのもので、小さなトーテム・ポール、それにインディアン毛布が壁に掛けられていた。サモワールから顔を上げたレイチェルは、私がトーテム・ポールを見ているのに気づいた。

「トーテム・ポールの意味の読み方を知っているかしら?」と彼女はたずねた。

「いいえ」と私は答える。「意味を読めるなんて知りませんでした」

「読めますとも。トーテム・ポールというのは、部族を守る守護霊について語ってるのよ」レイチェルはそう言った。

「あれを見てごらんなさい。いちばん上にある動物は熊。熊の霊を表しているの。強く、賢く、餌食《えじき》となる相手をじっくり追うけれど、けっしてただ殺すためだけに殺すことはしない。食べるためか、自分を守るためだけ。そして自分の力を回復するのに、長いあいだの眠りを必要とする性質があるわ。その熊の霊が部族を導いてくれる――。その精神をまねて私たちは生きていかなければならないの」

この言葉を聞いて、私はいっぺんに目が覚めた。私の目の前には、すばらしい先生がいたのだ。良い教師を前にすると、私は一瞬のうちにシャンとするたちだった。

レイチェルは、自分にはロシア人とアタバスカン・インディアンの血が半分ずつ混じっていて、アラスカが州になるずっと前から、この地に住んでいると言った。ほんのわずかな時間ではあったが、彼女が自分自身について、それにアタバスカン・インディアンの霊的な伝統文化について語ってくれたことは、いまから思えば、私のその後の人生を永遠に変えてしまったのだった。

「ねえ、壁に掛かっている毛布を見て。あれは特別なものよ。アタバスカンの文化では、毛布織り、歌をつくる人、とにかくどんな職業でも、それは大変な栄誉なの。たとえば歌を歌うには、その歌をつくった人の許しが必要だけど、それは歌には作者の霊が宿るからなんですよ。毛布織りならば、一枚完成させるだけの期間生きていられるのがわかっていないかぎり、織りはじめてはいけないことになっているの。もし死ななければならないのなら……」

そう、たしかに彼女は「死ななければならない」と言った。

「やり残した仕事を引き継いでくれる人と、ひとつの儀式を行わなくてはなりません。自分のやるべきことの一部を残して死んではいけないの。そうすると、自分の霊の一部を置いていくことになってしまうから。

あの毛布はほとんど完成してたのよ。でも、つくっていた女性のところに、偉大なる精霊《グレイトスピリット》がやってきて、彼女にこの大地を去る準備をするように言ったの。彼女が精霊に、この毛布を完成させるまで生かしてくれるかたずねると、精霊はそれでかまわない、それだけのときを与えようと答えました。彼女は、毛布を完成させた三日後に亡くなりました。彼女の霊は、あの毛布のなかに力強く、そしてよいかたちで宿っているわ。それは私に力を与えてくれるの……」

レイチェルはまた、人生は単純なもの、とも言った。「互いをいたわり、大地をいたわるために人は生まれてくるのよ。そうして、自分のときが終わりを告げるという知らせを受けたら、こんどは去る準備をきちんとしなくてはなりません。『清算していないこと』をあとに残してはいけないから。謝るべき相手に謝り、部族への責任をほかの人に引き継いでもらって、部族からは、ともに生きた時間への感謝の気持ちと愛情をもらいます。ね、ただそれだけのことなのよ」

レイチェルは、ひと息入れてカップにお茶をつぐと、話を続けた。

「明日の夜、私はある儀式に行くの。贈り物を分かちあう儀式にね。この地上を去る準備ができた男性がひとりいて、彼が自分の持ち物をすべて部族に贈るからよ。服や道具を長い皿の上に置いて、部族は象徴的にそれを受けとる。もう部族に対する責任はいっさいないので、自分の霊が成すべきことを成し遂げることに専念できる、という意味よ。それから、彼は私たちのもとを去っていく」

私は、レイチェルの落ち着いた様子と、事実を淡々と述べているというその調子に驚かされ、とくに「死」について動じる様子もなく語っていることにあ然とした。私たちの社会では慣れっこになっている、死に対するあの恐怖感はどこにいってしまったのだろう？ それまでの私が、すくなくとも自分で理解できる範囲で考えていた世界——とくに生きることの霊的な面（あるいは神とよんでもいい）、そういったものについての世界観を根底からくつがえしたというのに、彼女はまるで夏の日に夕立が降るように、ごく自然にすべてを語っている。

お茶を飲みながら語られたこの真実を、私は迷信のたぐいにすぎないと退けたかったが、腹のなかでは、彼女のほうがずっと現実に近い神を知っているということがわかっていた。

「その人は自分が死ぬとどうしてわかるのですか？ 病気なんでしょうか」私はたずねた。

「いいえ、彼はメディスンマンのところに行ったのよ」と彼女は答えた。

「メディスンマンが彼の気を見て、この人に何が起こっているかを教えてくれたのです」

「じゃあ、メディスンマンはそういうことがどうしてわかるのですか？」

彼女は私の無知が信じられない様子だった。「聞かせてほしいんだけど」と、彼女は私の目をまっすぐ見すえて言った。「そういうことを知らないでいられるというのは、どうしてなのかしら？　自分の霊が何をしているのか、霊が自分に何を語っているかを知らずに、どうして生きていけるの？」

彼女はさらに続けた。

「みんなメディスンマンのところに行って、自分の霊が何を語っているのか聞くの。もうずいぶん前だけど、メディスンマンにこう言われたわ。『歩き方を正さないと、もうすぐ足を折るよ』って。歩く、というのが肉体的な意味でないことは私にもわかってた。彼が言いたかったのは、ほかの女性の夫を求めていた私が、正直ではないということだったの。もう会ってはいけない相手だったけど、愛していたからつらかった。でも、私の魂が、不誠実な態度のせいで病にかかりそうになっていたわ。私はしばらくこの地を離れて、戻ってきたときにはまっすぐ歩くようになっていました」

私はどうしてもレイチェルのところに長くとどまって、もっといろいろ学びたいと思った。家の掃除でも雑用でもなんでもするからと頼んだが、バンの運転手が戻ってくると、彼女はホテルに戻るように言った。彼女に会ったのはそれっきりだった。バンに乗り込もうとすると、運転手はこう言った。

「彼女はなかなかのものでしょう？」

その夏、アラスカから家に戻ってきた私の身体は、魂の抜けがらだった。身体と魂をふたたび一緒にするのに何か月もかかった。レイチェルに会うまで、私は彼女が言ったような意味での霊の力というものを考えたことはなかった。私たちの行いのすべて、そして出会うすべての人に対して、自分の霊を織り込んでいくなどと考えたこともちろんなかった。また、人生でする選択が、自分の霊を表していたり、健康に影響するなどとは思いもよらなかった。

いま振り返ってみると、感情や身体の癒しについてのレイチェルの話は、象徴的なものの見方を使うことで、人生をどれだけ変えられるかの好例を示してくれていた。そのときはわからなかったが、彼女とすごした午後は、私にとって直観医療との出会いだったのだ。この分野で仕事をするようになるにはさらに八年間を待つことになるが、彼女との思い出は、うつ状態から私を救い出し、それまでとは違う道を歩かせてくれた。

私は新聞記者としての道を捨てた。大学院で神学を学ぼうと決心し、レイチェルのような幅広い視野を得ることをめざしたのだ。例の「自分の角」からやっと離れ、先入観や精神的な限界から自由になることを願っていた。ライターになりたいという私の祈りはかなえてくれなかったのだから、ひょっとすると私が知る神は、実在する神ではないのかもしれなかった。ならば、自分がまだ知らない神のほうが、きちんと望みをかなえてくれるかもしれない……。

大学院での私は危機的な状態で、生まれてはじめて無力感を感じていた。それでも、とにかく修士課程は修了した。研究テーマは、神秘思想と分裂症。霊的に健全な道を求める過程で遭遇する狂気、ということだ。のちに、このときの無力感こそが、私を霊的な力の研究に駆りたてたのだということに気づく。神秘思想家たちの人生では、まず肉体的、感情的、霊的な別離と無力感を学ばされ、それではじめて自分が生まれ変わり、自分のもつ真の力との新しい関係ができる。扉の内側の閉ざされた空間で体験する苦悶《くもん》と陶酔《とうすい》感を通じて、神秘家たちは霊とのつながりがもてるようになる。このつながりは、あまりにも深遠なので、ごくふつうの言葉や行動に対し、彼らはまるで神から発する電気のようなエネルギーを吹き込む力をもつようになるのだ。やがて純粋な愛、許しの心、そして信仰による行いを通して、キリストや仏陀《ブッダ》、あるいはヒンドゥー教の神秘家たちといった人びとは、人を癒すことができるようになる。

直観医療をはじめてまもないころは、病気、癒し、そして内面の力とのつながりがまだ見えていなかった。だがいまの私は、内面の力こそが健康の基盤だと信じている。私がもつ客観性、つまり人生を象徴的に解釈する能力は、人とこの力との関係を分析し、それが身体と精神にどういうふうに影響しているかを見るのに役だつ。

最近私は、レイチェルの言葉を使わせてもらい、あなたは自分の霊を悪いものに織り込んでしまったのですよ、と言うことにしている。健康を取り戻すには、まずしばらくのあいだそこから離れ、自分の霊をよび戻して、それからふたたびまっすぐ歩くことを学ぶのです、とも言う。この簡単な指示を実行することができれば、たしかに健康は取り戻せる。私たちの霊は、人生や、そこにある選択をもすべて内包しているからだ。人は自分の霊をさまざまな出来事や人間関係のなかに織り込んでいく。それはたしかだ。人生とは、それほど単純なものなのである。

直観医療の修業という旅

過去十四年間を振り返ってみると、私を教育するために、ひとつのスケジュールがあらかじめ立てられていたことがわかる。直観医療を行うため、気の言語を解釈するという目的でつくられたスケジュールだ。私が直観医療を学んでいた一九八三年から一九八九年までの期間、驚くべき共時性《シンクロニシティ》が手をさしのべ、学ぶべきことを学ぶ手伝いをしてくれていたかのように思える。

まず第一に、同じ種類の障害をもつ人たちと、ほぼ同じ時期にまとまって出会うということに気づいた。ある週は、同じ種類のガンの人が三人連絡してくる。それから数週間後、こんどは偏頭痛に悩まされている人たちが三人来る、といった具合だ。最終的に私は、糖尿病、乳ガン、大腸障害、前立腺ガン、僧帽弁逸脱症、うつ病などの、さまざまな健康上の問題を抱える人たちと、ほぼまとまったかたちで続けて出会うことになった。自分の直観能力を受けいれることを決心する前は、おとずれてくる人たちに、とくにパターンが見られるということはなかったのだ。

同時に、受けとる情報の質も高まっていった。対象となる人の人生の感情的、心理的、身体的なストレスが、病気の発生に関係していることがわかった。最初は、単にそれぞれの人について受ける印象に注意をはらっていただけで、ストレスのパターンを比較することは思いつかなかった。しかし徐々に、何の脈絡もなく起こる病気などないことが見えてきた。

私はそれまでのケースを調べ、特定の病気にかかる前に見られる感情的、心理的パターンがないかを探してみることにした。一九八八年までには、百種類近くの病気について、感情的、心理的、そして身体的なストレス・パターンをはっきり見ることができるようになっていた。これらのパターンは、その後も、私が教えた多くの医師や医療関係者にとって役だつものであることが確認されている。

ノーマン・シーリーに出会えたことも、もうひとつの際だった出来事だった。ノーム（訳注：ノーマンの略）は神経外科医であり、アメリカ・ホリスティック医学協会の創設者で、全米でも指折りのペイン・コントロールの専門家である。一九七二年以来、彼は精神世界にも関心を抱いてきた。

一九八四年の春、私はアメリカ中西部で開かれた、かなりレベルの高い会議に招待された。直観能力者としてではなく、当時はまだ私の仕事だったスティルポイント社の代表としてだ。そこで、知り合いの心理学者がノームのことを教えてくれた。とくに理由もないのに、彼は私に「あの人はノーム・シーリーという医師で、直観医療の能力をもつ人に関心をもっているんだよ」と言ったのである。ひどく緊張してしまったが、私は意を決して、シーリー博士に話しかけ、自分が直観医療能力者だと伝えることにした。

会議の期間中のある日、昼食で彼の隣に座った私は、離れた場所にいる人を診断できる能力が自分にあることを話してみた。彼は、別に感銘を受けた様子もなかった。そしてリンゴの皮をむきながら、「どれくらいの力があるのですか？」とたずねてきた。わかりません、と私は答えた。

「脳腫瘍があることはわかりますか？　体内に病気が形成されているのはわかるのですか。『気』のレベルが落ちてますなんていうことは聞きたくありませんからね。そんなこと私にだってわかります。レントゲンのように、身体のなかがはっきり見える人が必要なんですよ」

まだはじめてからそれほど時間がたっていないので、自分の能力の精度がどの程度かよくわからないと話した。結局、私の技能が役だつと思う患者がいたら彼から連絡がくる、ということになった。

翌月、彼はスティルポイント社に電話をかけてきた。いま自分のオフィスにいるという患者の名前と年齢を言うと、私の返答を待った。この診断を私は鮮明におぼえている。緊張しきっていたからだ。

私はその人の印象を、生理学的な言葉ではなく、イメージで話した。まず、この患者は、まるで喉にコンクリートがつまっているように感じられる、と言った。そして、身体の症状よりもずっと前にあったと思われる、感情的な問題について語った。中毒者だったこの患者は、自分の状態を認めるのがとてつもなく恐ろしく、真実を語ることは肉体的に不可能な状態だった。言葉が喉につまってしまうのだ。私の話が終わると、シーリー博士はお礼を言って電話を切った。自分が満足のいく結果を出せたのか、まったくわからなかったが、のちにこの男性は食道ガンだったと教えられた。

これがノーム・シーリーとの協力関係のはじまりだった。私の診断に対し、彼が感情をまったく表さないのは、結果的にとてもよかった。あのころに彼がもし私の力についてあれこれ言ったとしたら、私は自意識過剰になり、自分は大したものなのだと思わせようと一生懸命になって、それが間違いなく診断の精度に影響したはずである。「正しく」なくてはいけないとか、直観による評価を下せると証明しなければいけないと思うことほど、障害になるものはない。

その後の一年間を通じ、ノームは私が人体の構造を学ぶのを助けてくれた。患者の診断のため、数回電話をかけてもきた。回数を重ねるごとに、私の診断は専門的に見ても精度を増していった。臓器のぼんやりしたイメージが浮かぶのではなく、徐々に特定の病気の波動を感じとり、生理学的に見て身体のどの部分にそれがあるのかもはっきりと識別できるようになっていった。個々の病気、個々の臓器には、独自の「周波数」、あるいは波動パターンがあることを私は学んだ。

当時は、いつの日にか自分がノームとチームを組んで仕事をするとは思いもよらなかった。自分の能力を理解しようという決意はあったが、まだエネルギーのほとんどをスティルポイント社を成功させる努力のほうに費やしていたのだ。だが、一九八五年三月、私はある青年と出会った。病気に立ち向かい、癒していこうとする彼の勇気が、私に、直観能力を受けいれるという新たな勇気を与えてくれたのだった。

そのころはノームと協力しながら、私は、特定の病名を言いあて、それに先立つ気のレベルでのストレスや前ぶれを明確に示す力に自信を深めていった。が、患者に特定の療法を指示することは避け、それはノームに任せるようにしていた。さまざまな治療法についてのわずかな知識も、本を読んだり、知り合いとの会話を通じて得たものに限られていた。

その年の三月、ある土曜日の朝、以前カンザス・シティでの講演のあとに少し言葉を交わしたジョーという男性から電話がかかってきた。息子のピーターの様子がどうも変なので、診断をしてもらえないかという。ピーターはもう大人だったので、まず本人に診断の許可をもらうようジョーに言った。十分後、父親のほうから電話があった。ピーターは、どんな助けでもほしがっているという。ピーターの年齢をたずね、それを聞いた瞬間、私は彼が白血病にかかっているという印象に圧倒された。このことはジョーには伝えなかったが、ピーターの電話番号をたずね、直接話したいと言った。

自分が感じとっていた印象を書きとめながら、私はこの波動は白血病のものではないと気づいた。まだ出会ったことがないものだったので、何なのかはっきりわからなかったが、突如として私は、ピーターがHIV陽性患者であることに気づいた。このときの会話は鮮明におぼえている。どこか遠くの知りもしない女性から電話がかかってきたら、どんな嫌な気分になるかが充分想像できたからだ。それもこう言われるのだ――。どうもこんにちは。実はあなたの気を調べさせてもらったんですけど、あなたはHIV陽性のうえに、エイズも発病しはじめていますよ――。実はピーターの身体には、HIVウィルス感染時にいちばんよく見られる、カリニ肺炎の症状が出はじめていた。

あの朝、実際にピーターに私が言った言葉はこうだ――「ピーター、私はお父さんの友人で、直観医療診断ができる人間です」。そして直観医療診断とは何かを説明し、最後にこう言ったのだ。「ピーター、あなたの気を診断してみたけれど、あなたはエイズにかかっています」

彼はこう答えた。「キャロライン、すごくこわいよ。実はもう二回検査をしたけれど、どちらもＨＩＶ陽性と出たんだ」

すでに私を信頼してくれていることは、ピーターの声の調子からよくわかった。彼の声を聞いていると、体中に強い感情が駆けめぐった。そして、つぎに何をすべきなのかを私たちは話し合った。ピーターの話だと、父親はエイズどころか、息子がホモセクシュアルであることさえ知らないという。私からは父親には何も言わないでおくが、自分の生きざまと健康状態について、彼自身の口から正直に伝えるようにとすすめておいた。私たちは三十分ほど話をして、電話を切った。ジョーのほうには、私との話の内容はピーターが直接話さなければいけないと伝えた。

「息子の問題はわかっているんです。法律学校をやめたがっていて、私にそれを言うのがこわいんですよ」というジョーの言葉に私は返事をせず、その会話はそれで終わった。

二十分後、ジョーがふたたび電話をかけてきた。「最悪の事態とは何だろうって考えてみました」と彼は言う。「それでわかったんです。もし息子が電話をかけてきて、『お父さん、実はエイズにかかっているんです』と言ったとしても、やっぱり自分は息子を愛しているってことがね」

「その言葉が本気なのを私は願っています。あなたは、これからまさにそのとおりのことを耳にされますから」

さらに三十分が過ぎ、ジョーから電話があった。ピーターは家に向かっており、翌日の昼にはふたりそろってニューハンプシャー州の私の家にやってくるという。私はびっくりして、すぐにノームに電話をした。

ノームと私は、ピーターのために癒しのプログラムをつくった。菜食に近い健康的な食事、エアロビクス運動、禁煙、毎日四十五分間、おなかにヒマシ油を使った湿布をすること、それにゲイであることをひたすら隠してきたという状態から自分を解放するための心理療法などだ。ピーターは、不満ももらさず、これは大変な努力だと感じることもなく、治癒のために必要なことを淡々とこなしていった。どちらかというと、「これだけでいいのですか?」といった感じさえあった。

ひと言つけ加えるならば、治癒のプログラムに、まるで罰を受けているという感じでとりかかる人がたくさんいる。たとえばある女性は、肥満、糖尿病、それに慢性的な痛みを抱えていた。まず食事を健康的なものに変え、多少の運動をすれば、状態はただちに改善されることを私たちは話した。彼女はそれにこう答えたのだ。「絶対に無理です。そんなことはできません。意志の力がまったくありませんから。何かほかに方法はありますか?」

これとは正反対に、ピーターは治癒の責任を自分のものとして、感謝の気持ちとともに受けいれた。プログラムで要求されることも、すべて努力といえるほどの努力も必要ないものとして実行した。六週間後、彼の血液検査は、HIV陰性という結果だった。ピーターは現在弁護士として活躍中で、今日でもずっとＨＩＶ陰性のままである。

その後、ノームと私は、彼のケースを、ふたりの最初の共著である『エイズ――予防と治療の新知識』（邦訳、中央アート出版）という本に書いた。ピーターとのこのかかわりのおかげで、ノームと私はＨＩＶ陽性、あるいはエイズにかかった人たちのためのワークショップを開催するようになった。ひとりが治ることが可能ならば、誰でもそれはできるはずだという、固い信念にもとづいてのことである。

趣味から職業へ――すべての道がひとつに

ふつうは末期的と考えられている病気から回復したピーターの症例のおかげで、エイズや治癒全般に関する海外からの講演依頼をはじめて受けることになった。彼のケースは私にとってひとつの転換点となり、病気の起源とはいったい何なのかを考えるようになった。具体的にいうと、なぜ、どうやって病気は発生するのか？　何が病気を治すのか？　そして、なぜある人は治り、ある人は治らないのか、ということだ。とくに、あるひとつの社会全体を、特定の病気が流行しやすい体質にする原因は何かを考えはじめた。ある集団の生理を病気に導くような、感情的、身体的ストレスとはいったい何なのだろうか。

象徴的に考えてみると、エイズの出現はグローバルなレベルでの病気といえるような気がした。カリニ肺炎という病気は、地球の最大の酸素供給源である熱帯雨林の破壊を象徴しているのだろう。同じように、多くのエイズ患者の皮膚に形成されるガン性のカポジ肉腫は、地球の自然の表面の破壊を象徴している。その最も劇的な例は核実験かもしれないが、有毒な廃棄物や、さまざまなかたちの公害もその象徴だ。そして、人間の免疫系の障害は地球のオゾン層を象徴しているとも考えられる。現在、オゾン層は重い病気にかかった患者の免疫系と同じくらい弱まっているのである。

ピーターの例を「奇跡」とよび、彼には癒しを助けてくれた神からの特別な恩寵《おんちょう》があったのであり、それなしにはあそこまで回復することはなかった、とする人もいる。たしかにそれは正しいかもしれない。だが、私たちはそれでも、こう問いかけなくてはならないのだ。「では、その奇跡を起こすにはどうすればいいのか?」と。

私はこう考えている。私たちの身体の細胞組織のなかには、自分の考え方、信念を表す波動パターンが存在する。人が「神の恩寵」とよぶ至上の波動エネルギーなどの存在の有無を示すパターンだ。そしてこの「恩寵」は、自分の霊をネガティブな執着からよび戻すことによって、起動させることができる。『奇跡のコース』(邦訳なし)という本にもこう書いてある。「奇跡はごく自然なものです。それが起きないほうがおかしいのです」

ピーターに起きた癒しは、私たちの行動のなかで、いったい何が奇跡を起こすエネルギーの邪魔をするのかを、私に発見させてくれた。たとえば、菜食をして毎日十キロ走っていたとしても、もし互いを傷つけ合うような人間関係をもっていたり、自分の仕事がいやでたまらなかったり、親と毎日のようにいがみ合っていたのでは、気《エネルギー》（あるいは力、といってもいい）を失っているのであり、その行動パターンが病気につながったり、病気の癒しを妨げたりするということだ。一方、あなたが霊的な意味で落ち着いた状態にあり、悪い影響をもたらす考えから自分の霊体をよび戻せるのなら、たとえキャットフードを食べていても健康でいることができる。

どうか誤解しないでほしいのだが、私は何も不健康な食事をして、運動しないようにすすめているわけではない。ただ、そういったものだけでは、健康でいられるわけではないといいたいのである。また逆に、霊的な意味で意識を高めていく決意が、健康を保証してくれるともいってはいない。だが、すくなくともそれは、人生そのものを豊かにして、自分についての理解を深めてくれる。自然に起きる癒し、ゆっくりとしか進まない癒し、肉体的あるいは霊的な癒し、というように、癒しにはさまざまなかたちがあるが、意識を高める決意をすることは、そこに最大限の癒しが起きる舞台をつくり出してくれるはずである。

内面で起きるさまざまな動きと、身体の健康状態（そして人生一般）との関係について深く理解するようになればなるほど、私は、直観医療の仕事をしていこうという決意がさらに深まるのを感じた。ノームとの研究は続き、一九八八年、病気の発生に先立つ感情的、心理的な問題について、『健康の創造』（邦訳、中央アート出版）と題された本を出版した。『健康の創造』が完成して間もなく、私はある事故がもとで、出血多量で死にかけるという体験をした。外傷のせいで、ただの鼻血が大量出血になってしまったのだ。病院に向かう救急車のなかで、私は担架《たんか》に座り、ひざの上に置いた大きなボウルに血を吐きつづけた。横になると血で窒息《ちっそく》してしまうからだ。そのとき、突然頭部が前に傾き、つぎの瞬間、私は救急車の外に浮かんでいた。高速道路の上を漂いながら、救急車の窓を通して、自分の身体や、私の命を助けようと、あわただしく動きまわる救急隊員の姿を見つめていた。

突如として、私は陶酔状態に入った。まったく重さがなくなり、それまでないほど生き生きした波動を感じた。自分が体外離脱しているのであり、ひょっとすると死んだのかもしれないとさえ思った。よく耳にしていた例の「トンネル」が現れるのを待ったが、それは出てこなかった。かわりに、自分が地球から離れていく感じがした。そして、深い静寂がおとずれた。それはあまりに深く、いまでも思い出すだけで鳥肌が立つほどだ。そしてこんどはノームの姿を見た。彼は舞台の上に立ち、これから講演をするところだった。『健康の創造』を一冊掲げ、彼がこう言うのが聞こえた。

「この本は、私たちの長い協力関係のはじまりだと思っていましたが、悲しいことに、その終わりとなってしまいました」

私は自分の身体に戻りたい、肉体の生命を取り戻したいという強い欲求を感じた。その直後、身体のほうに猛スピードで向かうと、体内に入っていった。この体験のあと、私にはたったひとつの疑問しか残らなかった。「あのとき、なぜ自分の出版社のことは何も見なかったのか？」その瞬間、私は自分が会社を辞め、直観医療の探求に生涯を捧げていくのだと悟ったのだった。

直観医療を職業とする者として、私はこれまで全米で十五人にのぼる医師たちと協力してきた。そのなかには、メイン州ヤーモスにある「ウーマン・トゥ・ウーマン（女どうしの）」クリニックを開設した産婦人科医で、『女の身体、女の智慧』（邦訳なし）の著者でもあるクリスティアン・ノースロップがいる。クリスティアンは、一九九〇年の秋、彼女自身の診断を求めて電話をかけてきたのだが、セッションを体験したあと、こんどは自分の患者についての直観診断を依頼するようになった。クリスやその他の医師たちと協力する機会があったことは、私自身も、直観医療者として名乗りを上げる機が熟していることを示していた。医師が患者を助けるのに、人間の気のシステムに関する私の診断が役だつことが立証されていたのである。

一九九〇年から一九九二年までのあいだ、医師と協力して行う診療活動を広げることに加え、アメリカ、オーストラリア、ヨーロッパ、メキシコ、それにカナダで、膨大な数のワークショップを行った。私ひとりの場合も、ノームと共同でするものもあった。これら初期のワークショップは、まず人間の気のシステムについて講演をし、そのあとに、参加者全員の直観医療診断を行う、というものだった。これは、ときには一回の週末で百二十もの健康診断をするということだ。ワークショップが終わると、全身汗まみれということもしばしばだったし、一日が終わると疲れきっていた。これを二年間続けた私は、消耗していた。

私の人生ではいつもそうなのだが、自分の力の限界まで行き着くと、新しい扉が開く。一九九二年の二月、私はニューハンプシャー州の北部でワークショップを行っていた。昼食の時間が終わり、参加者が戻ってきたあと、午後のセッションのはじめに、私はひとりの女性の隣に座ると、「さて、何かお役にたてることはありますか?」とたずねた。私はほかの参加者と同じように、健康上の問題について聞くものと思っていた。そうすれば、私も「調子が出てくる」ということになる。だが、彼女は腕組みをしたまま、私が詐欺師《さぎし》であるかのようににらみつけると、こう言ったのだった。「知りませんよ。あなたが何か言ってくれるんでしょう? 私はお金を払ったんだから」

怒りが全身を満たした、などという言い方では、厳冬のモンタナ州が「少し涼しい」というようなものである。私はその女性をドアのところまで連れていって放り出したい衝動に駆られ、息づかいも荒くなってしまった。深呼吸をして、私はこう言った。「いまあなたの言葉に感謝できる理由を思いつくまでここに座っていようと思っているのだけれど、相当長くいることになりそうね」

会場の空気に緊張が走った。誰も身じろぎひとつしない。

その瞬間、ひらめいた。席を蹴るようにして立ち上がった私は、みんなに向かって宣言した。

「もうこれからは健康について診断することはいっさいしません。そのかわり、みなさんが自分で診断できるよう、そのやり方を教えることにします。私はひとりしかいないので、この調子で続けると、とても長生きはできそうもありませんから。払い戻しのほしい人は、いまそう言ってください。そうでない人たちは、ノートを出してください。これからしっかり勉強してもらいますからね。私が身体をどう見ているか、それを教えます。私が診断するのではなく、どこに問題があるか自分で見る方法を教われば、みなさんにもとても役にたつはずです」

恐怖におののいてしまっているこの女性に向かって、私は言った。「あなたは私の命の恩人かもしれませんね。感謝しています」

ひとりとして払い戻しを求める人はいなかった。その日から、私は「自己診断」の方法を教えはじめたのである。一九九二年の秋までには、ノームと私は、直観の科学を教えるトレーニング・プログラムの可能性を話し合っていた。このプログラムの当初の資金を提供してもいいというオランダの起業家に出会い、一九九三年には、直観医療を教える集中講座をはじめた。それが最終的にこの本を書くことにつながっていったのだ。体系的に教えることで、幸運にも私は、たくさんの参加者の人生について聞くという、特別の機会を与えられた。その一部は、本書にケース・スタディとして書かれている。気のレベルで自分を癒し、実際の病気を回避できた人たち、すでに発生している病気のプロセスを逆行させたり、治癒させた人たちの話だ。

この本をまとめるにあたり、これまで直観医療、直観健康診断の詳細を教えてきた体験から、実際にうまくいった順序で内容を構成した。第一部第二章では、私が学んだ直観医療の原則的な部分を紹介し、それをどうやって自分に当てはめるかを述べている。また、私が現在の直観医療の仕事に使っている霊的、気的な視点の解釈についての記述も加えた。このような視点は、読者のみなさんが、気の言語、それに象徴的なものの見方を学んでいく基礎を提供してくれる。自分自身や、大事な人たちの身体的、霊的な健康状態に現れる気のパターンについて、新たな洞察を得るのに役だつことだろう。

第二部では、人間の身体の7つのチャクラ――「力の中心点」のしくみを解説した。基本的な情報、それに気の使われ方の実例をあげている。

これもワークショップのはじめに、いつも参加者のみなさんに言うことだが、このなかから、自分の心に照らしてみて、正しく、真実と感じられるものだけを学びとってほしいと私は願っている。

第二章

気の医学と直観

私が直観について語るのを聞いて失望する人もいる。直観力、それに象徴的な解釈ができるという能力は天性のものではなく、ひとつの技能だと私は固く信じているからだ。自分の価値を認め、愛するという「自尊の念」がその核にある技能なのである。気の医学の原理を学び、そこで使われる言葉や概念で考えるようになるにつれて、直観医療の技能を伸ばし、健全な自己像をもつことも、ずっとやりやすくなるはずだ。この章を読み進んでいきながら、直観の使い方を学ぶというのは、気の言語の解釈について学んでいくことなのだと考えてほしい。

人生をつくる体験が、人の身体をつくる

生きているものは、すべてエネルギーで脈動している。そして、すべてのエネルギーに

は、情報が内包されている。代替医療、補完医療を実践する人たちがこの概念を受けいれているのは別に驚くことではないが、いまや一部の量子物理学者も、身体の生物的なプロセスによって発生する電磁場の存在を認めている。科学者は、人体が電流を発生させているることを認めているが、これは、生きた細胞組織がエネルギーを発しているからである。

あなたの肉体のまわりには、腕を完全に伸ばしたところまで、全身を包んでいる「気の場」がある。この気場は、情報センターであり、きわめて高度な知覚システムでもある。このシステムを通し、私たちはまわりにあるすべてのものと、つねに「コミュニケーション」をもっている。このコミュニケーションとは、まわりの人の身体とメッセージのやりとりをする、一種の「意識の電流」だ。この気場から発するメッセージが、直観力をもつ人間が知覚するものなのである。

気の医療の実践者は、人間の気場は、ひとりひとりの気を内包すると同時にそれを外に映し出すと考えている。私たちの内面の体験は、外界の体験によってつくり出されるプラス・マイナス両方の感情のエネルギーを蓄積し、その気《エネルギー》が身体を包み込んでいる。この感情のもつ力が、体内の細胞組織に影響を及ぼすのだ。このようにして、人の履歴――人生を構成する体験が、人の身体そのものとなる。

気のシステムにおいて感情のエネルギーをもつ体験には、過去、現在の人間関係（個人的、それに仕事上のものを含む）、深遠な体験、あるいは心の傷となっている体験や記憶、信念のパターン、ものの見方（霊的なもの、迷信も含む）などがあげられる。こういった体験からくる感情は、身体の生物学的システムのなかにコード化され、蓄積されて、私たちの細胞組織の成り立ちに影響する。そしてこんどはその細胞組織が、感情を映し出す気の「質」となるのである。このような気の「印象」は気の言語を形づくるため、直観医療者は、そのまま、あるいは象徴的にそれを読みとることができる。

気場が伝えるメッセージの例をあげてみよう。小学校のときに、算数が苦手だったとする。十二が一ダースだという事実を知らなかったとしても、それはふつう細胞組織の健康状態を変えてしまうほどの感情的なエネルギーをもつわけではない。だが、もしあなたが、そのことを先生になじられ、恥ずかしい思いをさせられていたとしたら、その体験は細胞に損傷を与える感情エネルギーをもつ。とくに、大人になってもその記憶をよく思い出していたり、批判や、権威のある人物、教育、あるいは失敗などにどう対処するかを決めるたびに引き合いに出していたら、なおさらである。直観能力者は、あなたと先生のやりとりをそのまま画像として感じとるかもしれないし、その体験と関係のある、ほかの悪い象徴を感じとるかもしれない。

プラスのイメージや、心地よい体験の気も気場に蓄積されている。仕事でほめられたとき、親切な行いをしたとき、あるいは誰かを助けてあげたときのことを思い出してみよう。体内にある内面の力があふれ出し、プラスのエネルギーを感じるはずだ。よい体験、悪い体験とともに、気場だけでなく、細胞組織にも記憶として記録される。神経生物学者のキャンディス・パート博士が立証しているように、感情が引き金となって生じる化学物質、ニューロペプチドは、思考が物質のかたちをとったものなのである。私たちの感情は、体の内部に物理的に存在し、細胞や体内組織と相互作用しあっているのだ。さらにパート博士は、もはや心と身体を分けて考えることはできないと述べている。脳の内部で感情物質をつくり出し、それを受けとる細胞とまったく同じ細胞が全身に見られるからだ。脳が問題を認識する前に身体が反応し、感情物質をつくり出しているという現象も見られる。たとえば、大きな音に反応するときのことを思ってみよう。考える間もなく、身体が反応しているはずだ。

パート博士は、ビル・モイヤーズ著の『こころと治癒力』（邦訳、草思社）で述べている。「私たちがまだ理解していない、何か別のかたちのエネルギーが存在しているのは間違いありません。たとえば、身体が死を迎えると、そこから離れていくように思われるエネルギーがありますよ……。心は細胞すべてにあるのですよ」と。するとモイヤーズがたずねる。「……わたしの感情が身体に蓄積されているとおっしゃっているのですか？」「まったくそのとおりです。ご存じなかったのですか？ ……気《エネルギー》という概念でしか説明できない現象がたくさんあるのです」

気は嘘をつかない・つけない

子供のころに起こった重大な体験を読みとるほかに、直観能力者は、その人の信じる迷信や、生活習慣、行動のパターン、道徳的な信念、あるいは音楽や文学の好みまでわかることもある。また、気のレベルの印象がもっと象徴的なケースもある。

呼吸困難に陥っているある患者がいた。私は、その男性が銃殺隊に心臓を撃たれているという、何かを象徴しているような印象を繰り返し受けとった。もちろんこれは実際に起きたことではなかったが、かなり詳細にわたる医療検査でも、症状の身体的な原因を特定することはできなかった。

私の受けとっていた印象を話してみると、彼は、実は妻がほかの男性と数回浮気をしていて、心を撃ちくだかれるというのは、まさに自分の気持ちをそのまま表していると語ったのだった。このような感情が内にあることを、これまで彼は無視しようとしてきたが、まず自分がそれを認めることで、結婚、健康の両方の問題にきちんと対処できるようになった。

感情のエネルギーは、高度に複雑化したプロセスによって、生物的な物質に転換される。ラジオ局があるひとつの波長を使うように、体内の臓器と各系は、特定の波長の感情的、心理的なエネルギーを吸収したり、処理したりするように微調整されている。言いかえれば、身体の各部分は、それぞれ特定の周波数の微細な波動エネルギーを発していて、私たちが健康な状態のときは、すべてその「波長が合っている」という状態になる。通常の周波数の波動が出ていない部分は、そこに何か問題があることを示している。波動の強さの変化は、病気の質や、その深刻さの度合いに変化があったことを表し、病気の発生の引き金となったストレスのパターンを見せてくれる。

身体の気をこのようなかたちで解釈するやり方を、「波動医学」とよぶこともある。これは、最古の時代からある医学や、そのもととなっている信念体系に似ている。中国の医療から、先住民のあいだに見られるシャーマンの治療法、さらにはあらゆる民間療法、代替療法のほとんどがこのなかに入る。実をいえば、気の医療はとくに目新しいものではない。しかし、私はそこに新しい解釈を加え、現代医学の措置と併用して、霊的な意味での癒しをもたらす方法を解説した。これは、いままでになかったアプローチだと考えている。ストレスをもたらす状況のために気を消耗したことを直観的に感じ、しかもその状況を改善するような行動ができれば、ストレスが実際に身体に害をおよぼす確率が減ることはたしかだし、ひょっとすると、まったくなくなってしまうことだってあり得る。

気の言語のあらましを解説し、人間の気場を感じ、その霊的な構造を理解するプロセスをはじめてもらうことはできるし、自分自身の内面の力の源が何かを知り、直観を育んでもらうことも可能である。とはいうものの、実をいうと私自身、いったいどうやって「気の情報」を得ているのか、正確に説明するのはむずかしい。ほかの直観能力者も同じようだが、とにかくみんな、まずいちばん強い衝動を感じとる。いちばん強い波動といってもいいだろう。ふつうこのような波動は、身体のなかで弱くなっていたり、病気にかかっていたりする部分に直接関係がある。一般的な法則として、人の気場は、バランスを失っている部分、あるいは病気にかかっている部分を、本人に意識させる情報だけを発信する。

先ほどの「心臓を撃たれる」イメージのように、象徴が表す情報は心を乱すこともある。だが、この強烈さは、身体からのメッセージが、もともと病気になった原因である思考や感情の習慣的パターンに妨げられることなく、きちんと伝えられるために必要なのである。

医学的な情報を提供する直観は、健康と生命を大切にするという身体自体の意図と、何とか協力しようとする。つまり、身体にどんな仕打ちをしようとも、私たちの気はつねに健康を求めていくということだ。たとえば口では嘘をついても、気場は、真実を語っていないという「気レベルの事実」を相手に伝える現象がよく見られる。気は嘘をつかないし、つくことはできないのだ。

第一印象だけを信じてみる

自分について、あるいは相手についての直観的な印象を受けとるには、どんなイメージでも、浮かんでくるものに注意をはらうこと。ほとんどの人は、健全な直観ではなく安心できる直観を求め、健全な洞察よりも安心できる洞察を聞きたがっている。将来、あるいは何か未知のものに対しては、そこに導いてくれる安全な道を選びたいからだ。このため、心を乱すようなイメージや、自分や相手の望みに合わないようなイメージを無視したい誘惑に駆られるかもしれない。診断を求めて私のところにやってくる人たちは、ほとんどの場合、すでに何かがおかしいことは直観的に気づいているのに、私がそれに何かほかの意味を与えてくれることを望んでいる。たとえば、「ごく自然な身体の変化が起きているだけで、別に悪いところはありません」といったようなことだ。

だが、相手が聞きたがっていることではなく、真実を伝えることが大事だ。診断を求めてくる人にネガティブな直観イメージを伝え、恐れていたとおりになったと本人が確認する結果になったことが何度もあった。彼らの直観能力も私と変わらぬほど正確だ。自分が病気なのを知っているのである。私には「恐れ」がないので、本人よりも冷静にデータの解釈ができるだけだ。

人はみな、自分の恐れるものに直面しなくてはならない。たとえば、先の「心臓を撃たれる」という男性の場合、たしかに表面上は、波風を立てないほうが安全に思えるだろう。直観に従って行動するかわりに、彼は自分の傷と怒りを、体内に「潜行させて」しまった。それが最終的に胸の痛みとして現れたのである。身体と霊体は、妻の不倫に対処する必要があると彼に告げていたが、多くの人と同じように、問題は避けていればいずれ消えていくだろうと彼の理性は願っていた。この男性の例は、直観がいかに強力なものか、そして、頭でどんなに固い決意をしていても、それを打ち破り、人を癒しに向かわせることができるかをはっきりと示している。

人生は、ときとしてつらいこともある。しかし霊的に見れば、私たちは、人生で体験する痛みにきちんと直面するようになっている。欧米では、神が人間のためにつくった計画が誤解されており、人生は快適で何の問題もないことが当然と考えられている。神の存在の有無を、人生の快適度で測ってしまうのだ。だが、神でも仏でも、あるいはどんな霊的な指導者であっても、痛みのない人生など保証してはいないし、それがいいとすすめてもいない。霊の道の教えは、苦しい体験ひとつひとつが霊的な学びであり、それを乗り越えて成長するように言っている。直観力をつけることは、あらゆる体験の裏に隠された学びに気づく助けにもなってくれるのだ。

内面を見つめる心をもとう

直観力をつけるのに、これという公式はない。瞑想を通じて学ぶ人もいれば、ある才能やスポーツの能力を身につけた結果、これを得る人もいる。霊的な意識をもって生活したおかげだという人もいるが、それは正しくない。直観力はすべての人にもともとある、生存のための技能だから、霊的な意図によって発生するものではない。だが内省的、あるいは瞑想的な状態からものを見るようにしていると、直観を受けとりやすい条件が整う。客観性をもつことは、受けとる印象を解釈し、象徴的、霊的な背景にその印象を置き換えて考えてみるのに役だつはずだ。

個人的な印象と、非個人的な印象とを区別することを、私は経験を通して学んだ。直観が正しいことを示してくれるのは、私の場合、感情の欠如である。私にとってはっきりとした印象とは、そこに感情的エネルギーがまったく介在していないもののことだ。ある印象に感情的なつながりを感じたとしたら、その印象は純粋ではないと考えることにしている。しかし、読みとっている印象から、相手の何らかの感情的なエネルギーを感じることはよくある。

私にとって、この印象とは、聴覚的でも視覚的でもない。きわめて微弱な電流をもつ、瞬間的に頭のなかに見えるイメージのようなものだ。相手の身体全体をざっとながめていきながら、それぞれの気の中心に意識を集中し、イメージが湧いてくるのを待つ。五秒ほどするとこの像が生じるプロセスがはじまり、しばらく続くと、やがてそれは自然に終息していく。その時間は人によって違う。一時間近くかかる人もいれば、十分とかからない人もいる。ときとして何も読みとれなかったり、なんの助けもしてあげられない人に出会うこともある。これがなぜなのかは、推測しかできない。自分がこれから言おうとしていることが、相手には何のことだかさっぱりわからないだろうという感じがするときもあるし、その人が、私には答えられない、何か具体的な疑問の答えを求めている印象をもったこともある。たとえば、なぜ自分の結婚が破綻《はたん》したのか、というような場合だ。また、私自身が疲れきっていたり、何か個人的なことで頭が一杯なときは、私はほとんど役たたずとなってしまう。

人間の気場の読み方を学ぶ最初のステップは、まずこの技能の背後にある法則を学ぶこと、つぎに実際の体験を積むことだ。技能を開発し、実際の生活に応用していく際には、とにかく自分の第六感を信じることが絶対に必要だ。この点については、その重要性を強調しすぎることはないほどである。

第一の法則――身体は人生の履歴書

気の医学から見ると、私たちはみな歩く履歴そのものだ。すべての出来事、すべての人間関係について、身体には、自分のこれまでの人生が包み込まれている。人生が展開していくなかで、私たちの身体の健康状態は、生命が息づく履歴の体現だ。身体は、自分のもつ強みや弱み、希望や恐れを表すのである。

すべての思考は、どれも身体を駆けめぐり、生理学的な反応を引き起こしている。思考のなかには、爆雷のように全身に反応を起こすものもある。たとえば恐れは、身体のすべての系を起動させる。胃が固くなり、心拍数は増加し、汗が噴き出す場合もある。愛情にあふれる思いは、全身をリラックスさせる。もっと微妙な思考もあるし、無意識のものもある。意味のない思考もたくさんあり、それは網戸を通り過ぎていく風のようなもので、意識する必要もなく、身体への影響もほとんどない。だが、すべての意識する思考と、無意識レベルの思考の多くは、確実に生理学的な反応を引き起こす。

内容には関係なく、すべての思考は、まず気の形態で体内に入ってくる。感情的、精神的、あるいは心理的、霊的なエネルギーをもつものは生物的な反応を生み出し、つぎに細胞組織系に蓄積される。このようにして、私たちの人生は、毎日ゆっくりと、身体系へと織り込まれていくのである。

ノームの患者だったある青年の例が、このプロセスのはたらきをよく示している。ノームに電話診断を求めてきたこの患者は歯科医師で、とにかく全般的に気分がすぐれず、だんだんと疲労がひどくなっていた。右腹部に強い痛みがあり、ひどいうつ状態でもあった。精神面、感情面での明晰さを曇らすような疲労が、継続的に増大していくというのは、身体の上で何かがおかしいことを示す気の症状だ。苦痛をともなわないために、ほとんどの人はこれを症状とも考えない。しかし、睡眠時間が増えているのに疲労がとれない場合には、その人は「気のレベルで病気である」ことを身体が伝えようとしているのだ。気の段階でこのメッセージに耳を傾けていれば、発病を防げることも多い。

うつ状態というのも、調子が悪いことを示す症状だ。臨床医学の世界では、うつ状態というのは一般に感情的、精神的な障害とみなされている。だが長期にわたるうつ状態が、身体の病気の前ぶれということもよくある。気の観点からいうなら、うつ状態というのは、文字どおり無意識のうちに気《エネルギー》が失われていく、ということだ。気、という言葉を、生命力と置き換えてもいいだろう。エネルギーがお金のようなものだとしたら、うつ状態とは、財布を開けて、「好きなだけ金をもっていっていい。どう使われようとかまわない」と宣言するようなものだ。長期間のうつ状態は、間違いなく慢性的な疲労を引き起こす。誰がどれだけ自分の金を使おうと気にしなければ、誰でも間違いなく一文なしになるだろう。それとまったく同じように、気がなければ、健康を保つこともできない。

ノームは調べていくうちにこの歯科医は病気になりかけていると感じた。腹部の痛みがあったため膵臓《すいぞう》ガンの検査をしてみたが、異常なしとの結果が戻ってきた。彼が私の診断を求めてきたのはこの時点でのことだった。いつものように、患者の氏名と年齢だけを私に伝え、痛みのことや、ノーム自身が疑っていた病気などについてはひと言もふれなかった。診断してみると、この患者の身体の右半身の膵臓のあたりから、有毒な気が出ているのが見えた。この男性は重苦しい責任感を背負っていて、それが苦痛の原因になっていたのだ。自分の生きたいように生きることは不可能なのだと彼は強く感じ、ほかの感情を押しのけて、この気持ちだけに思いをめぐらせていた（もちろん誰でもネガティブな感情はもっているが、そのすべてが病気を引き起こすわけではない。病気になるのは、ネガティブな感情が支配的な力をもつときだ。この若い歯科医は、まさにそのケースだった）。

自分の診断をノームに話し、この患者は膵臓ガンだろうと伝えた。ノームはすでにその病気を疑っていたことを認め、検査がすべて「異常なし」だったことを話してくれた。ノームは患者に、自分の仕事が自分にとっていいものなのか、あらためて考えてみるようすすめた。「あなたの求めるものを得るためには、おそらく人生を変えなければならないでしょう」とノームはこの歯科医に言った。

患者は、歯科医をやめたい気持ちは認めたものの、家族のことを考えると、ほかの仕事にはつけないと感じていた。ノームは彼に膵臓ガンの波動があったことは言わなかったが、人生の不満について話し合い、ネガティブな態度を変えさせるよう努めた。残念ながらこの人は、ノームの助言に耳を傾け、行動することができなかった。彼の考える責任とは自分を犠牲にしても他人の世話をするということであり、自己も同時にいたわり、自分が満たされるように人生を設計しなおせなかったのだ。

二週間後、この青年の主治医が、ふたたび膵臓ガンの検査をした。今回はガン反応ありとの結果が出た。ただちに手術が行われたが、彼は術後四か月もたたないうちにこの世を去った。

癒しには、発想を転換するための集中した努力が必要なこともある。この歯科医は、自分の職業に対する悲しみと、そこから抜け出せないという閉塞感が、身体の生理と健康を変えてしまっているという事実を認められなかった。しかし他人から見ると、彼のこのパターンを認識することは容易だった。人生のあらゆる部分が身体をつくり上げるという考えを受けいれることも、癒しのプロセスの一部でしかない。それを頭のなかだけのレベルから、身体という物理的なレベルにまでもっていき、この真実を腹で、そして細胞で感じ、百パーセント信じなくてはならないのだ。

何か新しいことを学ぶと、その知識を軽い気持ちで使ってしまうことがある。履歴が身体となるという考えの裏には、私たちはある程度、自ら病気をつくり出しているという意味合いがある。しかし、これはとても大切な点なのだが、この真理を乱用して、病気になった人や自分を責めてはいけない。人が意識的に病気をつくり出すことはまずない。自分がとっているのは、身体に有毒な行動パターンや態度だと気づかないでいる結果として、病気は発生するのだ。病気になり、自分の態度を見なおすことを余儀なくされてはじめて、私たちは日常の恐れや反感に満ちた態度が、実は身体に悪い物質だと悟る。気とは力である。つらかった出来事をいつまでも思い出しつづけてエネルギーを過去に送っていると、いまという瞬間に存在する身体から力が漏れ、それが病気につながることもあり得る。

力は癒しにも、健康を維持するのにも不可欠なものだ。無力感を生み出すような態度や考え方は、自分を愛する心を低下させるだけでなく、肉体からエネルギーを枯渇《こかつ》させ、全体的な健康を弱める。これに関連して、つぎに探究する法則は、健康における力の重要性についてのものだ。

第二の法則——健康でいるためには内面の力が欠かせない

ある日、ノームから連絡があり、うつ病と、首と腰の慢性的な痛みに悩まされている女性の診断を求めてきた。磁気を用いるタイプのさまざまな治療が彼女にとっていいと思うかどうかたずねられ、私はこう言った。「絶対にダメです。体内に力がないので、その種の機器の恩恵は受けられません」

癒しに関連して、その人の力について見解を述べたのはこれがはじめてだった。ノームにもうすこし詳しく話すように言われ、はじめて自分が何を言ったのか気づいた。突如として私は、人間の気のシステムを内面の力の表現として見るという、これまでとまったく違う感覚をもったのである。

この女性の態度が、彼女に力を失わせている、と私は説明した。自分には人間として何かが欠けていると感じていて、いつも人の承諾を求め、ひとりになることに言い知れぬ恐怖をおぼえているとも言った。彼女の自尊の念は、まわりの人間、おもに自分の子供たちを支配する力にもとづいていた。彼女の恐れ、それに自分には何かが足りないという気持ちは、まるでブラックホールのように、みんな（とくに子供たち）を吸い寄せ、最終的にはそこに入る人をめちゃくちゃにしてしまう。子供たちに対してあれこれ文句を言いつづけているのは、弱い子供であれば彼女に依存し、巣を離れることができなくなるからだった。彼女はまた、成績でもスポーツでも子供たちが成しとげたことに対し、とにかく何かしら欠点を見つけ出す。それは、自分が精神的な支えとなることで、子供に力を与えるのがいやだったからだ。まわりの人間を支配するには、かなりのエネルギーが必要であり、しかも実際に自分が支配していると感じることがまったくなかったために、彼女はいつも疲れきっていた。慢性的な痛みは、ほかの人間を支配できないために起きたことだった。

ノームのオフィスにやって来たときには、彼女は打ちひしがれた姿をしていた。
この女性は、いつか子供たちが家を去るという、避けようがない出来事に対処することができなかったのだ。なのに、何でも子供のためだけを思ってしてきたということ以外、けっして認めようとしなかった。清潔な家庭と健康な食事、そしてきちんとした衣服を提供してきたのだから、子供たちをしっかりと支える立派な母親なのだと自分では思い込んでいた。しかし、つねに子供たちの感情面での発達を押さえ込もうとしてきたというのは、彼女が認めることのできなかった事実である。

　通常の医療措置が役にたたなかったため、ノームは代替的なアプローチを考えていたが、それは心理療法《サイコセラピー》、電気を使った頭骨刺激、色療法、光療法などだった。もしこういった療法を使ったとしても、一週間か一か月くらいはいい結果が出るかもしれないが、とにかく人を支配するという病的な闘いをあきらめないかぎり、完全に治ることはないと私にはわかった。

　あの日、代替療法が成功するには、患者は内面的な力という概念をもっていなければならないということが私には見えたのだ。つまり、内面のエネルギーを生み出し、自分はひとりでやっていけるというような、感情的な力を生み出す能力である。この女性には、外面的な意味での力の概念しかなく、それを子供たちという外部の源から得ていた。心理療法を受けることはもちろん可能だ。しかし、彼女自身が自分の真実と直面しないかぎり、それは毎週一時間、ただ自分の不平不満をあげつらねる時間になってしまい、実際の癒しは起きない。M・スコット・ペックが『平気でうそをつく人たち』（邦訳、草思社）と『愛と心理療法』（邦訳、創元社）で指摘したように、私たち自身の真実、自分が抱える問題をどのように自分がつくり出しているかについての真実、そしてまわりの人間とどういう関係をもつのかについての真実をまず見ること、そしてその真実を認めることが癒しには欠かせないのである。

この女性の診断を通じて、人生における力の役割、また私たちの気系での力の役割について私は洞察を得ることができた。力というのは、人間としての体験の根っこにあるものなのだ。肯定的であれ否定的であれ、ものの見方や信念のパターンは、すべて私たちがどういうかたちで力を定義し、それを使う（あるいは使わない）かの延長である。誰ひとり、力という問題から自由でいられる人間はいないのだ。たとえば自分には何かが足りないという気持ちや、無力感に対処しようとする。逆に人を支配しようとするかもしれないし、自分に力を与えてくれると信じる状況を支配しようとするかもしれない。あるいは、人間関係での安定性（これも力と同義語だ）を維持しようとすることもあるだろう。自分にとって力を象徴する何か、たとえばお金や仕事を失ったり、ゲームで負けたり、あるいは自己や力というものを感じさせてくれる存在、つまり配偶者や恋人、親や子供をなくしたあとに病気になる人も多い。力との関係は、私たちの健康の核にある問題なのだ。

第一の法則、身体は人生の履歴ということと、第二の法則、健康でいるためには内面の力がいるということを、まとめて考えてみよう。力は私たちの内面の世界と外界との仲介役を果たし、その際に神話的な言語と象徴でコミュニケーションを行う。たとえば、いちばんわかりやすい力の象徴であるお金のことを考えてほしい。お金を力の象徴として自己の内面に取り入れると、お金を稼ぎ、支配することがその人の健康を象徴するようになる。お金を稼ぐと、その人の身体は、体内に力が入ってきたという信号を受けとる。「自分にはお金がある、だから安全だ、安心できる。自分には力があるし、これですべてはうまくいく」という無意識のメッセージを心が伝達する。身体に伝達されるこの肯定的なメッセージが、健康をつくり出すのだ。もちろん、お金をたくさん稼いでも、健康が保証されるわけではないが、貧困、無力感、それに病気は、間違いなくつながっている。お金を稼げなくなったり、突然お金を失ったりすると、身体が弱くなることもある。

一九八〇年代半ばのこと、まるで伝説のミダス王のように、ふれるものすべてが黄金となっていたある男性のことを思い出す。自分の会社は大成功し、彼にはまるで十人分のエネルギーがあるかのようだった。毎日遅くまで仕事をし、夜中まで人とつき合い、しかも誰よりも早く出社した。いつも頭は鋭く、陽気で、何でも来いという感じだった。だが、一九八七年、株価が暴落し、彼の会社も巻き添えとなった。数か月もしないうちに、彼の健康は悪化しはじめる。偏頭痛がするようになり、腰痛が起き、そしてついに深刻な腸の障害が起きた。遅くまで働くことも、社交生活もかなわなくなり、自分の金融王国を生き延びさせるための操作を除いて、あらゆる活動から身を引いたのだった。

この男性は、自分の健康を金稼ぎに「同調させて」しまっていたことに気づかなかった。しかし、病に倒れてからは、すぐにこのつながりが見えたのだ。彼が悟ったのは、自分にとってお金は自由を象徴し、いつも夢みていたライフスタイルを実現する能力の象徴だということだった。財産を失うことで、彼は力を失い、身体もだめになるのに何週間もかからなかった。事業を再生させるストレスはその人を弱めるものだろうが、この男性には、会社が成長していたときにも、これと変わらぬほどのストレスがあったはずだ。にもかかわらず、そのときのストレスは彼に力を与えていたのである。

人にはそれぞれ、力を象徴するものがたくさんあり、そのひとつひとつに身体のなかで対応する部分がある。膵臓ガンを患った歯科医も、やはり力の象徴をもっていた。仕事である。しかし、自分の仕事をくだらなく思うようになったため、日一日と力を失っていたのだ。力の流出は、生物的な反応をつくり出し、それが続いた結果、末期的な病気がつくり出されたのである。

私たちの人生は、力の象徴を軸に築き上げられている。お金、権威、地位、美、安定などだ。人生を満たす人間関係、そして一瞬一瞬にしていく選択は、内面の力の象徴である。自分よりも強い力をもっていそうな人に反論するのをためらうことはよくあるし、断る力がないとあきらめて同意することも頻繁に起きる。数限りない状況や人間関係の裏に隠されているのは、力を軸にしたやりとりである。誰が力をもち、どうすれば自分の分け前を保つことができるか、ということだ。

気の象徴言語を学ぶとは、自分自身やまわりの人間の内面の、この力の動きを学ぶことである。気の情報は、つねに真実を見せる。その人の気は、人前での言葉に隠された本当の気持ちを表明し、その真の気持ちは、必ず何らかの象徴的なかたちをとって現れてくる。私たちの生体、霊体は、つねに真実を表現しようとするのであり、そのための道を必ず見つけ出すものなのだ。

私たちは、自分に力を与えるものは何かを意識する必要がある。大切なのは、まず自分の力の象徴が何かを明確に把握すること。そしてその象徴に対する自分の象徴的、物理的な関係は何かを理解することだ。このようにして、身体や直観が伝えてくるメッセージに耳を傾ければ、どんな病気に対しても、癒しが起きる環境が整えられる。

第三の法則——自分の癒しを助けられるのは自分だけ

気の医学はホリスティックな哲学をもち、こう教えている。

「自分の健康をつくり出す責任は自分にある。ということは、あるレベルでは、自分が病気の発現にもかかわっている。自分を癒すことで、病の癒しにかかわることができる。それは、感情的、心理的、肉体的、そして霊的な存在としての自分を同時に癒すことを意味している」

「癒す」と「治す」は同じではない。「治す」というのは病気の身体的な進行をコントロールできた、あるいは抑えられた、ということだ。身体の病気が治っても、もともと病気の一部であった感情的、心理的なストレスが軽減されたとはかぎらない。もしそうなら、病気が再発する可能性も充分ある。

治す、というプロセスは受動的だ。患者は医師や処方される治療処置に、自分をいかようにしてもいいという権限を与えてしまう傾向がある。これに対し、癒しとは、自分から取りくむ積極的な内面のプロセスである。これまでのものの見方や記憶、信念などを見直し、自分が感情的、霊的に百パーセント回復する妨げになる否定的なパターンをすべて手放したいと欲することだ。この内面の再検証の過程で、明確な意志をもって生きる人生をあらためてつくり出そうとするとき、それは必ず自分のまわりの状況の見直しへとつながっていく。この意志とは、自分の人生についての真実、そして自分が気をどういうかたちで使ってきたのかについての真実を見すえ、それを受けいれられる意志であり、気を、愛と自己敬愛の気持ちや、健康を創造するために使いはじめようという意志のことだ。

通常の医学で使われる言葉は、気の医学よりもずっと軍事的な響きをもつ。「患者はウイルスに襲われた」、あるいは「異物が細胞組織を侵し、悪性となった」といった具合だ。通常医学の考え方は、患者をいわれのない攻撃を受けた無垢の（あるいはまったく無力の）犠牲者として見る。

通常医学の処置では、癒しの責任は医師のもとにある。患者の医師への協力は、処置の過程で、ある程度大切にされるが、その人のものの見方となると、とくに重要な関係はないと考えられている。薬と外科手術がほとんどの仕事を片づけてしまう。これとは対照的に、ホリスティックな療法を成功させるには、患者が自分の癒しの過程に百パーセントかかわっていこうという気持ちが必要になる。

ホリスティック医学と通常の医学では、力についてまったく対照的な見方をとる。能動的な見方と受動的な見方だ。通常医学の処置と違い、視覚化《ビジュアリゼーション》のようなホリスティックな技法になると、積極的な患者は、さらにその効果を高めることができる。つまり、患者の意識と、療法（場合によってはセラピスト）のもつ力とのあいだに気《エネルギー》のつながりが生じるのだ。「何でもいいから、とにかくやってくれ」という受け身の態度でいると、その人は完全には癒されない。回復はするかもしれないが、病気の源であったものにきちんと対処しないで終わってしまう可能性がある。

いつも誰かに依存する「他力本願」タイプの人

前にあげた首と腰に慢性の痛みがあるうつ状態の母親は、受動的な力しかない人間の典型だ。このような依存症の人は、まわりにいる誰かから、あるいはその人を通して力を得るのだと思い込んでいる。意識的にあるいは無意識に、彼女は「自分ひとりでは、何の価値もない人間だ」と考える。そういう人は、お金や社会的地位、あるいは政治や軍隊や宗教などの権威を通じて、また、影響力のある人物との関係を通じて力を手に入れようとする。自分のニーズを直接表現することはしないが、満足のいかない状況を我慢したり、あれこれ操作したりする技にたけてくる。

人間の気系を見ると、ひとりひとりの人間とまわりとのかかわりは、一種の電磁回路と考えることができる。この回路は、すべて私たちの身体を通っていて、外部のものや人びとと接続されている。人は自分の気系のなかに力を引き込めるよう、力を象徴するものや人物にひかれていく。そこから「力を得るための標的」といってもいいだろう。だが、この「標的」とつながると、逆にそれは自分自身の気場から力を奪い、その標的へと与えてしまうことになる。

当初私は、このような気の回路は象徴的なものだと考えていたが、いまはそれが現実に存在する気《エネルギー》の通り道と考えるようになった。望ましくないかたちで、人あるいは何かの「虜《とりこ》になっている」と誰かがいうとき、あるいは何か物に対して過度な思い入れがあるというとき、その人は無意識に直観診療をしている。自分が力を失っていることをはっきりと表現している。そのような人たちを、私は「他力本願」タイプの人間とよぶことにしている。

このいちばん極端な例が、中毒者だ。麻薬、アルコール、他人を支配すること――どんなタイプの中毒であろうと、中毒者の気の回路は、あまりにも強くその対象物と接続しているため、その人はもはや自分の理性を使うことができない状態に陥っている。

デンマークで開かれたエイズ患者のためのワークショップで、中毒が気的にどんな結果をもたらすかを示す悲しい例に出会った。出席者のひとり、アンナは、売春を職業としていたためにＨＩＶ陽性となった女性だった。アンナのしぐさはまだ少女っぽさを感じさせ、姿かたちも非常に小柄だ。数週間前に、彼女の「顧客」のひとりに肋骨を何本か折られたために、足を引きずってもいた。

ワークショップのなかで、私は、重病を癒すためには何をしなければならないかについて語った。そして、タバコ、麻薬やアルコールなどの中毒は、癒しのプロセスから人の意識をそらしてしまうことを述べた。休憩時間になると、アンナが私のところにやってきて言った。「でもキャロライン、一日二本くらいタバコを吸ったって、そこまで悪いことはないでしょ？」
もしも私が左手にエイズを治す手段、右手にタバコをもって、「さあ、どちらかほしいほうを取りなさい」と言ったとしたら、頭ではエイズの治療法を選ぶだろうが、彼女の気の回路は、迷うことなくその一本のタバコのほうに向かって行くだろう。「他力本願人間」が自分の気の回路を接続させる対象とは、自分の力を渡してしまった人間や物なのだ。アンナのタバコ中毒は、治りたいと思う本人の欲求よりも強い支配力をもっていた。自分自身に力を与える選択をすることに慣れていなかった彼女は、自分の気《エネルギー》をほかに手渡してしまうというパターンに縛られてしまっていたのだ。その相手とは、彼女を完全に支配していたふたつの「力を得るための標的」、ポン引きとタバコだった。この状況では力が彼女の身体以外のところに存在していたため、癒しは手の届かないところにあったのだ。

　私たちの理性は、感情面のニーズとそう簡単に競争できるものではない。アンナは、自分の職業、それにタバコ中毒が、健康に害をおよぼすことはよくわかっていた。それでも、リラックスさせてくれると信じていたからこそ、まだタバコを求め、世話をやいてくれると信じていたからこそ、ポン引きとの関係を続けたのである。彼女の理性は、この感情的なニーズを正当化し、二本のタバコなら健康に悪いはずはないでしょうといって、癒しについて取り引きを試みたのだ。

　人を、力を得るための標的に執着させているのは、理性ではなく、感情的なニーズである。「心には、理性の知らない理由《わけ》がある」というよく知られた格言は、この関係をぴったりと表現している。「他力本願人間」に対しては、例外なく、直観を使うのは難しいと感じる。こういった人は、自尊の念が、力を得るために頼っている標的の評価に大きく左右されるからだ。このため、自分自身の直観が伝えてくるメッセージなどは自動的に否定されてしまう。明確な直観力をもつためには、自分の得る印象を尊重しなくてはいけない。自分の印象を確認するのに誰かほかの人間が必要なら、それは自分の直観力を著しく妨害していることになる。

何よりもまず、癒しはひとりでする作業なのだ。誰も本人の代わりに癒してあげられる人間はいない。もちろん助けることはできるが、癒されるために執着を捨てなければならないつらい体験や記憶を、その人に代わって手放してあげることはできないのだ。受動的な力は、本質そのものが「執着を通しての力」であるため、自分の気《エネルギー》を奪っている依頼心の対象を手放したり、そこから自分を切り離したりするのは、「他力本願人間」にとって容易ではない。自分の身体が求めるものに百パーセント反するからである。つまり、「他力本願人間」は、通常の医学に頼るよう、ほとんどプログラムされているといえる。これは必ずしも悪い結果をもたらすわけではない。受け身でいるかぎり、通常の医学は、たしかに彼らにとって最も適切な癒しのかたちなのである。

残酷な夫にすべての力を求めたジュリーの死

私のワークショップに参加するのは、自分の人生を変える必要があると感じている人がほとんどだ。妻や夫、あるいは職場から離れるのを恐れている人もいるし、自分の感情的なニーズとは相容れない状況のなかに、何とか生きる道を見つけようとしている人もいる。「自分がどれほど不幸か知らずにいたときのほうが、いまよりずっと楽だったような気がします」と語る人は、数えきれないほどだ。

しかし、いちど自分の感情的なニーズを意識するようになると、それを忘れてしまうことはできない。何か不幸の原因になっていることに気づいてしまうと、その気づきを消滅させることはできない。私たちは、結局何らかの選択をしなければならないのだ。選択する力というのは、能動的な力だ。能動的な力をもつ感覚は、わくわくすると同時に、恐ろしいものでもある。人生で、もはや自分に合わなくなった部分を変えたい、という欲求を私たちにもたせるからだ。そして、ひとつの部分を変えることは、ほかの満足できない部分に対しても疑問を投げかけるきっかけとなる。

人生を変えるのが難しいのは、すでにある関係に忠実でありたいから、ということが多い。ふつう私たちは、家族構造のなかで、家族との絆《きずな》というかたちでこの忠誠心を学ぶ。

しかし自分自身に忠実になることは、これとしばしば矛盾する。それを全うしようとすると、家族に大きな混乱をもたらすこともある。たとえば女性の場合、自分に忠実になると、現在の結婚生活をもはや続けていけないと気づくこともある。夫に相談すると、彼女はたいてい「子供たちのことを考えなさい」と言われる。このようなケースは、集団への忠誠が自分に対する忠誠と対立するという、きわめてよく見られる例だ。しばらくのあいだは集団への忠誠を尊重できるかもしれない。しかし、感情体に充分な「力」がついた時点で、理性が心をだまし続けられなくなってしまう。幸せを感じない妻は、結婚を続けることで終わりのない内面の葛藤に苦しむか、あるいは罪悪感にさいなまれながらも離婚を求めるかのどちらかだ。つまり、個人としてのニーズに気づく前につくられた状況に、そのニーズをうまくもち込む方法というのは、そうたくさんあるものではないのである。

ジュリーがワークショップに参加したのは、深刻な卵巣ガン、乳ガンのためだった。結婚生活は、もうここ数年のあいだこわれていた。ガンを治したがっていたが、彼女は自分をまったく軽蔑の目で見ていた夫との生活を続けていたのだ。このパターンは、結婚二年後からすでにはじまっていた。ジュリーはきわめて魅力的な女性だったのに、夫は、ひと目見ただけで吐き気をもよおす、と彼女に言い続けた。彼に認めてもらおうとジュリーは絶食し、いつも運動にはげんだ。自分のことを状況をうまく操れる人間だといい、その力を結婚生活に対処するのに使ってはいたが、自分の求めるものは得られなかった。夫の注意を惹きたいときは、ショッピング中に出会ったという人たちの、おもしろい話をでっち上げた。一度などは夫の会社に電話をして、ジョギングの最中に強姦されかけた、と言ったこともあった。どんな話をでっち上げようと、彼の関心も、尊敬も得られなかった。

ふたりのあいだのもうひとつの問題はお金だった。ジュリーの夫には高額の収入があったが、彼女の使うお金は厳しく管理し、最後の一セントにいたるまできちんと報告するよう要求した。この屈辱的な扱いにもかかわらず、ジュリーは収入を補うために仕事をしようと考えたことはなかった。仕事につながるような特技は何もないと頭から信じていたからだ。

結婚二年後には、性生活もまったくなくなった。これを何とか続けようとするジュリーの努力は、さらに屈辱をもたらしただけだった。ガンの診断を受けてからは、夫は同じベッドに寝ることを拒んだ。ジュリーの反応は、夫婦の寝室のドアの前の床に寝る、というものだった。毎朝、夫はバスルームに行くのに文字どおり彼女をまたぎ、見上げる彼女に、唾を吐きかけることもあった。

なぜ彼のもとを去らなかったのか聞かれた彼女は、自分がこれまで感情的にも金銭的にも自立できたことはなく、さらに、いまほど助けを必要としていることはないからと答えた。皮肉なことに、夫の話になると、まるで呪いにでもかかったかのように、彼女の顔には一種の夢見るような表情が現れ、あの人は純粋に優しい人間で、仕事のプレッシャーがひどいだけなのです、と言うのだった。本当は私を愛してくれています、と彼女はつけ加えた。愛情表現がなかなかできないだけなのです……。

セラピストに会ってはどうかと私が言うと、夫がセラピストなんて何の役にもたたないと思っているので、それはできないと言う。大量のビタミンと健康な食事などでエネルギーが戻るだろうとも提案したが、夫が承認すればそうしてみますという答えが返ってきた。

気の観点から見ると、最初は卵巣、つぎに乳房と、女性的な部分でガンが発生したことに大事な意味がある。彼女の病気は、女性として拒絶されたという感情の象徴的な現れなのだ。第二部のチャクラの説明でわかることだが、性器は、私たちの履歴の気でも、とくに人間関係、そして外部の環境のなかで自分がどういう身の置き方をしてきたかを語る気を内包している。ジュリーが、自分には内面の力があるとまったく思えなかったのは、夫を自分の安心感の源と見ていたからだ。彼女の身体は、つねに「無力の信号」を受け取っていた。彼女は、一年もたたないうちにこの世を去った。

能動的な力をもつタイプの人は、「他力本願人間」とはかなり違う。彼らは、いわば「自分で自分を動かす人」だ。自分を大切にすることが大事だと信じており、気の回路も、気づき、強さ、感情のスタミナに接続されている。このような人は、身体、心、魂のバランスを保つために必要なことなら何でもできる。ジュリーと同様に、ジョアンナも破綻した結婚生活を抱え、乳ガンにかかっていた。彼女の結婚は、感情の地獄だったジュリーのものほどひどくはなかったが、やはり問題を抱えていた。

ジョアンナの夫、ニールは、ほかの数人の女性と交際していた。ジョアンナはそれを知っていながら、見て見ぬふりをしようとした。夫の浮気を我慢して生きていくために、彼女は「女に力を」をテーマにした女性向けのワークショップに参加しはじめた。そのうちにニールの行動は、自分の気持ちの許容範囲を越えていると考えるようになったのだった。多くの人たちと同様に、彼女は、結婚においては、ふたりの人間が感情的に一体とならなくてはいけないと考えていた。

彼女のガンは、与え、育むことを象徴する乳房に生じていた。そのうちに彼女は、自分を尊重し、自分を愛する心を育てていかないかぎり、乳ガンが癒されることはないと気づいた。徐々に彼女は、ひとりの強い女性という自画像を内面に描けるようになっていった。自分のことを個人と考えることで、それまで可能だとは夢にも思わなかったような自分自身との関係をつくることができたのだ。

自分のニーズを受けいれるようになるにつれて、彼女は内面にある力を体現し、ニールに対して結婚の誓いを守るように迫った。彼は行動を変えると約束したが、それはひと月と続かなかった。ついにジョアンナは悟った。夫を変えることは不可能だ。自分自身が大きく変わったために、感情の聖域を侵す彼の行為を、もはや受けいれることはできない――。ガンを癒したければ、健康を破壊している状況から離れなければならなかった。

彼女はニールと離婚し、ガンから立ち直った。

病気をもつ人びとが互いに支え合うサポート・グループは、自分に関する新しい定義をもたらすことがよくある。自分にもニーズがあるのを認め、それにしたがって人生を見直すことで、現在の状況が新しい自分には受けいれられるものではなく、癒しをもたらす環境をつくる意味でも望ましくないことを認めるようになるのだ。変化していくために歩みはじめなければいけないことに気づくのである。癒しの過程で、身体から力を奪っていくものや人間から、自分を切り離すことを学ぶのだ。

変化が必要であるがために、癒しの過程が恐ろしい体験となる人もいる。意識的あるいは無意識に、力の対象から気の回路を切り離すということは、その対象に別れを告げることだとわかっているのだ。対象から自分を切り離したい気持ちと、それにしがみつきたい自分とのあいだで、不安定な宙ぶらりんの状態となる。両方の世界に同時に生きるようになる人もいる。もはや自分に合わない世界に百パーセント生きているわけではなく、完全につぎへ行ったわけでもない、という状態だ。このように、癒しの泉への旅はしながらも、いざそこに着いてみると、その水が実際には飲めない、という人が多く出てくる。癒しは行動を起こすことを要求される。じっと待っていればやがて起きてくれる出来事ではない。自分の内面の力を引き出し、もはや合わなくなった信念や行動を捨てて、新しい健全な目で自分を見るための力を得る、というのが私たちの本来の姿だ。英語でいう「(癒しの起きる）ベッドをもって歩く」こと、つまり、自分の癒しには自分で責任をもつべきなのである。

象徴的なものの見方を学ぶ

象徴的なものの見方を学ぶ出発点として、つぎのガイドラインを提供しよう。人がものをよく見ようとするとき、癒しは必ず起きる。しかし、その情報を自分の現実とするためには、それを吸収する内的な手段が必要だ。

まず第一に、人生で直面する困難から、何か意味を見出すことだ。自分の健康にそれがどういうつながりをもつか考え、感じとってみる。日常で起こるトラブルに意識を向けて、知性と霊性がそれにどう反応するかに注意してみよう。何が力を失う原因となるか、それをどこで感じるかを観察する。そして、その結果として起きる霊的、身体的な活動を診断してみる。

二番目に、いつのときも自分のことを、肉体をもつと同時に、気《エネルギー》の存在であると考えてほしい。気の存在は、すべての思考やまわりとのかかわりの状態を伝達し、記録する役割を演じる。人生で起こる出来事が身体をつくるのをいつも忘れないように。自分の人生に入ってきてよいと許す人びと、体験、それに情報などを評価することを習慣にする。それが感情的、身体的な力にどんな影響を与えるかも評価する。このとき、自分だけの秘密があり、それを正当化するような、ある特定の解釈をしたいという欲求があると、気の情報を受けとる邪魔になることを忘れないようにしてほしい。

第三に、必ず毎日、気の評価・診断をすること。うまくなってくれば、自分の全身をさっと見るのに、わずかな時間しかかからなくなる。第二部の冒頭の図を参考に身体のそれぞれの力の中心点に対し、一、二分のあいだ、静かな、客観的なかたちで内省してみる。気系の健康状態に注意を向けるのに、病気になるまで待ってはいけない。自分の気場にストレスが蓄積しているのを感じとることを学び、気のレベルで自分を癒すステップをとろう。自己診断を習慣づけることだ。

四番目に、気《エネルギー》が漏れているのを見つけたら、それを取り戻すのに役だつ本質的なことだけに焦点を合わせる。いつも「なぜ自分はエネルギーを失っているのか?」という問いかけをすること。どんなことであっても、バランスを失った状態を癒すには、頭と心の両方を使うことが必要だ。危機に直面したときは、その肉体的な面を越えた要素を見るように努めること。第二部で紹介する「7つの聖なる真理」のうち、いまの状況に、どれが象徴されているのかを自問してみよう。

五番目の課題は、誰が、ということよりも、何が自分から力を奪っているのかを問いかけることではじまる。気を奪っている人間とは、実は自分のある部分の反映にすぎないと理解しなくてはならない。たとえば、誰かに嫉妬しているとしたら、あなたにとっての問題はその人ではなく、その人に反映された自分の影なのだ。嫉妬している対象の人に焦点を合わせても、自分を癒すことにはならない。つぎからつぎへと同じことを教える「教師」が送られてくるだけであり、新しい教師は前の教師よりも強烈になっていくことだろう。あなたの課題とは、その教師に反感をもつことではなく、教えられるレッスンを学びとることなのだ。自分の力が枯渇している原因が、ある特定の人にあると誤って判断すると、恐れと批判の悪循環に陥る。あらためて自分の力の中心点に意識を向けて、その人物が、自分との関係においてどんな種類の力をもっているかを感じとることが必要だ。自分の視点の対象を、教師ではなく、その学びに置くことができれば、それだけですでに象徴的なものの見方のメリットを、かなりの部分手にしたことになる。

第六に、癒しの過程で要求されるものを単純にしておくこと。どんな病気でも、癒しに要求されるものは本質的に同じだ。病気を力の機能不全と考えよう。通常の医療処置と内面の癒しとを組み合わせ、きちんとした計画を実行することが必要になる。自分の使命は、傷を体験し、その体験を通り過ぎていくことで、そのなかに生きることではないのを忘れないでほしい。自分を犠牲者のように考え、行動し、ひたすら祈ることで時間を無駄にしてはいけない。犠牲者と感じることは病気を悪化させるだけであり、もし精神状態がいつもそんな具合だと、それだけで病気とよべるくらいのしろものだ。

適切な薬、毎日の運動、正しい食事など、肉体の癒しを助けるのに必要なことはすべてする。同時に自分の気の癒しを支えていくために必要なこと――たとえば、過去に自分を傷つけた相手を許したり、自分のなかにずっと残っている問題に執着するのをやめて手放す、といったことも大切である。癒しを起こすには、必要なときに個人的にも変わらなくてはならない。ストレスの原因となるような仕事や結婚生活はやめることだ。瞑想をはじめるのもいいだろうし、クロスカントリー・スキーをはじめたってかまわない。具体的にどんな変化なのかは、ここではそれほど重要な点ではない。大事なことは、癒しが求める変化を実際に起こすということなのだ。

言葉を口にするだけでは癒しはもたらされない。行動が癒すのだ。どんな病気であろうと、肯定的な見方を保つ努力は欠かせないが、癒しには、全身全霊での取りくみと、やり遂げる決意が要求される。視覚化《ビジュアリゼーション》のようなテクニックも、週一回やっていたのでは効果がないだろうし、ジムに一回行っただけで身体が絶好調になるはずもない。身体を癒すこと、人生の難題を癒すこと、あるいは象徴的な見方を学ぶことであっても、毎日そこに意識を向け、実践していくことが大切なのである。

もしも、複数のセラピー、何人かの医師、何種類ものハーブやビタミンの摂取を組み合わせる、といったように、複雑に入り組んだ癒しの「パッケージ」を実行しているにもかかわらず、あまり進展が見られないとしたら、自分自身で癒しの力を妨げている可能性がある。ひょっとすると、健康になるということは、あなたが気づいている以上に、何かを脅かすものなのかもしれないのだ。病気が治ると誰かほかの人間との力のバランスも変わってしまう、ということもあり得るだろう。当然、深刻な病気も、それほどではない病気もあるし、癒しが起こらないからといって、すべて自分で妨げているわけではない。でも、もし十通りの療法の専門家の力でも、ほんのわずかでさえ癒しをもたらさないとしたら、自分のなかにある意識、無意識レベルの妨害の可能性、あるいは、自分の癒しのなかに、この人生を終える準備が含まれるという可能性を考えてみる必要があると思う。

七番目に、霊的な側面を簡略化することだ。天国について、この地上界で私が学んで得た結論は、別にややこしいことが要求されているわけではないということだ。つまり、個人の神についての概念は、ややこしいものであってはならないのだ。天界が、これまで重要なこととして表してきたことだけを信じるようにしよう。たとえば、つぎのような点だ。

- あらゆる状況は、一瞬のうちに変わることもあり、だからこそあらゆる病気には癒しがある。神なるものは、人間界の時間、空間、あるいは物理的な要件に制限は受けない。
- 一貫した生き方をする。自分の信じることを体現して生きる。
- 変化はつねに起きている。すべての生命は、平穏なときと難題に直面するときの両方を体験するものだ。変化が起きるのを止めようとするのではなく、変化の流れに乗ることを学ぼう。

- 誰かほかの人間が自分に幸福をもたらしてくれると思ってはならない。幸福とは個人の内面的な見方、態度であり、それぞれの責任である。
- 人生は本質的に学びの体験だ。すべての状況、人間関係、難題には、自分で学ぶか、あるいは人に教える価値のあるメッセージが隠されている。
- すべての状況において、肯定的なエネルギーは否定的なエネルギーよりも効果的にはたらく。
- いまというこの瞬間に生きること。そして、まわりへの許しの心を実践すること。

天界が何か複雑なかたちで「考え、行動する」と信じても、そこから得られるものは何もない。きわめて単純な、永遠の真理で動いていると考えるほうがずっといいし、効果的である。

私たちは、人生を必要以上にややこしくしてしまっていると思う。健康、幸福、それに気のバランスを達成するというのは、ひと言でいってしまえば、否定的な面よりも肯定的な面に意識を向け、自分が真理と知っているものと霊的に調和のとれたかたちで生きることだ。このふたつを決意するだけでも、私たちの身体系に内包された神なる存在の力が発揮され、人生の中身やその方向性に影響を与えることが可能になる。誰もが同じ真理を学び、自分の神性が、自分という人間を通して内面からはたらくようにしていく、というのが私たちの使命なのだ。これは、容易とはいえないが、単純な課題である。それぞれの状況、人間関係は異なるものの、そのひとつひとつが象徴する問題はまったく同じであり、身体や霊性に与える影響も変わらない。この真実をしっかり学ぶことができれば、象徴的なものの見方をそれだけよく学べたことになる。物理的な現象を越えたレベルでものごとを見れば、人生の難題には学びがあると気づく力を得ることができるのである。

気と霊体はチャクラ概念でひとつになる

身体上の問題を描写していても、それを説明するのに気の言語を使っていたにしても、私の得ていた直観が、実はすべて基本的に人間の霊性に関するものだということは、はじめのころからずっとわかっていた。気《エネルギー》とは、中立的な言葉であり、宗教とのかかわりや、神との関係への深い恐れなどをよび起こすことはない。「あなたのエネルギーが弱っていますよ」と言われるほうが、「霊が毒されています」よりはずっと受けいれやすいだろう。だが、私のもとにやってくる人たちは、ほとんど例外なく、霊的な危機を体験している。そのような危機の中身を、私は気の言語で説明してきたが、きちんと霊性の言葉で語ったほうが役にたっただろうとも思う。

最終的に、私は気の説明のなかに、霊性を語る言葉を入れるようになったが、それは東洋のチャクラの概念と、西洋の宗教に見られるものの同一性に気づいたからだった。この気づきは、ワークショップの最中に突然訪れてきたものだった。講義をしながら、人間の気系の中心点を表そうと、私は黒板に7つの円を縦に一直線にならべて描いた。なかに何も書いていない円に向かった私は、チャクラが7つあるだけでなく、キリスト教の聖典も7つあることに突然気づいたのだった。その瞬間、両者の霊的なメッセージは同じであることが理解できた。このふたつの伝統が一致した方向をもつ事実を通して、私は霊性とは単なる心理的・感情的なニーズ以上のものだという結論に達した。それは、生物学的にも不可欠なものなのである。ふたつの伝統が共有する「7つの真理」とは、いわば人生を旅するための地図だ。私たちの霊、気、そして内面の力とは、すべてひとつであり、同じ力なのだ。

「7つの聖なる真理」は、私たちの霊的な力の中核にある。そしてそれは、人間のさまざまな系全体にみなぎる力——これを生命力といってもいいだろう——をどう使うべきかを指示するのである。つまり、私たちは、この真理を7つの力の中心点に体現しているのだ。それは私たちの内面にあり、教え、導いていくための肉体的、霊的なシステムの一部である。同時に、私たちの霊的な意味での行いと、健康をつくり出すプロセスを外から導いていくための普遍的なシステムでもある。人生の霊的な課題とは、身体と魂、思考と行動、そして肉体と精神のエネルギーのバランスをどうとっていくかを学ぶことにあるのだ。身体には、癒しのための青写真がすでに内在しているのである。

聖書の創世記には、アダムの身体は「神の姿に似せて」つくられた、と書いている。このメッセージは、文字どおりでもあり、象徴的でもある。まず、人間とは気的《エネルギー》な意味で、神なる力を複製した存在であることを意味している。さらに、私たちは7つの基幹エネルギーからなるひとつの「系」であり、人生という名の体験を通じて、そこに表される真理を探究し、育んでいくという意味がある。

人間の気系がこの7つの真理を体現していると悟ったとき、気の言語に限定して語ることはもはやできなくなり、私は直観診療に霊的な考えを取り入れはじめた。人間は、生体であると同時に霊体としての存在でもあるため、気と霊の言語を両方同時に使うことは、さまざまな信念体系の枠を越えることを意味する。これは、異なる信仰のあいだのコミュニケーションの道を開くと同時に、人びとがかたくなな宗教的教条主義にとらわれることなく、一度は拒んだ自分の宗教文化に戻るのを可能にもしてくれるのである。

問題を霊的な枠組みのなかで見ることは、癒しのプロセスを加速させる。自分の危機に、意味と目的という次元を新たに加えるからだ。自分の癒しを自分が手助けすることができるのである。健康を「共創《コウ・クリエイト》」し、人生を新たにつくり出す《リ・クリエイト》のだ。人間のストレスには、必ずそれと対応する霊的な危機がある。同時に、それは霊的な学びを得る機会でもあるため、どんな病気であっても、ほとんどの場合、自分の魂や内面の力をどう使っているのか、あるいはどんなかたちで誤用し、間違った方向に向けているのかについて、何らかの洞察を得ることができるのである。

7つのチャクラの象徴的な力

東洋の宗教は、人間の身体には7つの気の中心点があると教えている。この7つの中心には、私たちが高次の意識に進化していく過程で学ばなければならない、人間に共通の霊的レッスンが隠されている。自分が本能的にこれら7つの気の中心に焦点を合わせていたのに気づいたのは、もう何年にもわたって日常的に直観医療診断を続けてからのことだった。古代から伝わるこの神聖なイメージは、人間の気系の姿、その動きや、傾向について、驚くほど正確な描写をしている。

チャクラの体系は、人間の成熟の過程に見られる7つの明確な段階を、元型《アーキタイプ》として描写したものだ。チャクラは、人間の身体の脊髄の基底から頭頂まで、縦一直線に並んでいるが、これは、私たちが物質世界の誘惑を徐々に克服することによって、神性へと昇華していく過程を暗示している。チャクラにある学びをマスターしていくにつれ、人は力について、また自己についての知識を得て、それが自分の霊に統合されていき、高次の霊的意識に向かう道を一歩前進することができるのである。

7つのチャクラに表される霊的な学びを要約してみよう。(第二部冒頭の表を参照)

第1チャクラ　物質世界についての学び

第2チャクラ　セクシュアリティ、仕事、物欲についての学び

第3チャクラ　自我、人格、それに自己敬愛についての学び

第4チャクラ　愛、許し、慈しみについての学び

第5チャクラ　意志、自己表現についての学び

第6チャクラ　知性、直観、洞察、叡智についての学び

第7チャクラ　霊性についての学び

これらの7つの霊的な学びは、高貴な意識へと私たちを導いてくれる。この7つの霊的な学びをきちんと意識して見つめる必要性と責任を無視すると、そのエネルギーが病気となって現れることもある。まさしくこの点について、東洋の霊的な教えは、病気というものを内面の力、あるいは霊の力が枯渇した状態と解釈している。人間の霊的な面を語る世界の主だった教えも、やはりこれと同じ解釈をしており、霊と身体、そして病気と癒しとのあいだにあるつながりについて、人類共通の体験があることを強く示唆している。象徴的な解釈をすれば、キリスト教の7つの聖典も、7つのチャクラと明確に対応しているのがわかる。

「7つのチャクラ」と「7つの聖なる真理」との共通性

私たちの身体系にある7つの力の中心点には、それぞれ、7つの聖なる真理のうちのひとつが内包されている。この真理は、内面で脈動を続け、その力の適切な使い方に沿って生きていくよう、私たちを導こうとする。私たちは、この7つの真理に関する知識が気系のなかに織り込まれた状態で生まれてくるのだ。これらの真理をないがしろにすると霊と身体の両方を弱体化させ、逆に尊ぶと、霊と身体を強化してくれる。

エネルギーとは力であり、身体はエネルギーを必要としている。つまり身体は力を必要とする。チャクラや、キリスト教の7つの聖典は、力との交わりについて語っている。

たとえば、最初のレベルでは、まず私たちは、集団のなかでのアイデンティティ、そして家族のなかにある力をもつことに、どう対処するかを学ぶ。あとのレベルでは、一個の成人として、力を個性化し、コントロールすることを学んでいくのだ。そして、心、思考、さらに霊をコントロールする術をだんだんと学んでいく。あらゆる選択は、信頼、あるいは恐れによって動機づけられ、霊にひとつの方向性を与える。

ある人の霊が恐れによって動かされているとしたら、恐れが気場と身体に戻ってくるのだ。逆に、信頼によって霊を方向づけてやれば、慈しみが気場に戻り、生体系は嬉々として健康な状態を続けられる。洋の東西を問わず、どの教えをとっても、恐れや否定的な感情を通して自分の霊を物質界に解き放つことは、天意を無視し、利己的な意志を優先する、信心なき行為であるとしている。東洋の教えでいう、すべての行いはカルマをつくり出すということだ。覚醒した行為は良いカルマをつくり出す。恐れや否定的な行動は悪いカルマをつくり出し、そうすると、その否定的な行為の動機となった恐れから、自分の霊を「取り戻して」こなければならない。キリスト教では、告解の聖典が、天国に「全き状態で」入るために、悪い場所から自分の霊をよび戻す行為となる。私の出会ったアタバスカン族の師、レイチェルの言い方を借りれば、きちんとまっすぐに歩けるように、人は自分の霊をよび戻さなければならないのである。

私たちは、同時に物質と霊の両方の存在である。自分を理解し、身体と霊の両面で健康を保つためには、物質と霊がどういうかたちでかかわりあうのか、身体から霊や生命力を吸い取ってしまうものは何か、そして、恐れ、怒り、過去への執着などの「ニセものの神」から自分の霊をよび戻すにはどうすればよいのかを理解しなければならない。私たちの身体、理性や心にエネルギーを与える力は、DNAにその起源があるのではない。それは、神なるものそのものに根ざしているのだ。真理とは、かくも単純で、しかも永遠のものだ。

チャクラ体系ではそれぞれの気の中心には、特定の力が内在する。これらの力は、もっとも比重の重い物理的な力から、もっともエーテル的な、あるいは霊的な力へと上昇していく。驚くべきことに、私たちが人生で直面する試練も、これと同じ順で起きていく傾向にある。第1、第2、第3チャクラは、物質的、外面的な力とのかかわりをもたらすような問題に合わせられている。第4、第5、第6、それに第7チャクラは、非物質的で内面的な力に合わせられている。そこには私たちの意識の成長のシナリオが書かれているはずだ。それればかりか、癒しについての霊的な説明、さらには、癒しのプロセスでどうしても出会うことになる試練を表す、象徴的な地図も現れてくる。

私たちはこの7つの聖なる真理を知っている状態で生まれてくる。実は、私たちはみな、これらの真理が「生物学的なかたち」をとった存在なのである。物心ついたときから、私たちは、自分の属する集団の実践する宗教を通して、この真理のさまざまなかたちを学んでいく。たとえ教えられていることを意識していなくても、それは私たちの内面で自動的に目覚めるようになっている。身体で、心で、あるいは生命にある自然の秩序の存在を感じることなどを通して、それは目覚めていくのだ。成長していくにつれて、私たちは、これらの真理の中身をさらに深く、はっきりと理解するようになっていき、そこに含まれるメッセージに何かを感じて行動したり、情報を象徴的に解釈し、そこに隠された元型《アーキタイプ》がもつメッセージを理解したりするようになる。

さまざまな宗教の聖典に内包された教えは、人類をひとつにするべきもので、分け隔てることはないはずだ。しかし、その教えをただ文字どおりに解釈することは、私たちを分断してしまう。これに対して、象徴的な解釈は、すべての教えが、実はまったく同じである私たちの霊の本質のしくみについて語っていることを証明してくれる。だからこそ、そのような教えは、私たちを一体にしてくれるのである。意識を外面の世界から内面に向けていくにつれ、私たちは象徴的なものの見方を学んでいく。内面では私たちはみな同じであり、直面する霊的な試練もまったく同じなのだ。まわりにある外面の世界は幻であり、一時的なものである。いわば、物理的な舞台装置なのだ。内面にある同じものを求めていけばいくほど、象徴的な見方が力をもち、私たちを導く権威をもつようになる。

さまざまな宗教にある、霊についての教えを融合させ、共通の聖なる真理をもつひとつの体系にまとめると、私たちに導きを与えてくれる強力な体系となる。それは私たちの心身を豊かにし、世界に生きていくなかで、霊とどう向き合っていけばいいのかを示してくれるものなのである。

第二部では、7つのチャクラについて、その本質的な力を軸に詳しく解説するが、とくに、その力を失わせてしまうような「恐れ」に焦点を合わせていく。その内容を学んでいくなかで、「自分は誰の手に霊を委ねているのか」を知るという意図をもって、自分のことを見つめていってほしいと思う。

第二部

7つのチャクラ——魂を生きる階段

【図表：気・身体・精神の関係】

チャクラ	身体系、臓器	精神、感情面の問題	身体の機能不全
1	身体の構造部分 背骨の底部 脚、骨格 両足、直腸 免疫系	家族、集団の安全 物理的生存に必要なものを提供する能力 自分自身のために立ち上がる力 安心感 社会、家族の掟、法と秩序	慢性の腰痛 座骨神経痛 直腸腫瘍／ガン うつ病 免疫系の疾患
2	性器、大腸 脊椎下部 骨盤、盲腸 ぼうこう 臀部	非難、罪悪感 お金、セックス 力、支配 創造性 人間関係での倫理、尊厳	慢性の腰痛 座骨神経痛 産婦人科系の問題 骨盤の痛み 性能力 尿器系の問題
3	下腹部、胃、小腸 肝臓、胆嚢 腎臓、膵臓、副腎 脾臓 背骨の中心部分	信頼 恐れ、脅迫 自尊の念、自信、自分や人を大切にすること 決めたことに対する責任 批判への反応、個人の尊厳	関節炎、胃潰瘍 十二指腸潰瘍、大腸系の問題 膵臓炎、糖尿病 慢性、急性の消化不良 過食症、拒食症 肝臓の障害、肝炎 副腎系の病気

4	心臓、循環器系 肺、肩、腕 あばら骨、乳房 横隔膜 胸腺	愛と憎しみ 拒絶感、反感 悲しみ、怒り、自己中心性 寂しさ、コミットメント 許し、慈しみの心 信頼、希望	充血性の心臓疾患 心筋梗塞、心臓肥大 喘息、アレルギー 肺ガン、気管支炎 背中、肩の痛み 乳ガン
5	喉、甲状腺、気管 首の骨、口 歯と歯ぐき、食道 上皮小体 視床下部	意志、選択の力 自己表現、夢を追うこと、創造力 中毒症 価値判断、批判 信心、知識、決断力	慢性の喉の痛み 口唇性の潰瘍 歯ぐきの障害 一過性の下顎の関節の問題 脊柱側曲、喉頭炎 甲状腺障害
6	脳、神経系 目、耳、鼻 松果体 脳下垂体	自己評価、真実 知性の力 人の考えを受けいれること 経験から学ぶ力 感情の成熟度	脳腫瘍、脳出血 神経系の障害 視覚、聴覚障害 背骨全体の障害 学習障害 ひきつけ
7	筋肉系 骨格系 皮膚	人生に対する信頼、価値観、倫理、勇気 人道主義、自己犠牲の精神 大きなパターンを見る力 信心、ひらめき 霊性、献身	気の障害 神秘家のうつ状態 身体の障害とは無関係の慢性疲労 光、音などの環境要素に極度に敏感になる状態

【図表：チャクラと身体の位置】

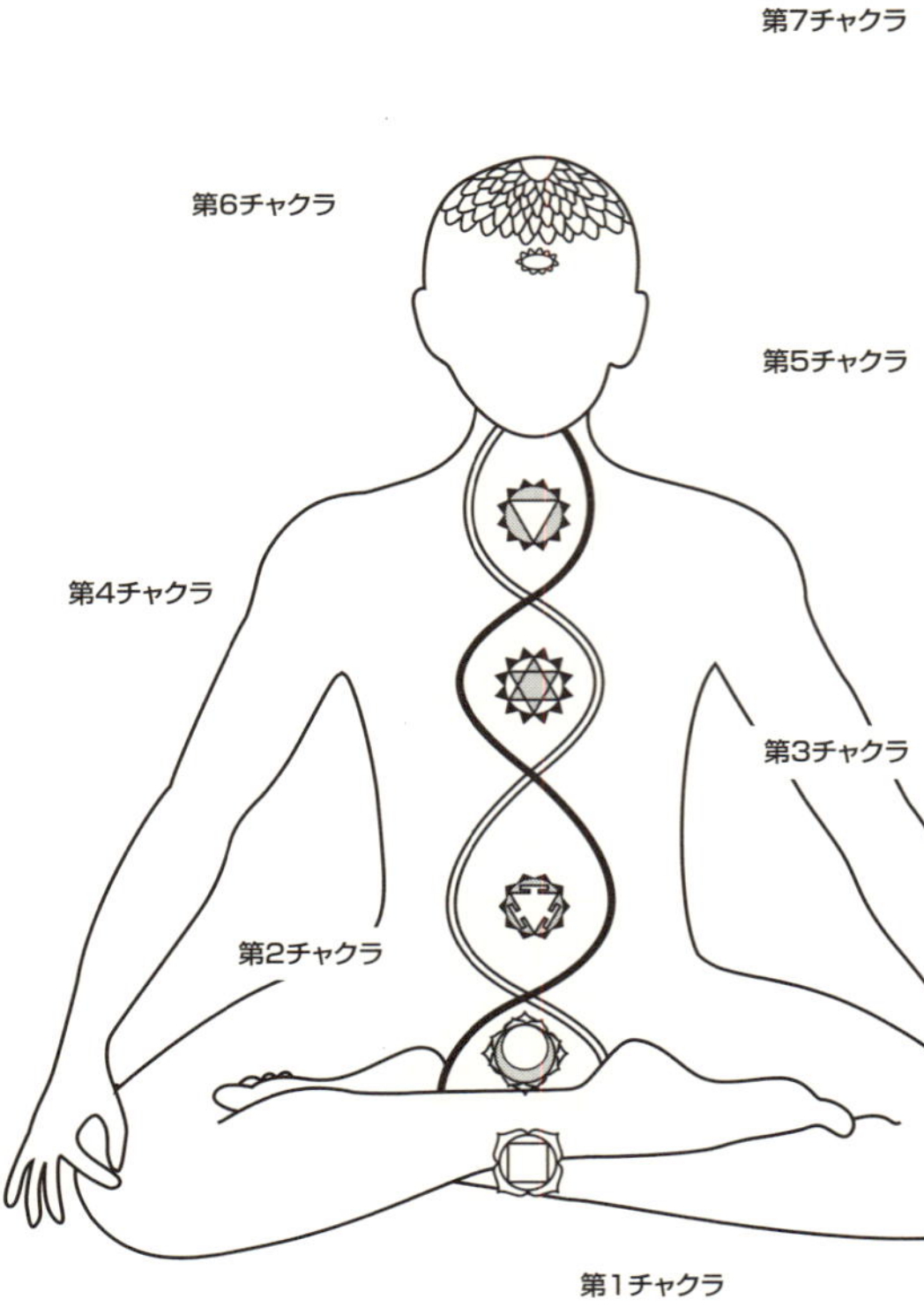

第一章

第1チャクラ――集団の力

第1チャクラは同族のチャクラだ。このチャクラのエネルギーは、同族意識の力である。ここでいう同族とは、家族だけではなく、ひとつの元型のことで、通常考えられる範囲を越えた意味あいをもっている。元型として考えると、同族という言葉は、集団としてのアイデンティティ、集団の力、意志力、そして、集団の信念パターンを意味している。これらが、私たちの第1チャクラのエネルギーを形成しているのだ。第1チャクラは、地に足をつけるはたらきをする。特定の地域にある集団の一員としてのアイデンティティ、それにその集団に対する帰属意識を支える、伝統的な意味での家族の信念体系との絆なのである。自分の第1チャクラのエネルギーとつながるには、感情的な反応をよびさますような「同族的な体験」に意識を集中すればよい。

- 国歌を聞く
- オリンピックで自国の選手が金メダルをもらう姿を見る

・大切な人の結婚式に出る
・知り合いの子供が、自分にちなんで名づけられたことを知る
自分の選んだ体験に意識を集中しながら、同族チャクラが身体のどの部分に反応をよび起こすのか気づこう。

第1チャクラ［同族の力］と身体とのつながり

位置――脊髄の底部（尾骨の部分）。
身体との気的なつながり――脊髄、直腸、脚、骨、足、それに免疫系。
感情体・知性体との気的なつながり――第1チャクラは、感情的、精神的な健康の基盤である。感情的な安定は、同族の単位のひとつである家族、それに初期の社会的な環境に根ざしている。さまざまな精神病、たとえば多重人格、異常執着、衝動的な行動などの障害や、うつ病、アルコール中毒などの自己破壊行動といったものは、家族の機能不全から発生している。
象徴的な意味・ものの見方とのつながり――第1チャクラのエネルギーには、論理や秩序、あるいは構造を必要とするという傾向がある。このエネルギーは、時空間において私たちの案内役となり、五感とのつながりを確立するはたらきをする。子供のころ私たちは、

五感を通して物質界について学ぶ。しかし、第1チャクラは、私たちの人生を象徴的に解釈することはあまり得意ではない。五感はまさに見たとおりの知覚しか与えてくれず、ものごと全般を額面どおりに受けとってしまいがちだ。

根源的な恐れ——肉体的な生存に関する恐れ。集団から見捨てられることや、物理的な秩序の喪失に対する恐れ。

根源的な強さ——同族・家族のアイデンティティ、絆。同族としての道徳観。同族同士の支え、また集団に対する忠誠心。これは物質界とのつながりと、安心感を与えてくれる。

聖なる真理——「すべてはひとつなり」。これが第1チャクラが内包する聖なる真理だ。私たちは、同族あるいは集団での行動を体験することによって、この真理を学び、創造力を探っていく。そこには、私たちがすべての生命とつながっていて、自分のあらゆる選択、あらゆる信念は、すべて生命全体に影響をおよぼすというメッセージがある。この真理が、霊的な発達や身体の健康に影響するものとして物質界に現れてくるかたちとしては、つぎのようなものがあげられる。名誉、忠誠心、正義、それに家族や集団の絆、地にしっかりと足をつけていること、霊的な基盤の必要性、そして生存のために物理的な力を使う能力などだ。

「同族」という文化の強さ

最初から、意識的な意志の力をもつ「覚醒した」個人として人生をはじめる人間はいない。そのようなアイデンティティはもっとずっとあとになって現れ、子供から大人へと成長していく過程で、段階的に発達していくものだ。集団の一員として人生をはじめる私たちは、その強みや弱み、信念、迷信、それに恐れなどを吸収することで、同族意識と集合意志力の一部となっていく。

家族やほかの集団とのふれあいを通じ、他人と信念を共有することによって、私たちは力について学ぶ。また、集団とそのエネルギーから隔絶されることが、いかに苦痛に満ちた体験であるかも学ぶのである。同時に、世代から世代へと伝えられてきた倫理的、道徳的な掟を共有するのが、いかに強力なことかも学ぶ。この学びの過程は、特定の集団の子供たちの発達段階において、彼らの道しるべとなり、尊厳とは何か、帰属するとはどういうことかについての意識をもたらす。

集団としての体験は「気的」に私たちをつないでおり、集団のなかではみんな同じような考え方をする。たとえば「人類はみな兄弟である」といったような高等な考えも、あるいは「十三という数は縁起が悪い」というような迷信的なものも然りだ。

集団の力、および関係するすべてのテーマは、気的に見ると、私たちの免疫系、脚部、骨格、そして直腸とつながっている。象徴的に見ると、免疫系は、身体にとって集団の力が果たすのとまったく同じ役割をしている。損傷を与える可能性のある外部の力から、身体全体を守る、というはたらきだ。免疫系に関連する病気、慢性の痛みや、骨にかかわる障害などは、気的に見ると、個人レベルでの集団に関連した問題が引き金になることが多い。集団全体としての困難は、基本的に私たちの第1チャクラから力が失われる原因となり、それがきわめて強いストレスとなると、ごく普通の風邪から膠原病《こうげんびょう》までの、免疫関連の病気にかかりやすくなる。

同族チャクラは、いいもの、悪いものを含め、集団としての体験とのつながりを象徴している。伝染病の流行は、集団としてひとつの悪い体験であり、私たちひとりひとりの第1チャクラに関係する恐れや考え方が、その集団の文化全体の「第1チャクラ」と似通っていると、その病気にかかりやすくなってしまうという性質のものだ。ウィルス性、その他の流行性の病気も、同じ文化をもつひとつの集団が抱えている問題点、それにその社会集団の「免疫系」の健康状態をはっきりと反映する。

社会的な集団の気の力の状態が病気を流行させるという劇的な例は、一九三〇年代、四〇年代の小児マヒの大流行だ。一九二九年一〇月、アメリカ経済は崩壊し、大恐慌がはじまったが、それは国全体に影響をおよぼした。多くの政治家やジャーナリスト、それに企業の重役や労働者も、男女を問わず、誰もが自分はこの経済崩壊で「手足をもがれた」ように感じると、その体験を表現した。

一九三〇年初期、小児マヒは大流行の兆しを見せはじめたが、それはひとつの共同体としての国家の精神が、手足をもがれた状態であったことを象徴していた。実体験、あるいはその恐れから、経済的に「手足をもがれた」と最も強く感じていた階層は、気的に見ても小児マヒのウィルスに最も侵されやすくもあった。子供はその集団の気を吸収するため、アメリカの子供たちは、経済的な病と同じように、ウィルス性の病にも影響されやすくなっていたのだ。すべてはひとつ、なのである。

手足をもがれた、との感覚は、非常に速いスピードで集団の精神構造の一部を織りなすようになったため、アメリカの選挙民は、小児マヒのウィルスによって手足に障害を受けた大統領、フランクリン・ルーズヴェルトを選ぶことさえした。ルーズヴェルトは、肉体的な弱さと同時に、不屈の抵抗力の象徴でもあった。

第二次世界大戦が終わるまでには、アメリカ国家はふたたび世界の指導者の役割を演じるようになっていた。そのため、この国の同族意識のチャクラには絶大なる誇りと力がもたらされた。この復活も、集団の声を代表する人びとの言葉に映し出され、癒された新たな文化は、経済的に「両足で立てるようになった」と表現されたのである。集団の精神が癒されたことを反映する、この意識のシフトとともに、小児マヒのウィルスも克服することができる状態となった。集団の精神、それにその思考は、究極的にはウィルスよりも強かったのである。偶然ではなく、一九五〇年代初頭に、ヨナス・サルクが小児マヒのワクチンを発見する。

これと同じような現代の例が、HIVウィルスである。アメリカでは、このウィルスは、麻薬常用者、売春婦、それにゲイの人びとのあいだでいちばん猛威を振るっている。ほかの国、たとえばロシアやアフリカ諸国では、生きていくのがやっとという層によく見られる。中南米では、遊び好きな男性と結婚している中流階級の女性によく見られる。このような男性はゲイではないが、一種の「マッチョ」的な示威行動として男性とのセックスをする。どのような経路であっても、このウィルスに感染した者たちは、自分の文化の犠牲者であると感じるという共通点がある。

誰でも、他人の犠牲になっていると感じることはあるが、HIVの犠牲者意識には特徴があり、性的な好みの問題であろうと、貧困、あるいは社会的地位の欠如からであろうと、自分が属している集団の文化のなかで、その人が感じている無力感を反映している。たとえば中南米の女性たちは、自分を守る手段は何もないと感じている。女性の声を重要視しない文化のために、いまのところ夫の行動に異を唱えることもままならないのだ。HIVウィルスがアメリカ文化に登場したのは、誰かを犠牲者にする、また自分が犠牲者となるという問題が、意識の主流を成す部分に入ってきたころと時を同じくしていた。社会的に劣るとみなされた層を犠牲にするかたちで、自分の力を実感するという人たちがいるが、この状況によって、私たちの国の文化的なエネルギーはかなり消耗している。免疫系を直撃するさまざまな生物学的な障害も、先の例と同じように、あとに続いてくると考えられる。

個人の第1チャクラの健康を維持できるかどうかは、私たちひとりひとりが、自分の集団との関係で抱えている問題点をしっかりと把握するということにかかってくる。もし自分が社会の犠牲になっていると感じているのなら、そのネガティブな見方に対処し、自分のエネルギーを減衰させないようにしなくてはならない。さまざまな療法の助けを借りることもできるだろうし、何かの技能を身につけること、自分の置かれた状況の象徴的な意味を求めること、あるいは社会の考え方を変えるべく、政治活動にかかわることも可能だ。自分の集団の文化に対する反感をつのらせることは、私たちの気を激しく乱し、内面の葛藤を継続させる。しまいには、「すべてはひとつなり」という聖なる真理がもつ、癒しの力とつながることを妨げてしまう。

それぞれの集団は、「世間」での人生がどんなものかを教える。世界は安全な場所なのか、危険なのか、豊かか貧困か、教育水準が高いのか無知なのか、あるいは搾取《さくしゅ》すべき場なのか、与えるべき場なのかを教えてくれるのである。そして、現実そのものの本質についての見方も伝える。例をあげれば、この人生はたくさんある選択肢のうちのひとつなのか、これしかないのか、といったようなことだ。自分たちと異なるほかの宗教や倫理観、人種などに対する態度も集団から受け継いでいく。私たちの集団は、思考過程を「起動させる」はたらきもするのである。

民族の性格を言い表す一般論は誰もが耳にしたことがあるだろう。「ドイツ人は規律正しい」とか、「アイルランド人は物語がうまい」などだ。私たちは、神や、見えない世界についての見方、またそういったものが自分とどうかかわるのかについても集団のなかで教えられている。「人に悪いことが起きるのを願ってはいけない。自分に返ってくるから」とか、「人のことをばかにすると神さまの罰が当たるよ」などだ。また、性別にまつわる見方もたくさん吸収していく。「男のほうが女より頭がいい」とか、「男の子はスポーツが好きで、女の子は人形で遊ぶのが好き」などがこれにあたる。

私たちが受け継いでいく集団の信念は、真実と虚構が混じり合ったものだ。なかには永遠に変わらぬ価値をもつものもたくさんある。たとえば、「人を殺してはならない」といったようなものだ。しかしそれ以外は、永遠の真理とよぶにはふさわしいものではなく、もっと地域的で、「すべてはひとつなり」という聖なる真理に反して、ある集団をほかから分断する目的で使われている。霊的な成長の過程が私たちに与える難題は、集団から得たものについて、いいものだけを残し、悪いものを排除していくということだ。集団の教えに必ずある矛盾を超越してものごとを見るとともに、さらに深い真理のレベルを求めていくことで、私たちの霊的な力は増す。ものごとを象徴的に見ようと意識するたびに、気と身体の両面にプラスの影響を与えることができる。また、集合的な意味での生命体、つまり地球人という同族全体にも、良い気を与えることもできるのである。自分が成熟していくこの過程を、「霊的なホメオパシー」と考えたらいいだろう。

集団の論理 vs. 個人の意識

家族が信ずることが「真実」か否かにかかわらず、そのひとつひとつは、私たちの気の一定の量を、何かを創造する方向に差し向ける。信念や行動は、すべて直接的な結果をもたらす。信念を共有するとき、私たちは、そこにつくり出される気と、その場所で物理的に起きる出来事の一部となる。これが、「すべてはひとつなり」という聖なる真理が、創造的、象徴的なかたちでくっきりと現れるということだ。選挙に出馬したある候補者を支持し、その候補者が当選すると、自分の気的、物理的な支持が、勝利の一翼を担ったと私たちは感じる。それだけでなく、その候補者は、自分の利害を代弁しているという感触をもつのである。これが、すべてはひとつなりという真理が内包する一体感のもつ力を、物理的に感じるひとつの例なのだ。

カール・ユングは、集団の共有する精神は、意識のなかでも「最もレベルの低い」形態だと語ったことがあるが、そのわけは、悪い集団行動にかかわった個人が、自分の役割と行動に対する責任をとることはほとんどないからだ。この現実は、すべてはひとつなり、という真理の陰の部分だといえる。集団の不文律においては、責任をとるのはリーダーだけで、従った者たちではない、とされているのだ。

　第二次世界大戦後に行われたニュルンベルク裁判は、この「集団的な」責任の限界を示す古典的な例である。千百万人（ユダヤ人が六百万人、そのほか五百万人）もの人間の殺《さつ》戮《りく》をくわだて、それを執行した罪で裁判にかけられていたナチスの被告たちは、一様に自分は「命令に従っていただけ」という供述をした。実際の行為をしていた時点では、集団での責任を果たせるという自分の能力を誇りにしていたことは間違いないが、裁判で個人的な責任をとることはできなかったのである。

　正しいものであれ、誤りであれ、集団が一丸となってもつ信念の力を考えれば、自分の集団と立場を異にするというのは大変なことである。私たちは集団が認めるような選択をし、その社会的マナーを守り、服装や態度も受けいれるよう教えられる。このような適応をすることは、個人の意志と集団の意志の力の融合を象徴している。霊的にも、感情的にも、あるいは生理的にも自分が安心していられる集団、あるいは家族とともにあるというのは、強力なフィーリングだ。そのような一体感は、私たちに力を与え、気的にも内面の力を高め、創造力を増してくれる。そしてそれは、個人が集団と一致する選択をしているかぎり続く。私たちは、一体となって創造するのである。

それと同時に、私たちの内面には、自分自身の創造力を探究し、個人としての力と尊厳を育みたいという本能的な欲求がある。この欲求こそが覚醒を求めるという行為の裏にある原動力なのだ。普遍的な意味での「人生の旅」とは、自分自身の力に気づき、それをどう使うのかに気づいていく過程である。選択する権利にともなう責任を意識するようになるのが、この旅の中心的なポイントだ。

これを気の観点から見てみよう。覚醒するにはスタミナが必要だ。これはきわめて大きなチャレンジである。同時に、自分自身が信じるものは何かを見直して、もはや自分の成長を支えてくれない人びとから離れていくことには、痛みがともなうことも多い。変化はまさしく人生の本質であり、つねに続いていく。内面的に成長すれば、これまで信じてきたことの一部からは脱却していくだろうし、逆にさらに強く信じるようになるものもあるだろう。その過程で、まず最初に違和感を感じ、やがて捨てていくのは、同族的な信念だ。それは、私たちの霊的な成長が、気の体系《エネルギー・システム》の構造にしたがって進んでいくからである。気体系において同族チャクラは下位にあるのだ。

自分の信念体系を見直すということは、霊的にも、身体にとってもひとつの必要なプロセスだ。私たちの肉体、知性、それに霊体が活発に生きていくためには、新しい思考が必要なのである。地域や文化によっては、家族の誰かが病に倒れないかぎり、運動や健康的な食事、栄養などに対して人びとの意識がほとんど向けられない場合がある。ひとりの発病をきっかけに生活の新しい処方箋が与えられることもあるだろう。その結果、家族は、栄養や運動がもつ癒しの力に気づくといったように、自分の身体のケアについて、以前よりも責任ある選択をする必要性を認識する。つまり心身両面で、これまで慣れ親しんできたものとはまったく異なる現実に触れることになるのだ。

象徴的に見ると、人生で起きる危機は、個人の成長にもはや役だたなくなった信念からは自由になる必要があることを教えている。自分が変わっていくのか、あるいはそのまま停滞するのかという選択を迫られるこのような時期は、最大のチャレンジの機会だ。健康のための新しい生活パターンであろうと、何か新しい霊的な活動の実践であろうと、新たな分岐点とは、変化を続ける人生が新しいサイクルに入ることを意味している。そして、自分が変われば、慣れ親しんだ人びとや環境にしがみつくのをやめ、人生は新しい段階に進んでいく。この結果は、どうしても避けられないことなのだ。

私のワークショップにやってくる人たちのなかには、このふたつの世界の中間に引っかかってしまっている人がたくさんいる。もうしがみつくのをやめなければならない過去の世界、そして、踏み込んでいくのがまだこわい、新しい世界のあいだだ。「覚醒する」ことに私たちはひかれる。だが同時にそれは、とてつもなく恐ろしいことでもある。自分の健康、キャリア、価値観、そして思考までも、すべてにおいて自分自身が責任をとることを意味しているからだ。どの領域であっても、いったんひとりの個人としての責任を受けいれたら、もはや自分の行為の言い訳に「集団／同族的な理由づけ」を使うことは二度とできないのである。

同族意識では個人の責任が明確に規定されていないため、自分の選択で生じる責任を避けることは簡単だ。同族的責任というのは、おもに物理的なレベルに影響する。つまり、金銭的な管理や、社会的な関心事、人間関係、あるいは職業といったものについて、きちんと釈明する責任を負っているということだ。しかし、集団の価値観や態度について、個人が責任をとるよう集団が要求することはない。集団の論理にしたがえば、「うちではみんなそう思っているから」と、自分の偏見を正当化することが許されるのである。そのような言い訳がもたらす快適さをあきらめるのは、きわめて困難なことだ。「みんなそうしているんだから、自分がやって何が悪い？」と自分がどれだけ言ったことがあるか思い出してみてほしい。このような責任逃れは、「すべてはひとつなり」という聖なる真理の最も下等なかたちであり、脱税から不倫、そして店員が間違ってよこした釣り銭をくすねることまで、道徳に反するあらゆる行為の責任を逃れるのに使われる。しかし、霊的に覚醒している個人は、集団の論理を利用することはもはやできない。脱税は意図的な窃盗《せっとう》となる。不倫は婚姻の契りを意識的に破る行為となる。釣り銭をくすねることは、その店から盗むことと同じになるのである。

癒しがはじまる前に、まず自分が属している集団が抱く偏見にどれほどとらわれているかを、あらためて見直す必要がある場合が多い。

ジェラルドという男性は疲労困憊《こんぱい》しているといって、私に直観診断を求めてきた。彼の全身の気をさっと見てみると、大腸に悪性の腫瘍があるという印象を得た。最近検査を受けたかたずねると、一瞬躊躇したあと、実は大腸ガンと診断されたばかりだと彼は語った。そして、本当に治ると信じられるようになるために、私の助けが必要だというのだ。

彼の内面には、自分の属する集団がガンに対してもつ見方から自由になりたいという思いがあった。家族や親戚でガンになった人間は、みな死を迎えていたことから、家族も彼自身も、ガンが治るとは信じていなかった。プラス思考の見方を育むセラピーのように、何か助けを得られる方法について、私たちは話し合った。最も重要なのは、ジェラルド自身、この集団レベルの見方とのつながりが、身体の病気と変わらぬほど深刻な問題であると直観的に気づいていたことだ。癒しの過程で、ジェラルドは、ガンに関するこの同族的なパターンから解放されるのに役だつようなセラピーの助けを借りた。彼には自分に残された選択をすべて試してみようという気持ちがあったのだ。

悪影響をおよぼす同族の力に対抗する

自分の属する集団から、私たちは、忠誠心、尊厳、そして正義について学ぶ。健全でいるために、また個人や集団への責任感をもつのに、どれも欠かせない資質だ。これらはすべて、第1チャクラや聖なる真理「すべてはひとつなり」を表現している。しかし、せまい解釈をしてしまうと、それは限定的なものとなり、悪影響をおよぼすようになる。

たとえば忠誠心は、ひとつの本能であり、とくに危機の際には集団のメンバーが頼りにできる不文律だ。このため、それは集団の力の構造の一部であり、ときによっては、愛よりも強い影響力をおよぼすこともある。愛情を感じない家族に対してでも忠誠心を感じることはあり得るし、個人的に知らなくても、同じ人種に属する人たちに対しては忠誠心を感じることもできる。集団が個人に対して忠誠を求める力は大変強い。とくに誰かに対する思い、あるいは自分の信じる何らかの主義主張が自分にとってきわめて大切で、しかもそれが所属する集団の考えと対立している場合にはなおさらだ。

慢性的な疲労を訴えていたある若い男性を診断し、彼の両足が、象徴的にまだ故郷にあるという印象を受けとったことがある。第1チャクラが、下半身と霊から文字どおり力を奪い、それを故郷に送りつづけていたのである。身体の残りの部分はいま住んでいる場所にあり、いわば「本人のところにいた」ので、この分断状態が慢性疲労の原因だったのだ。私の印象を話してみると、家族がかなり彼を頼りにしていて、故郷の町を離れたくはなかったのに、会社に転勤を命じられたことを語ってくれた。ではその仕事が気に入っているかたずねてみると、「まあまあ」という返事が返ってきた。仕事にそれほど執着していないのなら、仕事をやめて故郷に帰ってはどうかとすすめた。それから二か月後、彼から手紙がきた。私と話した数日後に辞表を出し、すぐに故郷に戻ったと書いてあった。慢性疲労はすっかり良くなり、まだ新しい仕事は見つかっていないものの気分は最高とのことだった。

忠誠心は、同族意識がもたらす美徳である。とくに、意識して感じる忠誠心はなおさらで、それは個人と集団のどちらにも貢献する資質だといえる。しかし、個人が自分の尊厳を守る能力に悪影響をおよぼすような極端な忠誠心となると、とらわれてはならない信念だと考えるべきものだ。つぎにあげるケースは、集団が個人の尊厳を侵してしまった例だ。

性的虐待を受けていたトニーの場合

三十二歳のトニーは、東欧の移民の子だ。家族がアメリカに移住したとき、彼は五歳で、七人兄弟のひとりだった。アメリカでの生活基盤を確立しようとしていた最初のころは、両親が充分に生計を立てることができず、食べるものにも困るような状態だった。八歳のとき、トニーは近所にあったキャンディを売る店の店番を手伝うようになった。

トニーの家族は、週に十ドル収入が増えることに深く感謝していた。二か月後、少年は週二十ドル近く稼ぐようになり、鼻高々だった。家計への貢献を両親がどれだけ喜んでいるか、よくわかったからだ。だが、家族が感謝し、彼を頼るというパターンがわかってくると、店の主人はトニーに性行為を求めるそぶりを見せはじめた。最初はわずかな身体上の接触だけだったが、やがてこの小児性欲異常者は、この少年を完全に支配するようになっていく。この支配力たるや完全なもので、毎夜電話をかけさせて、これが「ふたりの秘密」であることを言わせるというほどだった。

この二重生活が続くにつれて、トニーの心理状態は、当然ながらとても過敏になった。頻繁にあったこの「キャンディ屋」との関係が、道徳に反するものであることはわかっていたが、いまや家族は、毎月百ドルにものぼる彼の収入を家計の頼りにしていた。トニーはやっとのことで勇気を奮い起こし、詳細は避けたものの、毎月の稼ぎを得るために自分が何をしなくてはならなかったかを母親に打ちあけた。これに対し、母親の反応は、そのようなことは二度と口にしないよう命ずる、というものだった。家族はみんなあなたが仕事を続けてほしいと思っているのよ、と彼女は言った。

トニーは十三歳になるまでこのキャンディ屋で働いた。性的虐待の影響は、学校にいくようになってからも続く。高校は二年まで終えるのがやっとで、十五歳ですでにドロップアウトしていた。生活のために工務店で弟子として働きはじめると同時に、飲酒もはじまった。

アルコールは、性的な行為を強要されるという悪夢のような体験を心のなかに封じ込め、神経を静めるのに役だった。仕事を終えたあと、彼は毎晩飲むようになった。十六歳になるまでには、彼は喧嘩っぱやい問題児となっていた。喧嘩を吹っかけたり、器物をこわしたりなどの軽い罪で警察の厄介になることも何度かあった。家族は彼に何とか飲酒をやめさせようとしたが、だめだった。ある夜、しこたま飲んだあとに友人に送られてきたトニーは、例の「キャンディ屋」の手から救ってくれなかったと言って、親と兄弟たちに怒りを爆発させた。性行為を強要されていたことを、母親が父親に話していたのもわかっていた。トニーに仕事をやめさせなかったにもかかわらず、弟たちには店への出入りを禁じたからである。また、そのころには弟たちも事情はわかっていたのに、これを面白半分にしか考えず、ときにはトニーも楽しんでいたのではないかとでも言わんばかりの態度だった。

二十五歳のとき、彼は自分で小さな工事会社をはじめた。彼のほかに四人の作業員がいて、住宅の修繕などを請け負う会社だ。二十八歳になるまでは、比較的経営はうまくいき、成功をおさめることができた。だが、飲酒癖はどんどんひどくなり、自分を殺せという悪魔に囲まれているという強迫観念にさいなまれるようになった。二十九歳になるころ、トニーは会社も家も失った。この状況に対処する手段として、彼は完全にアルコールにおぼれるようになったのだった。

私がトニーに会ったのは、彼が仕事を再開してからわずか一か月あとのことだった。私の家近くにある住宅の修理工事を引き受けていたのだが、私たちは偶然のようなかたちで出会うことになった。少人数の作業員に指示を与えている最中も彼は飲みつづけていた。それについてひと言私が言うと、「俺みたいな記憶があれば、あんただって飲むさ」と彼は答えた。身体の姿勢をひと目見ただけで、私はすぐに、彼が幼少期にいたずらをされていたことがわかった。子供時代のことについて話してみたいか、とたずねると、なぜか彼は心を開き、人生の暗い時代のことが口からあふれ出したのである。

その後数回にわたり、私は彼と会って、子供時代のことについて話してもらった。話に耳を傾けながらわかったことは、家族が自分を助けようとしなかったのを知ったことの痛みのほうが、性的な虐待そのものよりも大きい、ということだった。たしかに、家族も、彼はただの飲んだくれで、これからの人生も失敗の連続だろうと考えていた。家族に裏切られたという気持ちが彼を崩壊させていたのである。興味深いことに、「キャンディ屋」のほうは、すでに許していた。彼の内部で未清算のまま残っていたのは、家族との関係だったのだ。

私に会ってから二か月後、トニーは、自発的にアルコール中毒更生のプログラムに参加する決心をした。修了後、彼は連絡をくれて、治療のために行われる話し合いがどれほど大きな癒しをもたらしたか、私に聞かせてくれた。自分の内面にある、家族に対する否定的な感情に対処していかなければならないことが、いまやよくわかったのである。

療法家のあいだでは、自分の感情と折り合いをつけるというのは、わだかまりのある相手にきっぱりと向かい、その面前で自分の傷をさらけ出して浄化することを意味する場合が多い。最良のケースでは、自分を傷つけた相手が謝り、何か新しいかたちの関係が生まれるか、ひとつの何かが完結する。しかし、トニーの場合は、家族が自分への裏切りをけっして認めることができないのはわかっていた。とくに両親の場合は、息子の体験をあまりに恥じているために、話を聞くことさえできないだろうと思われた。ふたりの感情には、過ぎ去った遠い過去に、お金のために息子が何をしなければならなかったか知っていたことを、認めるほどの許容量は備わっていなかったのだ。このためトニーは、かわりに心理療法と祈りを心のよりどころにした。

飲酒をやめ、きちんと祈りをささげる習慣をはじめてから一年が過ぎたころ、彼は、家族に対する怒りが消えたことを話してくれた。私はそれを信じることができた。新しい国にやって来て、ほとんどお金もない状態で何とか生きていくということに対する不安を考えれば、おそらくほかに選択はなかったのだろう、と彼は言った。彼は、家族との絆を新たに築くよう努め、新しい事業が伸びていくにつれて、家族も彼の成功を誇りをもって語るようになった。トニーにとってそれは、あの遠い日々の出来事に対する家族の謝罪を表していたのである。トニーは、家族への敬愛の気持ちをもつことができた。そして、自分の内面に見出した強さの源は、もともと家族にあったことに気づいたのだ。

六十歳になっても「親の言ったこと」に縛られていたジョージ

もうひとり、ジョージという男性は、妻からどうしても参加するようにといわれ、私のワークショップに来ていた。私のワークショップに参加するようなタイプではなく、自分のことを「観衆」だと紹介し、最初から、この「わけのわからないおまじない」は、妻の関心事で自分は関係ないとはっきりと態度に表していた。

そのとき私は、まず人間の気の体系に関する説明からワークショップをはじめた。ジョージはクロスワード・パズルをして遊んでいた。ものの見方や態度と病気との関係についての話では昼寝をした。休憩時間に、私は彼にコーヒーをもっていき、「飲みませんか?」と言って話しかけてみた。参加者には目を開けていてほしい、と私が思っていることを感じとってくれれば、と願ってのことだった。

休憩のあと、話は第1チャクラと、同族意識の力の本質におよんだ。ジョージはすこし目が覚めたようだった。はじめは、ただカフェインが効いてきただけだと思ったのだが、私たちの身体に、初期のプログラミングが与える影響について講演を続けていくと、ジョージはひと言、こう言った。「それじゃあ、うちの親が言ったことも、全部身体のどこかにまだ残っているってことかい？」

声の調子にはまだ皮肉っぽいものが残ってはいたが、明らかにこのテーマは、何か彼の心の琴線《きんせん》にふれるものがあったようだった。親から聞いたことがすべて彼の気系にあるわけではないかもしれないが、かなり多くは残っているでしょう、と私は言った。そして、「たとえば、ご両親は、年をとっていく、ということについてどうお考えでしたか？」とたずねた。それは、ジョージが六十歳になったばかりだったからだ。ワークショップの参加者は、静かにジョージの返答を待った。みんなの注目を浴びていることに気づくと、彼はまるで子供のようになり、自意識過剰になった。

「わからないなあ。そんなこと、考えたこともないし」

「では、いまそれを少し考えてみましょう」と私は言い、質問を繰り返した。ジョージの妻は、彼のかわりに答えたくて、いまにも席から立たんばかりだった。「ひと言も言ってはいけませんよ」ということを目で合図すると、彼女はまたイスによりかかった。

「なんて言えばいいのかわからないけれど、とにかく一生懸命働いて、お金をためることだって言われたな。年とったら自分で生活していかなければならないからって」

「では、その老いるというのはいつごろからのことにしようと考えているのですか？」と私はたずねた。ジョージがこの質問には答えられなかったので、私は別の質問をした。

「あなたのご両親は、いつ年老いたのですか？」

「もちろんそれは、六十代になったときさ」

「ということは、あなたも老いることにしたのは同じころなんですね、六十歳になったときに……」

「みんな六十代になれば老いるのさ。そういうものだよ。退職するのが六十歳なのもそのためさ。みんな老人になるんだもの」

午後のセッションでは、このジョージの言葉がきっかけとなって、活発な討論が交わされた。老齢とは六十歳ではじまるとずっと思ってきたこと、それは親がいつもそう言いつづけていたからであることをジョージは率直に語ってくれた。彼の両親は、ふたりとも七十歳までは生きなかったという。

まったく正しくないのに影響力をもってしまう思考パターンから自分を切り離すとは、いったいどういうことなのか私たちは話し合った。驚いたことに、ジョージもすぐにこの概念を把握したのだ。まるで、新しいおもちゃを与えられた子供のようだった。驚いたのは、彼の妻も私も同じである。

「ということは、いまの話のように、もしある考えから自分を切り離すことができれば、それはもう自分の人生にあれこれ影響力をもたなくなるってことなのかい？」

最高の瞬間は、ジョージが妻のほうを見て、こう言ったときにおとずれた。「もう老人でいるのはごめんだね。お前もそうだろう?」彼の妻は、笑いながら泣きはじめ、ワークショップの参加者も彼女のあとに続いた。ジョージの理解が、なぜあれほどの早さで起こったのか、いまもって私には説明できない。人が何かについてあれほど早く、しかも深く理解するのを見るのはまれなことだ。自分が老いていくおもな理由は、六十歳になったら老人にならなければいけないと思い込んでいたからだ、と彼は気づいたのである。社会的な通念ではなく、自分の内面の年齢感覚を尊重するようになってから、ジョージは人生を楽しんで生きている。

自分自身と相手に対して誇りをもつ

ある集団では、忠誠心だけでなく、尊厳もその絆をつくり出す。どの集団でも、尊厳の規範とは、宗教的、民族的な伝統と儀式の組み合わせだ。尊厳という感覚は、内面に力を放ち、血縁者や同じ民族の者たちと方向性を一致させて、自分の言動に責任をもつことと、威厳をもって行動することを教えてくれる。

通常、尊厳は健康の一部を成す要素とは考えられていないが、私はこれが最も不可欠なもののひとつで、愛と変わらぬほど重要だと考えるようになった。尊厳をもつということは、私たちの霊体、身体の両方に、さらに免疫系や骨、脚に対し、とても強いプラスの気を与えてくれる。尊厳がなければ、誇りと威厳をもって自分のために立ち上がることはきわめて難しいし、不可能かもしれない。自分の行動や選択を判断する枠組みがなくなってしまい、自分も人も信頼することができなくなるからだ。

集団の儀式で最も根本的なもののひとつが婚姻だが、そこで教わるのが、尊厳をもつということだ。家族のなかで最後まで生き残ったある女性は、こう語っている。「父は死の床で、必ず子供を産むよう約束してくれと言いました。まだ結婚したい男性にめぐり会っていないから、と答えましたが、父の最後の言葉は、『誰でもいいから結婚するんだ。とにかく家系を絶やすな』でした」

夫婦の行いは、つぎの世代に倫理基準を教える役目をする。同族の年長者が不倫をするならば、それは大人になったら婚姻の規範を曲げてもいいと子供たちに教えるようなものだ。家族の生計を支えるという責任から逃げる父親は、責任を果たすということについて、屈折した意味あいを子供に伝えることになる。他人には敬意を払って接するようにと人は教えられる。だが、互いに敬意を払わない両親は、子供たちを人に敬意を表さない人間に育てているのだ。私たちは、約束に責任をもち、それを守らなければならない。人に対しても、そして自分に対してもそれは同じである。何かをやりとげることができる自分、約束をきちんと守れる自分を信頼できなくてはならないのだ。自分を信頼できなければ、まわりの人びとを含め、何もかもが一時的で頼りない存在と感じられるだろう。まず自分の内面がそう感じられるからだ。ある人はこう言った。「自分の両親みたいに、いつもお互いをあざむくような生き方はしたくない。でも、どうもその性格が自分にも遺伝しているように思えるし、状況が状況なら同じように振る舞うだろうと、どうしても考えてしまうのです」

個人としての尊厳の不在は、その人の属する集団を越えて、社会全体に広がる可能性がある。

あるワークショップの参加者だったサムは、自分の人生について心を開いて語ってくれた。彼は、父親という存在がない貧しい境遇で育った。彼は、何としてでもリーダーになりたかった。たとえそれがギャングのリーダーであってもだ。そして、それが彼の場合、自分の尊厳を感じることができる道となったのだった。大物の麻薬の売人として、彼は毎週一千万円にものぼるお金を稼いでいた。巨額の金が動く商売を取りしきるため、「従業員」の一群を抱えるほどだった。

ある日、車を運転しながらラジオをつけると、トーク番組をやっていた。番組を変えようと手を伸ばすと、ちょうどそのとき、番組のゲストが天使の存在について話しはじめた。その女性は、私たちのひとりひとりには守護霊の天使がいて、その人の行いをすべて見守っているというのだ。サムは、このときのことを思い出して、後にこう語った。

「そんなことはもう聞きたくもなかったんだけど、突然思い出したんだよ。小さいときにおばあちゃんがしてくれた話のことをさあ。俺にも天使がいて、いつも見守ってくれているっていう話なんだ。そうしたら、もうそのことしか考えられなくなっちゃったんだよ。ラジオであの女の人が話すのを聞くまでは、すっかり忘れていたのに」

サムは麻薬を届けにいくところだったにもかかわらず、自分の行動を天使が見ているという感覚が頭から離れなくなってしまった。「とにかくあの日考えたのは、こういうことだけだったよ。自分が死んだとき、これまでの人生をどう説明したらいいんだ、ってね」

生まれてこのかた、サムがどう対処していいかわからない問題を抱えたのは、はじめてのことだった。「だってさあ、俺の取り引きから出る金を頼りにしていた連中がいっぱいいたわけだろう？　連中に向かって、さあ、もうこんな商売はやめだ。何しろ天使が俺たちの一挙一動を見つめているんだ。やつらを怒らせたくはないからな、なんて言えないよ。かなりのこわもてばかりだし、自分がどうしたらこの状況から抜け出せるのかわからなかったんだ」

そのラジオ番組を聞いてから数日後の夜のこと、サムは街灯に車をぶつけ、脚と腰に重症を負った。「従業員」たちは、商売は自分たちが続けるから安心するようにいうのだったが、彼はこの事故を人生の方向を変えるチャンスとみた。医師は、脚がきちんと元通り使えるようになるには長い時間がかかり、それでもまだ慢性の痛みが残るかもしれないといった。サムは治療についての本を読みはじめる。そして、天使に関する本もだ。

「街角での商売に戻らないって約束さえすれば、脚は治るという気がしてならなかったんだ。仲間にはもうプレッシャーに耐えられないって言ったんだけど、なぜかみんなこれを信じてくれたんだよ。たぶん俺の取り分を山分けしたかったからなんだろうけど、そんなこと全然かまわなかったね。とにかくすぐに引っ越して、人生のやり直しをしたんだ」

結局サムは、ちょっと違う種類の「ギャング」とかかわることになった。夜、YMCAに集まる周辺の少年少女のグループだ。それまで自分が送っていたような人生を彼らに避けてもらうことに、彼は熱意を注ぐようになる。

「前に比べりゃ、このごろはほとんど稼ぎがないも同然だけど、もう本当にどうでもいいんだ。何とかやっていけるしね。子供たちが自分の夢を語るとき、何でも可能だよって言ってやるんだ。だって本当にそうなんだから。自分のやることに誇りをもつことが大事だ、とも言う。天使のことを話すこともあるよ。その子たちは、俺の人生には何か目的があって気持ちにさせてくれるんだ。こんなふうに感じたことはいままでなかったね。俺が売ったどんな麻薬よりも最高にハイにさせてくれるよ。魂まで完全に清くて、自分に誇りをもつっていうのがどんな気持ちか、生まれてはじめてわかったんだ」

サムは違う種類の「ギャング・リーダー」になり、相手の子供たちに誇りと尊厳を教えているのである。現在の彼は、足を引きずってはいるが、ちゃんと歩いている。冗談のように彼はこう言う。「足を引きずってるほうが、胸をはって歩けるなんて誰も思わないよな」

いまでも、彼が「ひどい痛みの日」とよぶ、つらいときもあるが、彼の人生に対する見方は、限りないよろこびに満ちあふれている。彼と出会う人は、誰でも励まされる。生きることを本当に愛している人間からあふれ出る、自己愛の波動をまわりに発散しているのだ。人生の目的を発見することで、彼の癒しがさらに加速されたことは間違いないだろう。

人間の意識が考える正義には限界がある

正義という概念を私たちに最初に教えるのも同族だ。通常それは、「目には目を」とか、「自分がされたいように、人にすべし」、あるいは因果応報《カルマ》の法則、「あらゆる行為の結果は自分にはねかえる」という教えのかたちをとる。同族の正義は社会秩序を維持する役割を果たすが、その概念をまとめると、以下のようになるだろう。大義もなく人を傷つける行為に対して復讐すること、自分や家族を守るためにあらゆる手だてを尽くすこと、保護または復讐の目的で、家族の一員を助けることが正当である。個人的に何かを得るために家族を危険にさらすこと、同族の戒律をきちんと守らないこと、同族が脅威とみなす人間に手を貸すことなどは、正義に反する行為とされる。家族を恥にさらすような行為は禁じられ、このタブーは同じ集団の人間ひとりひとりに対し、きわめて強い支配力をもつ。

同族の一員が、まわりの人間にとって価値あることを達成すると、みんなも「気の報酬」にあやかることができる。社会的な名声を得た同族の一員の力を「吸い取って」生きている人も別にめずらしくはない。よく私たちは、「名前なんて」と軽蔑気味にいうが、実は名前には多くが隠されている。第1チャクラから発する誇り、あるいは恥の気がそこにはあるのだ。同族の正義に反する行為を犯すことは、自分の気系から力を奪う原因となる。これは強力な現象で、同族レベルでは、「地に足がついていない」感覚がずっと続いたり、ほかの人間とつながりをもつのに困難をきたすような状態を引き起こすほどだ。

同族レベルでは、ものごとがなぜ起きるかには、「人間の論理で理解可能な」理由があると信じられている。だが、この信念は、ひどい苦しみを生む原因となる。苦痛に満ちた体験を耐え忍ばなければならなかった「理由」を発見しようとして、長い年月を無駄にすごす人びともいる。満足のいく理由が見つからないと、前に進むこともできず、かといって過去を手放すこともできずに、もやもやした気持ちのままで生きることにもなる。社会秩序を維持するためには、たしかに同族の法律が必要だが、それは天界の論理を映し出すものではないのだ。

私たちが同族との関係で直面する状況は、実は「あらかじめ仕組まれて」いて、物理的な快適さではなく、霊的な成長を促すためのものだと見ることができれば、苦しい出来事も、自分の行いに対する罰なのではなく、ひとりの人間としての成長に欠かせないものと考えることができる。

同族の正義が人間としての霊的な成長を阻むときは、個人の選択の力を支配しようとするその力から自分を解放してやることが必要だ。これは、第1チャクラに関連するもののなかでも最も大きな難題である。家族や、自分が絆をつくり上げたほかの人びととの別離が要求されるからだ。

パトリックは私のワークショップの参加者だったが、驚くほど魅力的な男性だった。とにかく近くに来る女性なら、誰とでも親密になろうとするそぶりを見せた。誰もが彼を、陽気で温かく、愛に満ちた人だと思った。病院の救急室で働く救急隊員で、話も抜群にうまかった。自分の体験をすこし語れば、まわりの注意を引きつけて放さないほどだった。脚と腰に慢性の痛みを抱えていることに気がつく人など、ほとんどいなかったようだ。講演のあいだずっと座っていることができずに、たまに立ち上がり、身体を伸ばさなければならなかった。軽く足を引きずってもいた。

パトリックの内面の性格も、当然みんなに見せるのと同じ、軽妙で明るいものだと誰もが考えていた。彼は、終わることのない宗教的、経済的な対立の場所としてよく知られている北アイルランドの出身で、おそらく救急室では、銃で撃たれた傷や、車にしかけられた爆弾の犠牲者をたくさん見てきたに違いないはずなのにである。

ある朝、彼は私と朝食をともにし、リーディングをしてくれるように頼んできたが、どことなく居心地が悪そうだった。私はまず年齢をたずね、印象が入ってくるのを待つ、あのぼんやりとした状態にあったとき、彼が神経質そうにこう言った。「で、どの程度見えるのですか？」

その瞬間、私は彼がいまも軍隊に属しており、脚の鋭い痛みは、歩けなくなるほどに脚に暴行を受けたことが原因だという印象を受けとった。

「あなたには、ふたつのまったく違う生活があるという印象があるのはなぜかしら？　半分は軍隊で、あとの半分が病院。何か軍隊のような団体に所属しているの？」

パトリックの全身がこわばり、態度が変わった。温かい愛情あふれる人間から、氷のように冷たい他人に変わるのを目の当たりにしながら、私は自分が危険な一線を越えてしまったことに気づいた。

パトリックは答えた。「私のいる場所では、自分を守らなければならないんでね」

もちろん彼は、長く続く北アイルランドの抗争のことを言っていた。だが、彼の気には、自己防衛ではなく、攻撃的なものがあることに私はすぐ気づいた。私は言った。「あなたが慢性の痛みを癒すことができないのは、その軍隊的な組織とのつながりが原因だと思います。私の意見では、この組織とのかかわりを減らしていくか、できればまったく手を切る必要があると思いますよ」

彼はこう答えた。「できることもあれば、できないこともあります。どんなにそうしたくても、人は歴史の力から逃れることはできません。ひとりの人間では、そう簡単にものごとは変えられないのです。復讐はさらに復讐をよび、あるときは私の脚がやられ、別のときにはやつらの脚が同じ目にあうのです。ばかばかしいことですけれど、いったん乗りかかったら、もう降りることはできません」

ふたりとも何も言わず、しばらく沈黙のときが流れた。口を切ったのは彼のほうだった。

「もういかなくては。話はもう充分でしょう」

私は、彼が朝食のテーブルを立つことを言ったのかと思っていたが、そのまま彼はワークショップを去り、二度とその姿を見せることはなかった。

パトリックが人の命を奪わなければならない状況に追い込まれたことがあるかどうかはわからないが、彼の二重生活の重荷が、脚の癒されない原因であることはわかっている。自分の健康を犠牲にするだけでなく、人間としての正義感と、まわりにあふれる「復讐は正当な行為」という雰囲気とのあいだの葛藤があったにもかかわらず、彼は「軍隊という同族」を離れることができなかったのだ。

第1チャクラの究極のレッスンは、真の正義とは、神なる存在の命によるものでしかあり得ない、ということだ。身体中をガンに侵されたひとりの女性の診断をしているとき、私は磔《はりつけ》のイメージを見た。それは、宗教ではなく、彼女の「ユダ」的な体験がもたらした苦しみに関係があった。重大な裏切りからの癒し、ということだ。

このイメージの意味に思いをめぐらせながら、ユダの体験というのは、ひとつの元型であることに私は気がついた。それは、人間の理性や正義は、あるところまでくると、必ず役だたなくなるものであり、人生の出来事をまとめ直したり、自分の望みどおりにものごとをつくり直す力など私たちにはない、という意味なのだ。ユダ的体験が教えるのは、人間のレベルの正義に信頼を置くことは誤りであり、私たちは、信ずる対象を人間から神の権威へと移していかなければならない、ということだ。たとえ自分の目には見えなかったとしても、人生を律するのは「神なるものの正義」だと信頼することなのである。裏切られたとき、あるいはほしいものを手に入れられないときに、反感をもったり、「犠牲者」でいることにしがみついてはならない。裏切られた体験の結果、ガンを患った女性は、まさにそうだった。苦しい体験とは、自分は犠牲になったのではなく、自分がこれまでどこに信じる心の対象を置いてきたかを見直すように迫る、私たちへの挑戦なのである。

エリックの話は、まさにこの挑戦の典型的な例といえるだろう。エリックとは、数年前、ベルギーでのワークショップで出会った。彼はワークショップの最中はひと言も言わずに、終わってから、自分が私をアムステルダムまで乗せていく係なのだと伝えてきた。私は疲れきっていて眠りたかったが、出発するとすぐに、彼は「私の人生についてお話しさせてください」と言うのだった。そのとき、話を聞くことは、お世辞にも楽しそうなこととは思えなかった。それでも私は、「わかったわ。聞いていますよ」と言ったのだが、いままでも、彼がしつこく頼んできたことに感謝している。

それより十年前、エリックの人生は崩壊した。それまで一生懸命軌道に乗せようとしていた事業のパートナーふたりが、彼とはもう一緒にやりたくないと言い出したのである。二対一の決定だったので、エリックは口を出すことはできなかった。ふたりは、三万五千ドルの現金か、共同で所有していた事業会社の株のすべて（株はまったく無価値だった）のどちらかをあげようと申し出た。

エリックは仰天し、すぐにオフィスを出て家に戻った。家に入るなり、妻に「話さなければならないことがあるんだ」と言った。だが、彼女のほうが逆にこう言ったのだ。

「私も話があるのよ。離婚してください。好きな男性に出会ったの」

エリックは言った。

「人生のパートナー三人が三人とも、同じ日に別れたいと言ったのですよ。もうどうしようもなくて、それまでは無神論者でしたけど、これだけ人の人生をめちゃくちゃにできるのは天しかないって思いました。その夜、私は祈ることにしました。神にこう言ったのです。『もしこれがあなたのしわざなら、何か私に言ってください。あなたの指示にすべて従いますから』

その夜、夢を見ました。夢で私は、ひどい吹雪のなか、アルプスの山中を車で走っているんです。道は氷でおおわれ、道から落ちないように、ハンドルにしがみついていなければなりませんでした。一度は車がコントロールを失い、崖下に落ちそうになりましたが、なんとか大丈夫でした。頂上を越えると、吹雪はやみ、太陽が輝いていました。道路も安全で、しばらく走ると小さな小屋につきましたが、窓にはろうそくがともされていて、温かい食事が待っていました。

この夢から、私はパートナーの申し出を受けて、その価値のない会社の株を全部もらうことにしました。なぜって、その会社がキャットフードの会社で、夢で運転していた車がジャガーだったのです。パートナーたちは大喜びでした。三万五千ドル出さなくてすんだ、と思ったからですよ。でも私にはわかっていました。なぜだかわからないけれど、この申し出を受けることで、私は彼らふたりと妻を、自分の手から放してやらなければならないと思ったのです。別れを言わなければならないってね。皮肉にも、私をお払い箱にしようと思っていたのは彼らのほうだったのでしょうけれど……。そのすぐあとに、この会社の事業を助けるようなチャンスがおとずれてきたのです。たしかに夢が予言したように、最初の数か月、事業を軌道に乗せるのは本当に大変でした。でも、あの夢のおかげで、すべては必ず良くなっていくことがわかっていましたから、とにかくがんばりました。

今日私の会社は、ベルギーで最も大きな成功を収めている企業のひとつで、私は同じようなベンチャー企業を育てるのに多くの時間を割いています。そして、最高にすばらしい女性と再婚もしました。彼女は本当の意味で人生のパートナーです。こんなふうになるなんて、とても考えられませんでしたよ。この計画を知り得たのは神だけです。毎朝私は祈りで一日をはじめます。前の人生から私を切り離してくれたことに感謝するのです。私には、あの三人から離れる勇気などとてもありませんでしたからね。人生が引っくり返っている人に出会うと、私はこう言ってあげます。『神様があなたを助けているのですよ。心配することは何もありません。本当ですよ。保証します』」

これまであげてきたケースは、どれも、聖なる真理「すべてはひとつなり」を学べる状況の例だ。ここに隠された霊的な力は、同族意識のチャクラとともに、私たちが互いの尊厳を尊び、「すべてはひとつなり」の真理にそむく誤った考え方を越えて、さらに進化、成長していけるよう、「第1チャクラからの直観」を与えてくれるのである。

次章では、第2チャクラにかかわるテーマ、そして「互いを尊ぶべし」の真理を探っていく。

●自己探求のためのチェックリスト

［1］家族からどんな信念のパターンを受け継いでいるか。

[2] そのなかで、もう正しくないとわかっているのに、いまでも自分の思考に支配力をもっているものはどれか。

[3] 信じている迷信はあるか。そのなかで自分の理性よりも力をもっているのはどれか。

[4] 自分の倫理基準をもっているか。それはどんなものか。

[5] その倫理基準を曲げたことはあるか。もしあるなら、それを癒すステップをとってきたか。

[6] 家族とのあいだで、何か未解決の問題があるか。もしあるならば、家族との関係を癒すことができない理由をリストアップしてみる。

[7] 家族から受け継いでいると思う自分の長所をあげてみよう。

[8] 世帯をもっている人は、子供に学んでほしいと思う自分の資質をあげてみよう。

[9] 自分で、また家族と一緒に、どんな伝統や儀式を守っているか。

[10] 自分の同族から受け継いだ資質で、さらに強め、育んでいきたいものは何か。

第二章

第2チャクラ――人間関係の力

第2チャクラは、パートナーシップのチャクラだ。そのエネルギーは、七歳ごろに脈動をはじめ、はっきりと識別できるようになる。その年齢になると、子供は親から独立したかたちでほかの子供たちや大人とかかわるようになり、行動範囲も家庭の外へと広がっていく。このような最初のかかわりを通じて子供は個性をもち、人間関係を形成して、自分の選択の力を探究しはじめる。第2チャクラのエネルギーは、同族の権威に従うことから、ひとりの人間としてのニーズ、物理的なニーズを満たしてくれる関係を発見する方向へと移行していく。外的な力にかかわることへと私たちを駆り立てていくこのエネルギーは、全体としてはまだ下部のものではあるが、きわめて強い力をもっている。

第2チャクラ［人間関係の力］と身体とのつながり

位置——下腹部からへそにかけての部分。

身体との気的なつながり——性器、大腸、脊椎の下部、骨盤、臀《でん》部、盲腸、膀胱《ぼうこう》。

感情体・知性体との気的なつながり——このチャクラは、人と関係をもつ必要性、それに物理的な環境をある程度コントロールする必要性と通じ合っている。まわりの人間、権力、あるいはお金といったような、私たちが外面的な生活をコントロールするために執着するものは、このチャクラを通して私たちの気場、身体とつながる。この気の中心点から発生する病気は、コントロールを失うことに対する恐れによって引き起こされる。前立腺あるいは卵巣のガン、慢性の腰痛や骨盤の痛み、それに関節炎などは、よく見られる健康上の問題だ。ほてり、うつ状態などの更年期障害は、第2チャクラの気の機能障害である。腺腫は、生まれる機会を与えられなかった第2チャクラの創造的なエネルギーや、行き詰まった仕事や人間関係に向けられてしまった生命の気からくる結果といえる。

象徴的な意味・ものの見方とのつながり——このチャクラの気は、個人としてのアイデンティティをもつこと、そして自分を守るために外部との心理的な境界線をつくり出すことを可能にしてくれる。外部の世界やそこにある肉体的な誘惑（セックス、お金、中毒物質、あるいはほかの人びと）との関係において、私たちは自分がどれほどの強さで生きていけるのかつねに評価しつづけていく。その過程で身体が健康であれば、そこに宿る自我の第2チャクラの気が、自分の価値について交渉したり、「自分を売る」ことなしに世界とかかわっていける状態に、私たちを保ってくれるはたらきをする。

根源的な恐れ――コントロールを失うという恐れ、あるいは、さまざまな出来事や状況のせいで、ほかの人間に支配されるという恐怖（中毒、強姦、裏切り、性的不能、金銭的なロス、私生活で最も大切なパートナーに見捨てられる、あるいは職業上の仲間たちに見捨てられることなど）。また、肉体的な力を失うことへの恐れ。

根源的な強さ――金銭的にも物理的にも自分自身の力で生き延び、自分を守っていける能力とスタミナ。「戦うか、逃げるか」の本能。あえて危険を冒せる力。反抗する力、人生をやり直す力。個人の生活、あるいは仕事の上で決断を下す力と才能。

聖なる真理――第2チャクラに内在する聖なる真理は「互いを尊重すべし」というものだ。この真理はお互いのかかわり、そしてすべての生命とのかかわりにあてはめられる。霊的な観点から見ると、気軽なものから、最も親密なものまで、私たちが形成する人間関係は、すべて意識を高めるという目的を果たす。なかには苦しみをともなう関係も必要だ。なぜなら自分について学び、自分のもつ限界にきちんと直面するということは、必ずしも自らよろこんでする、というたぐいのものではないからだ。霊的な意味で、それを学ぶ状況に出会うよう「はめられる」必要がある場合が多いのである。

第2チャクラの物理的なエネルギーは、すべての人間関係は根本的に霊的なメッセンジャーである、ということを象徴している。それは、自分のもつ強みや弱みについての気づきを自分の人生に（そして相手の人生にも）、もたらすはたらきをするのである。家庭、仕事、住んでいる地域での関係から政治活動にいたるまで、すべての人間関係は霊的な価値をもつ。第2チャクラのエネルギーは、人間としての成長を助けてくれるのだ。誰が、そして何が自分にとって価値があるかをすぐに判断したがる衝動を捨て、相手を敬うことや、自分に与えられた課題に対して意識を向ければ、その関係の象徴的な価値が見つけやすくなる。

第2チャクラの気は、本質的な二面性を抱えている。前章で述べた同族の精神に代表される、第1チャクラの一体化された気は、第2チャクラで対極に分かれる。この分割された力には多くの名前が与えられてきた。陰と陽、アニマとアニムス、男性と女性、太陽と月などだ。これらの対極に隠された意味を理解することは、第2チャクラに関係した問題に対処していくのに重要な鍵をもつ。

第2チャクラの二面的なエネルギーには、自分を知るために役だつ人間関係を、確実に「引き寄せてくる」力がある。「類は友を呼ぶ」とか、「学ぶ者が準備のできたときに、教師が現れる」といったようなよく知られた言いまわしは、会うべき人にいつ、どこで会うのかを決めている「裏で糸を引く」力があり、必ず適切なときにその出会いが起こるようになっていることを認めているのだ。第2チャクラには、これを意識してほかの人間とかかわるという霊的な課題がある。自分の成長を支えてくれる人びととつながり、その障害になるような関係は手放さなくてはならない。

物理学は、この第2チャクラのエネルギーを、因果律（すべての力には、それと同等の反作用がある）、そして磁力の法則（反対の磁極をもつ物体どうしは引き寄せあう）として認識している。人間関係にこれをあてはめてみよう。私たちは、ある特定パターンの気《エネルギー》を出していて、ある面で自分と対極にあるような人びとを引き寄せるが、その人たちは、必ず何かを教えるためにやってくる。何の脈絡もなく、ただバラバラに起きることは何ひとつないのだ。これまで形成した人間関係も、すべてそれが起こる前に、私たちは自らが出す気によって扉を開いていたのである。

この事実があるからこそ、第2チャクラの二面性について学ぶことは、すばらしい果実をもたらしてくれる。つまり、第2チャクラの気は、それを意識するようになればなるほど、うまく使えるようになるということだ。

選択とは創造することのプロセス

第2チャクラの気は、同族という集団の気を越えて成長していく助けとなってくれる。選択は、対立するふたつの極があるからこそ生まれてくるのであり、第2チャクラの二面性は、プラスとマイナスの気のパターンの相反する極がつくる世界で選択を続けていくという、永遠の課題を投げかけている。すべての選択は、私たちの気の微細な電流を宇宙に放つ。そして宇宙は、気の放つ微細な電流に反応するのだ。

創造的、霊的な意味あいも含めて、選択の力をコントロールしていくことが、人間として存在するという体験の本質部分なのだ。選択するという力こそが、私たちの霊を物質に、言葉をかたちあるものへと変換するはたらきである。霊についてのあらゆる教えは、このことに気づくよう、私たちにひらめきを与える方向にはたらく。選択とは、創造のプロセスそのものなのである。

私たちの行う選択が、私たちの霊を物質へと織りなしていくという事実こそ、世界のおもだった霊的な教えが、基本的にただひとつのレッスンを中心に形成されている理由でもある。それは、賢い選択をしなさい、ということだ。なぜなら、ひとつひとつの選択は、自分の霊の力を創造的に行使することにほかならず、その責任も自分でとらなければならないからである。さらに、信念をもって行われた選択は、そこに天の力がフルに加わることになる。だからこそ、「けし粒ほどの信念が、山をも動かす」ことができるのだ。逆に、恐れから行われる選択は、信じる心の気を侵害することになる。

だが、選択には神秘的な一面もある。というのは、自分の選択のもたらす結果をすべて知ることはけっしてできないからだ。第2チャクラがまず最初に教えるのは、選択というものの矛盾する本質である。正しいと思ったことが、結局は誤りとなったり、良いと思えたことが、最終的には悪いものとなったりする。すべてがうまくいっている、まさにそのとき、大混乱が生じて、すべてをバラバラにしてしまうこともある。

逆説的なのは、第2チャクラの気が、人生をコントロールしようという方向に私たちを向かわせるのに対し、第2チャクラから得るべき学びとは、何もコントロールすることなどできない、という点であるということだ。私たちは物理的な存在であると同時に、気の存在だ。物理的な世界をコントロールすることはできないのだから、私たちの目前にある課題とは、外面の世界に対する私たちの内面の反応をコントロールできるようにする、ということになる。つまり、思考や感情である。

そうはいうものの、誰もが自分の人生をコントロールしようとして、結局は失望するという、終わりがないように思えるサイクルのなかでもがく。すべてに完璧な秩序をもたらし、あらゆる変化の動きを止めて、すべての人びと、すべてのものごとに対する最終的なコントロールを可能にしてくれるような一大選択を私たちは求めつづけていく。それは仕事？　それとも完璧な結婚相手？　あるいは住む場所なのか？　この、ただひとつの選択をつねに探し求めることで、私たちは、本来は人生そのものの姿であるはずの、変化するリズムというものに対する恐れに実体を与え、それを現実の存在にしてしまう。永遠のやすらぎ、安定、愛、そして健康をもたらしてくれるはずの、どこかに存在するひとりの人間、あるいは何かひとつのものを探し求めるなかで、私たちは「目の前にある外面の世界ではなく、内面にある本当の力」を取るに足らないものとして見過ごす。

二面性をもつ矛盾した本質のなかにある真理とは、こういうことだ——大切なのは何を選ぶかではない。結果に影響を与える力は、ある選択をした理由のほうに存在する。

第2チャクラの課題は、私たちがある選択をするときに、何がそうさせるのかという動機を学ぶことである。動機を学ぶなかで、私たちは自分の霊の中身についても学ぶことができる。あなたは恐れで満たされているのか、信ずる心でか。私たちの選択は、すべてこの信ずる心、あるいは恐れのどちらかの気をもっており、選択の結果もまた、ある程度そのどちらかを反映する。この選択のプロセスのはたらきで、自分からも、自分の下した決定からも、私たちは逃げられないようになっているのだ。

第2チャクラの気はまた、変質しやすい激しい性質をもつ。創造を求めていくためだ。また、身体の生存に関係することにもつながっている。つまり、セックス、権力、それにお金という、人間関係の通貨といえるもののことだ。

物質世界に自分の居場所をつくっていく過程で、内面にある信ずる心と恐れとのせめぎあいは、いま目の前にあり、思考を支配している生存の問題の下に埋もれてしまう。ちゃんとお金を稼げるのか、パートナーとなる相手を見つけられるか、自分のことをきちんと養っていけるのか、などの問題だ。

第2チャクラに関係する事柄の陰の部分は、誰もが抱く恐れから成りたっている。強姦、裏切り、貧困、見捨てられること、孤立、性的不能、それに自分の世話ができなくなることなどだ。このような恐れは、どれも私たちを支配する力をもち、一生のあいだ、進む方向を決定しつづけることもあり得る。聖書の言葉でいえば、このような恐れは、どれも「ニセ物の神」となる。

自分の選択の動機を学び、自分の「ニセ物の神」が何かを見つけ出すために、私たちは人間関係を必要としている。誰かと関係をつくるために、自分の気、あるいは内面の力の一部を使う。いったん関係ができると、無意識にではあるが、私たちはしばしばこう問いかけている——この関係は、自分から力を奪っているのか、あるいはそこから力を得ているのか？　自分という人間の境界はどこまでで、相手はどこからはじまるのか？　自分の力、相手の力とは何か？　身の安全、お金、あるいは地位を得るために、自分の基準を曲げてはいないだろうか？

このような問いは、本質的には健全なものなのだが、ほとんどの関係において私たちは心理的な分断を引き起こし、対立を生むような構図ではじめからすべてを考えてしまう。自分かあなたか、自分のものか相手のものか、勝者と敗者、正誤、善悪、貧富などだ。

象徴的に見ると、このような相克は、ほとんどの場合、その人の神との関係を表している。自分の力か、神なるものの力か？　神なるものは、本当にこの地上で自分とともにいてくれるのか、それともすべてを自分自身でコントロールしていかなければならないのか？　そして、たとえ神なるものの力が背後ですべてを操っているのだとしても、何を選択すべきかをどうして知ることができるのか。信ずる心のゆらぎを示す、この根本的な相克は、すべての人間関係に見られる。

矛盾するようだが、このような対立するエネルギーをうまく操っていこうとする過程で直面する課題とは、宇宙は本質的にひとつであるという意識のなかにこれを置くということなのである。私たちは、まず人間関係のなかにある対立を探ることからこの旅をはじめる。関係は対立を生み出し、対立は選択を生み、選択は動きをつくり出し、その動きがさらに対立をつくり出していく。この二面性を超越し、自分と他人、また自分と神とのあいだに存在するように見える分離を超越するような選択をすることで、私たちはこの循環から抜け出すことができる。ほかの人間を操ろうとすることばかりに焦点を合わせ、その人が実は自分自身の資質をそのまま映し出していることを忘れているかぎり、私たちは内面にある対立をそのまま残すことになる。しかし、自分とほかの人を、つながりをもつ人間どうしとして象徴的に見ることができれば、両者の違いを融合するのに役だつ。

創造性のエネルギーを「生き直し」のために使う

第2チャクラの気は、生命を創造し、「大地を動かす」ものだ。継続して存在する生命に何らかの足跡を残すか、何か貢献することを必要としている。創造のエネルギーとは、本質的には物理的な存在で、地に根ざしている。それは、生きているという肉体的な感覚だ。第2チャクラのエネルギーは、生存に必要な基本的本能や直観を与えるだけでなく、音楽や芸術、詩歌や建築物などを創造したいという欲求をもたせ、科学や医学というかたちで、自然について調べてみたいという好奇心を与える。創造性のエネルギーは、自己の両極性や、対立する性癖の内面的な対話へと私たちを引き寄せ、このような両極性を何とか解消するために、外的な人間関係をつくるようにさせる。

創造性のエネルギーは、決まりきった習慣的な行動や思考、それに人間関係などを打ち破らせてくれる。習慣とは、人びとが変化の流れを何とか止めようとしてしがみつく地獄だ。しかし、創造性のエネルギーは、習慣の繰り返しを許さない。繰り返しと創造性という、このふたつの力は、人間の精神構造のなかで葛藤する関係にあり、世界の混沌に個人的な意味を与えることで、そこに新たなかたちを与えるよう私たちを駆り立てていく。

第2チャクラの気《エネルギー》は、私たちが人生の日常的な出来事に対処していくために、まず最初に頼る力であり、精神、身体、あるいは霊的な問題について、創造的な解決策を提供してくれる。この気の流れを阻んでしまうと、性的不能や不妊症、膣内感染症、子宮内膜症、うつ状態などが生じる原因となることもある。また、人間として霊的に成熟していく障害にもなる。それは、あたかもこう言うようなものなのだ――「もうこれ以上何も見たくないし、これ以上深く理解したくもありません。人生の学びのプロセスにかかわることなど望まないのです」

創造性のエネルギーが邪魔されずに流れるままにすれば、人生を変容させるプロセスを続けられる。ものごとはなぜ起きるのかについて、自分で考えられるよりもずっと深い意味が明かされるのだ。

ケイトという名の女性は、まだ三十代のはじめだった夫が自動車事故で亡くなったとき、私にリーディングを求めてきた。残されたふたりの子供を抱え、正式な教育も受けていなければ、これといった技能もない彼女には、あまり選択の余地は残されていないように思われた。彼女は、とにかく「生きていく気力がない」と言うのだった。

私にも彼女自身にも、彼女がうつ状態に苦しんでいることは明白だった。診断中に、まだ本人もその存在を知らない良性の卵巣嚢腫《のうしゅ》があることに私は気づいた。私たちは、過去を手放し、前進する理由を見つけることがいかに重要か語り合ったが、これはケイトにとって難題のように思われた。私は、まず医師のところで卵巣の検査を受けるようにすすめた。同時に自分の人生を立て直すという決意を表す単純な課題を何かひとつ決め、実行するように言った。その課題が人生に新しいエネルギーをもち込むイメージを想い描くよう指示したのだ。卵巣にできものがあるというのは、驚くことではなかった。彼女は人生の伴侶《はんりょ》だけでなく生計の源も失ったのであり、金銭的、物理的に生存する能力さえ問われていた。卵巣の機能は生存を象徴するが、これは第2チャクラに関係する主要な問題だ。

新しい人生のはじまりを象徴するものとしてケイトが選んだのは、花を植えることで、これは新しい生命を表していた。花を植えながら、彼女はこう口に出して言った。「私は、自分と子供たちのために、この新しいはじまりを植えている」

毎日彼女は、意識して自分の気を現在に戻そうと努めた。過去の夫との生活を思いつづけることを拒んだのだ。また、身体検査を受け、実際に良性の卵巣嚢腫があることが確認された。いま危険なわけではないが、定期的に検査する必要がある、と医師は言った。その後、彼女は自分の課題に庭の手入れを加えた。草とりをしながら、彼女はこう言った。「自分はいま、嚢腫を身体から取り除いている」

ひと月半ほどたったころ、ケイトは収入を得る手段を思いついた。彼女は料理や裁縫といった家事が得意だったが、その技能で生計を立てようと考えたことはなかった。だが、ある日友人から電話があり、手首を痛めてしまったので、前から頼まれていたある劇団の衣装を縫う仕事ができなくなってしまったと言ってきた。そして、ケイトにこの仕事をやってくれないか、と言うのだ。

彼女は承諾し、劇場に行って衣装について指示を受け、寸法を聞いて生地を家に持ち帰った。デザインをながめ、あれこれいじっていると、改善できる部分がいくつかあるのに気づいた。衣装係に連絡し、いくつか変更を提案してみると、それが全部受けいれられた。彼女の衣装は好評だった。ほどなくしてケイトのところには、ほかの劇団の衣装の依頼や、服をデザインしてほしいという電話がきはじめた。その後、ケイトは自分のデザイン・ショップを開き、繁盛している。卵巣嚢腫は消滅した。

それ以来、彼女は、自分が行き詰まり、新たな出発が必要だと思ったら、「自分のために創造的なアイデアを植えている」と思いながら、庭に花を植えることをたくさんの人にすすめている。

ケイトの話は、創造性のエネルギーが、自分では予想もしなかった道へと人を駆り立て、良い方向に向かう選択をする力を増す例だ。創造的なアイデアにはそれ自体の気場があり、そのアイデアを人生のつぎの段階へと進めていくのに必要な人びとや状況と出会う共時性《シンクロニシティ》を創り出していく力がある。

しかし、創造性のエネルギーは、激変しやすく、強力でもあるため、きちんと意識してそれを使うことがひとつの課題となる。私たちは、創造性を自分の思考というプライベートな空間で使うことがいちばん多いが、創造性のエネルギーは、人とのつき合いのなかにも存在している。たとえば、自分の目的に合うように、話の細かい部分を創造的に変えることもあるだろう。自分のほしいものを手に入れるため、誰かを操ることもあるかもしれない。これは、自分の気を悪い方向に使う行いだ。人を操ろうとすることは、第2チャクラの力を消耗させる。

悪い行為や否定的な思いは、恐れにその源がある。たとえば、裏切られるかもしれないという恐れ、人との関係のなかで自分の尊厳を侵される恐れや、金銭をだまし取られるのではないかという恐れが力をもつかぎり、その力の強さが、否定的な方向に向かう行為の「量」を決定することになる。肯定的、否定的に関係なく、何かを信じるということは、必ず何らかの結果を生み出す。信心の対象を恐れに置くことは、破壊的な結果をもたらし、それはまず、自信をもって外部の世界と関係をもつ能力が崩れていくことからはじまる。

恐れに動かされると、私たちは、セックス、権力などのニセ物の神や、それが象徴するものにたやすく誘惑されるようになる。いったんその誘惑にはまってしまうと、私たちは自分の手にあるはずの力を放棄し、それを誘惑の対象へと手渡してしまう。たとえば、すでにうまくいかなくなっている個人的な関係、お金や安定を与えてくれるはずの外部の世界に存在する何か、忘却のなかにやすらぎを見出してしかるべきなのに、繰り返し思い出してしまう過去の体験、あるいは麻薬やアルコール中毒などだ。恐れのささやく声に操られ、人は明晰な思考や行動ができなくなってしまう。

それは、第2チャクラから気をもらうはずの、創造性のエネルギーや、アイデアのもつ力をショートさせてしまう恐れによって汚染されているからだ。文字どおり、また象徴的にも、第2チャクラは産道なのだ。新しく生まれたアイデアは、独自の気場をもつし、新生児と同じように、生き残るために必死に努力することはたしかだが、恐れのためにアイデアが葬られてしまうこともよくある。ひとつのアイデアや人間関係が発展し、花開くために必要な「余裕」を与えるのを恐れる人もいる。たとえば、あるアイデアが発展し、自分以外の人間の専門知識の助けを借りる必要が出てくると、そのことを脅威と感じ、不安になったりする。あるいは、あるアイデアを自分のものと考える——つまり自分が「産んだ」のだから、それは自分のもので、そこに関係するもの、関係する人たちも、すべて自分がコントロールして当然だと思う場合もある。このふたつの反応は、どちらも「気による窒息」現象を起こす。人を支配しようとする親、あるいは伴侶がもっている、あの息が詰まるような圧迫感だ。

ジョンという男性がワークショップに参加したのは、自分のキャリアについて新しい方向を直観的に見つけたいと思ったからだった。彼は、自分の映像制作会社をつくるよう、いつも期待されてきたという。四十歳の誕生日が近づくにつれ、「いまを逃すと、もう二度とチャンスはない」と感じるようになった。彼はふたりのパートナーを見つけ、成功を願いながら会社を設立した。三人は事業計画を立案し、投資家を求めて奔走する。事業の計画段階、あるいは「夢みる時間」のあいだは、三人のなかでもすべてがうまく運んだ。自分たちのエネルギーと野望で盛りあがった三人は成功を確信し、五人の投資家が見つかったときには、その自信はさらに深まった。

だが、出資金が集まると、それは予想もしなかったような対立を生み出した。新たな創造性の段階へと三人を進ませるはずだったのに、お金の存在がジョンの態度を変えてしまったのである。ジョンは、クリエイティブなアイデアはほとんど自分から出ているので、事業のつぎの段階について決定を下すのも自分だと、暗にほのめかしたのだ。パートナーと競い合うようなジョンの態度は、創造性のエネルギーを脱線させてしまった。六か月後、設立資金のかなりの部分を使ってしまったというのに、会社はまだ一本の映像作品も制作していなかった。三人はついに解散し、破産を宣告しなければならなかった。ジョンはこの失敗をパートナーのせいにし、彼らが自分の才能に嫉妬したのだと確信したのである。

創造性という、第2チャクラのもつ潜在的な可能性には、対立という可能性も秘められている。第2チャクラのテーマである「互いを尊重すべし」という聖なる真理は、非常に強い霊的な力をもち、そこには霊的な難題を解決してくれるアイデアさえも内在している。この真理と一致した行動をとれば、私たちは、自分自身からもほかの人間からも、最良の部分を引き出すことができる。相手に何を言うべきかを直観的に感じとる、あるいは、伴侶が自分と同等の重要性をもつと認めるというのは、ほかの人間に敬意を払うことにほかならない。創造性とは、生命力を生むエネルギーをひとつにし、共通の目的に向かわせるためのものなのである。

ジョンは、事業のパートナーたちも自分と同じように才能やクリエイティブなアイデア、それに野望をもっているという事実を認めることができなかった。相手に敬意を表し、ともに働いていくかわりに、自分が脅かされると感じてしまったのだ。彼自身の恐れの源を理解してほしいと願って、私は彼のリーディングを行った。彼のいちばん大きな恐れは不能になることであり、権力を分かち合うということを、性的な不能、創造性の不能と関連づけて考えているという印象を受けた。だが、同時に彼は、ほかの人びととともに創造するというアイデアにひかれていた。このような相克はセラピーを通して解決することが可能だが、ジョンはこの提案をいやがった。彼は、自分の考えでは、事業のリーダーはひとりであるべきで、いまの問題も、この点を理解する人たちを見つければ解決できるというのだ。セラピーは、事業の力関係についての自分の考えを変えることはできない。だからまったく価値はない、とジョンは言った。自分自身の信念を疑問視してみようという気になるまで、彼は失敗する事業のリーダーを続けることだろう。彼は、ワークショップを終えると、また自分がリーダーとなれるチームを新しく見つけると決意して去っていった。

気的に何かを葬り去ることも、身体的に実際に行われる妊娠中絶も、もしそれが恐れから行われた場合、感情的、身体的な問題を引き起こすことがよくある。夫が子供を望まなかったり、自分を拒絶しているからという理由、あるいは子供にきちんとした家庭を与えられないのではという恐れから中絶をする女性は、生殖機能に障害を起こすことがある。たとえば筋腫などだ。

ある実例だが、ノーム・シーリーが、身体上の原因がまったく見られないのに、膣内出血が続く患者についてみてくれるよう連絡してきた。彼女の気を調べてみると、これまでに二回の中絶をしていて、二回とも自分ではそれを望んでいなかったことがわかった。「彼女は二回の中絶について何か言いましたか？」と私はノームに質問した。そこでノームは、これまでの中絶についてどう感じているかたずねてみた。彼女は泣き崩れ、長年にわたって重荷となってきた嘆きと罪悪感がほとばしり出てきたという。この心理的な傷が、出血の気的な原因だったのである。

アイデアや事業をやめるという、「気の上での中絶」は、実際の堕胎よりもずっと頻繁に起きるし、これは男女ともに体験するものだ。胎児の堕胎が感情的、身体的に深い傷を残すのと同様に、気の上での中絶もその刻印を残す。男でも女でも、気の中絶が身体上の問題の発生に関与することもある。そのひとつが、たとえば不妊症だ。自分自身の実績を生み出すことに必死に取り組んでいるキャリアウーマンは、なかなか妊娠できない。同じような立場に置かれた男性は、前立腺の問題が起きたり、性的な能力の問題を起こしたりする。

ある男性は、新しい事業を起こすために膨大な時間とエネルギーを使い、大金を投じたときのことを語ってくれた。自己資金だけでは充分でなかったため、彼は数人の知人から資金援助の約束を取りつけた。彼は、計画を練りはじめ、数か月かかって詳細をつめたあと、資金の提供を受けるべく、パートナーと接触した。だが、そのとき彼らは降りてしまっていた。計画は日の目を見ず、彼は深く傷ついた。計画を「産む」ことができなかった、と彼は述べた。その後長年にわたり、中絶と同じように、彼はこの計画の「死」を身体のなかに抱きつづけた。ついに大腸に悪性の腫瘍が発生し、それが原因で、何年後かに彼はこの世を去った。生命あるものを産む、というのは、男性、女性両方の精神にとって同じように必要なことなのである。これが、彼が気の上での中絶に苦しむ原因となったのだ。

別の男性は、妻が自分には何も言わずに中絶をしたことを話してくれた。彼女は、これは自分だけで下せる決定だと思ったから中絶したのだった。それがわかったとき、彼はその中絶の「気」、つまり怒りや罪悪感を自分自身の体内にもつようになった。その結果、彼は不能となってしまった。身体が、再び生命を創造することを拒んだのである。

性のエネルギーと折り合いをつける

セクシュアリティ、それに性に対する私たちの見方は、第2チャクラにそのパターンが織り込まれている。性衝動は、生《なま》の力だ。強い絆と親密な一体感を生み出す力であり、生命を創造し、維持することを可能にする力である。子供のあるなしにかかわらず、伴侶を見つけ、家庭をつくるということは、私たち大人にとって安定を象徴している。人生の伴侶を見つけるというなかには、同性と絆をつくるという可能性も含まれる。性にまつわる文化的な抑制が打破されたおかげで、人びとは自分のニーズに合った親密な関係を求めることが可能になり、ホモセクシュアルの人たちも、異性愛者が支配的なこの社会で、尊厳を獲得する旅をはじめることができるようになった。

第2チャクラは、生命を創造したいという欲求と能力を内包している。妊娠、そして出産には、ほかのどんな絆よりも、ふたりの人間のあいだにある「二元的な」力を合体させる力がある。生命の創造に加え、セックスは自己表現の道であり、まわりの世界とのかかわりにおいて、自分がどれほど安心しているかを語る言葉でもある。セクシュアリティは、自分の身体、そして身体的なニーズと自分自身をつないでくれるだけでなく、私たちのエロスと官能的な側面を探る潜在的な可能性にもつないでくれる。性的なエロティシズムは、肉体と感情の解放であるとともに、霊的な解放でもあるのだ。なぜ、霊的な解放なのか？エロスの悦《よろこ》びとは、もともと「その瞬間に在る」ものであり、人間同士の接触を完全に楽しむために、肉体のもつ境界をほとんどすべて捨て去る出会いだからだ。恥を感じることなく探究されたエロスのエネルギーは、人間の身体と霊を陶酔の感覚へと昇華させ、それはときによって変性意識状態さえつくり出す。

女性という存在は、絶えず続く生命エネルギーのパターンが、妊娠、陣痛、出産を通して、物質的な存在となる例だ。女性の生命のサイクルは、性的なエネルギーの自然な進行を表現している。たとえば、ほとんどの女性にとってクンダリーニ（性的・霊的なエネルギー）は、四十歳前後に上昇しはじめる。それはまた、上昇しながら通過していくチャクラを活発化させる。下部のチャクラに蓄積された未清算の問題があれば、前更年期、および更年期の最中に、その問題が現れてくる。

たとえば、自ら性的な悦びを限定してしまった女性は、せき止められたクンダリーニのエネルギー、あるいは使われることのなかった性的エネルギーが、ほてりなどの症状に現れることもある。使われなかった創造性のエネルギーや創造性の相克なども、ほてりとして現れたりする。

四十歳以前の女性の生理痛などは、自分の女性性との対立、あるいは同族内での役割や、女性としての自分に同族が期待するものと、自分自身のあり方との対立を示す古典的な症状である。出血や生理不順などは、感情的ストレスが多すぎる状態と、自分が人生の選択に何の力ももたないという信念や、選択が他人によって支配されているという感覚とが、同時に存在するときによく起こる。生理の際の出血異常は、女性が、自分の性的な悦びやニーズに対して家族や社会から受ける反対を内にこもらせたときに悪化することが多い。たとえば、性的な悦びを望みながら、それに罪悪感を感じたり、それを直接求めることができないといったようなときだ。本人がこのような内面の対立を意識さえしていないこともあるはずである。

卵管に関係する問題や不妊の問題は、女性の「内なる子供《インナーチャイルド》」にその核心があるが、卵管そのものは、癒されていない子供時代の傷や、使われることのなかったエネルギーを象徴している。卵子の流れが止められてしまうのは、その女性の内面の存在が、妊娠できるほどの充分な「年齢」に達していない、あるいは、成熟していない、癒されていないと感じているからである。この気のパターンが、卵管の問題の裏に隠されていることがある。もしも、あるレベルで、その女性自身がまだ「卵の殻を破っていない」場合、生命を産む心の準備ができているかどうかについて無意識のレベルで決心がつかない状態でいるために、彼女の一部が思春期以前の状態にとどまってしまうこともあり得る。

クンダリーニのエネルギーとは、精神と身体の相反するエネルギーだ。第1チャクラが基底で、そこから頭頂まで昇っていくが、その過程で、脊椎のまわりをらせん状に回りながら、7つのチャクラすべてのまわりを回っていく。性的なエロティシズムは、ふつうオルガスムをもたらし、この力強いエネルギーの放出は、身体、精神、そして感情の健康に欠かせないものだ。オルガスムは、人間としての日常生活で蓄積される「気の瓦礫《がれき》」を取り払うひとつの方法だが、とくに心地よいものであることは間違いない。運動や、創造的な活動なども、この気を発散させることはよく知られている。しかし、何も発散させる道をもたない人は、この気が身体系を詰まらせてしまい、意識してこれをしっかり制御していかないと、気分の落ち込みから暴力まで、さまざまな反応を引き起こすことになる。

性的な絆が霊的な絆へとつながっていくという考えは、かつての私なら、ばかばかしいものとして一蹴したことだろう。だが、ここに深遠な真実があることは、つぎの話からも明らかだ。

リンダと会ったのは、数年前、共通の友人の家に同時に滞在していたときだった。生理痛があったので、彼女にアスピリンをもっていないかと、私はたずねた。軽い気持ちで「わかるでしょ?」と言ったのだが、彼女は「いいえ、わからないわ。私は生理がまったくないの」と答えたのだ。信じられないという顔をしている私に対し、彼女は言った。「うそじゃないのよ。診断をしてくれてもかまわないわ」そこで私は彼女を見てみた。

ただちに私は、彼女が子宮除去手術を受けているという印象を感じたが、それはきわめて異質なものだった。というのは、私は子供がその手術を受けるというイメージを繰り返し見ていたからだ。同時に、彼女の第2チャクラから、きわめて強い、健全な性エネルギーが流れているイメージも感じていた。生殖器がない女性からこの気を感じるのは、きわめてまれなことだ。この印象を彼女に話し、よくわからないと正直に告白した。リンダはにっこり笑い、たしかに子宮を除去していると言った。そして、ほかのイメージについては、これから話すことを聞けばよくわかるはず、と彼女は言うのだ。

一九六〇年代の初期、リンダと夫のスティーブは、高校の恋人同士だった。当時は、十代の男女が性関係をもつことはまだめずらしかった。リンダは、スティーブとの関係がセックスをともなうものになるときをひどく恐れていたと告白した。十六歳のときに、生殖器が未発達だと診断されていたからだ（私に子供のイメージが浮かんできた理由もこれでわかった）。生理は正常でなく、妊娠など望むべくもなかった。リンダは自分のこの状態を恥ずかしく思い、スティーブには秘密にしておいた。もし彼女が子供をもつことができないと彼が知ったら、そんな「正常」でない女性とは結婚してくれないかもしれないと恐れたからだ。それに、性的にも魅力を感じなくなってしまうかもしれなかった。男性と性的な関係をもてるのかもまったくわからなかったが、スティーブとはどうしても結婚したかった。

高校時代、リンダはアメリカの民族弦楽器、ダルシマーを演奏するのを好むようになっていた。スティーブはこのダルシマーをつくり、卒業式の夜に彼女にそれをプレゼントした。その夜、スティーブとリンダは愛し合った。彼女にとってはじめてのセックスだったが、何か普通でないことをスティーブが発見するのではないかとの恐怖に駆られ、「秘密」のことは何も言わなかった。

愛し合いながら、彼女は激しく呼吸をしはじめたが、それは情熱ではなく、恐怖のためだった。同時に彼女は、ふたりが一生をともにすごすことができるように神に願う祈りの言葉を繰り返した。この霊的な熱情と、性的な愛の交歓が相まっていくなか、彼女はあるエネルギーが自分の身体からスティーブの身体へと流れ、ふたりがひとつの気のかたまりとなったかのように感じたのだ。その瞬間、彼女は、たとえ子供がつくれなくとも、ふたりは必ず結婚すると確信したのだった。

しかし、卒業式の夜のこの強烈な体験から一週間もたたないうちに、スティーブはしばらくひとりになってみたいと彼女に告げた。新たに身体の関係ができたばかりだというのに、降ってわいたようにおとずれたこの一方的な通告に、リンダは、自分のセクシュアリティの異常が原因だと確信した。自分とは一緒にいたくないのだ、町から出るのはこのことを彼なりに告げているのだと思い込んだのだった。こうしてふたりは別れた。

四年後、ふたりはどちらも別の人と結婚した。興味深いことに、ふたりは同じ月に結婚している。リンダは結婚生活がうまくいくようにがんばるつもりだったが、スティーブへの愛情が変わることはなかった。そればかりか、結婚するころには、子供ができないこと、あるいは正常な性生活ができないことが相手の男性にとって問題だろうとなかろうと、どうでもいいと思うようになっていた。結婚してから一年半後、子宮に何か腫瘍のようなものができていたため、彼女は子宮除去手術を受けた。

結婚した彼らはまた、どちらも故郷から離れた町に引っ越していった。どちらの結婚も五年間続き、これも信じ難いことのように思えるかもしれないが、リンダとスティーブは、一週間と違わず、同じ時期に離婚したのである。そして、同じ月に故郷の町に舞い戻ってくる。それまではお互いにまったく連絡もなく、共通の友人ともとくに接触はなかった。

故郷の町に戻ったリンダは、お金に困り、金目のものをすべて質に入れなければならないほどの状況に陥った。スティーブとの最後の絆だったダルシマーも例外ではなかった。リンダが質屋を出てから二時間後、宝石を質入れするため、スティーブが同じ店にやってきた。そしてダルシマーを見つけたのである。このダルシマーは、もうどれくらいここにあるのですか、とスティーブはたずねた。持ち主なら、たったいま店を出たばかりだよ、と聞くと、彼はダルシマーを手にリンダを探しに行った。その夜、ふたりは再会し、それ以来二度と離れることはなかったのである。

スティーブは、自分の手づくりのダルシマーを見たとき、リンダの思い出が体中を駆けめぐり、愛情であふれ返るように感じたと、のちにリンダに話した。彼女がひどくお金に困っていることもすぐわかった。そうでもなければ、ダルシマーを質に入れることなどあり得ないからだ。

その同じ夜、リンダはスティーブに自分の身体のことを話した。そして、性的な意味で、自分が百パーセント正常な存在になれないから彼が去ったのだという思いのことも語った。スティーブは自分が去ったのは、あの卒業式の夜にはじめて愛し合ったとき、それまで体験したことのないような強烈なエネルギーが体中を駆けめぐるのを感じたからだ、と告白した。それはまるで、自分の存在すべてが彼女と永遠にひとつになったかのようで、その瞬間は至上のよろこびだった。だが、何日かたって思い出してみると、この感覚が恐ろしいものに思えるようになり、逃げなくてはということしか考えられなくなったのだという。リンダはこれを聞いてあ然《ぜん》とした。

その夜、ふたりは結婚を決意した。それもその週のうちにである。再会した夜に愛し合ったふたりは、あの同じエネルギーが戻るのを感じた。最初は再会したよろこびのためだと思ったが、性生活が続くなかで、このエネルギーは増していった。クンダリーニについて読んだことがあったスティーブは、意識してこのエネルギーの流れを使い、体と霊の両方のよろこびを得る手段にできることをリンダに教えたのだった。この話は、子宮除去手術をしているのに、彼女の第2チャクラから健全な気が流れているという私の印象を説明してくれた。

性的な絆は、肉体的なよろこびであるにもかかわらず、ふたりの人間の霊的な絆も象徴している。性のエネルギーがある種の霊的なエネルギーの流れを開き、それが深く愛し合う人間のあいだに、個を超越する絆をつくり出すということなのかもしれない。

身体の強姦・言葉による気の強姦

性的な関係では、「互いを尊重」しようとする力がいとも簡単につぶされてしまうことがよくある。それは性のエネルギーが、恐れや節操のない欲望に支配されることがとても多いからだ。男性は性的能力や男らしさが足りないという恐れを抱かされる一方、ほとんどの文化では、一定の「成熟度」に達するまでは若い男性が性的に無節操でいることを許している。ある時点で、性的に責任ある行動をする意識のスイッチが自動的に入るとでも思われているかのようだ。若い男が落ち着くまでは「種をまく」時期が必要だとされ、みだりにセックスを求める男が、自分の行動を非難されたり、きちんと釈明する責任を免れるようになっている。結局は、生物的な欲求が彼らを支配しているのである。

しかし、女性のほうは、もう三十年以上にもわたる女性解放運動があるにもかかわらず、まだそこまで自分の性の本質を探究していいという許しをもらっていない。男性が楽しみのライセンスを堪能しているというのに、女性はいまだ節度をもって行動することを求められ、性的なエネルギーを抑制することが期待されている。ワークショップに参加していたある女性は、おしゃれをして友だちと出かけようとすると、自分は「いやらしい」のだと母親に感じさせられたと語った。母が暗にほのめかしていたセクシュアルなニュアンスは、男性に注目されることは売春と同じだと感じさせたのだ。彼女の気持ちに土足で踏み込むようなこの母親の態度は、彼女の気に対する侵害なのである。

性のエネルギーが、「必要なもの」でありながら、つねに「抑えきれなくなる可能性をはらむ」という見方は、性の表現に対して社会がもつ分裂症的な見方を生み出すのに大きな役割を果たしてきた。女性に対し、セクシーな姿をして、セクシーに行動し、セクシーな服を身につけるように奨励しておきながら、その一方で、女性を強姦、虐待する者、あるいはそうして死に至らしめる者を徹底的に非難することをさけるという態度だ。強姦の犠牲者となった女性は、当時どんな服を身につけていたかということから、個人的な性生活までをいまでもまだ詳しく調べられる。ボーイフレンドや夫に暴行を受けたり強姦されたりした女性は、性犯罪の犠牲者を守るグループからの支援や心の支えはあっても、社会全体からはそのような扱いは受けられないというのが現状だ。社会一般の見方では、強姦されたり、虐待された女性に対し、こうたずねる。「それほどひどい男ならば、なぜ別れなかったのか?」これは、このような暴行事件はさまざまなセラピーなどを通じて解決されるべきであり、法的手段を行使するほど深刻なものではない、と暗にほのめかしている。強姦犯が受けている軽い判決は、性犯罪が多少は法にふれるものの、真の社会的な凶悪犯罪ではないという「同族」社会の見方を現に表しているのである。

第2チャクラの二面性は、社会の性エネルギーに対する見方のなかにも現れている。一方に「抑えきれない」ものであるという見方があり、もう一方で社会は自己を律するということに高い価値を与える。私たちは、つねにセクシュアリティを、人生を何とかうまく生きていくのに脅威となりかねないもの、そして他人を操ろうとする際の障害となりかねないものと見ている。あらゆる人間関係は、自分を守る必要性を感じる引き金となるものだが、性的な絆は、強い恐れ、とくに自分のパートナーの裏切りに対する恐れをよびさます。この恐れは非常に強く、親密な関係を危機に陥れることもある。

私のワークショップでも、満たされない性生活について語る人の数が、健康状態を改善しようとして参加する人と変わらないということもよくある。もう何年、何十年と伴侶と共に暮らしながら、自分が性的に何を求め、必要としているのかについて一度も話したことがないという人も多い。

また、性を恥じるという気持ちは、私たちの社会ではきわめて支配的で、アメリカでは、性的に適切な行動とそうでない行動を決める規範をつくる必要性に一役買っている。これも第2チャクラの逆説的な面だ。第2チャクラのエネルギーは、自然と自己から離れ、「他者」へと向かっていく。しかし、その本質には恐れがあるので、性行動を抑える必要性を生み出す。このため社会は、一夫一婦制のもとで結婚している夫婦を正当な存在として受けいれ、その他を恥ずべきものとしようとする。
セクシュアリティを恥とする感情は、ホモセクシュアルの人びとや、梅毒、ヘルペス、そしてエイズといった性の病気もその対象となる。結果として、性を媒介とする病気にかかった人たちは、無差別な性行動を通じて病気をうつされたという憶測を防ぐため、これまでの自分の性的関係を公にする必要を感じさせられることになる。

強姦、近親相姦、子供への性行為の強要などの性犯罪は、単なる肉体の侵害ではない。それは、気の侵害でもあるのだ。言葉による虐待、あるいは、破壊的で人から力を奪ってしまうような態度をとることで、人の気場を強姦することも可能だ。

ワークショップの参加者だったビルという男性は、父親との関係が、この感情の侵害、あるいは態度による強姦の例といえるものだった。ビルの父親は、彼が小さいときから、いつも彼をばかにし、「どうせ大した人間にはなれない」と言いつづけていた。長いあいだ、父親が間違っていることを証明しようとがんばったが、どうしてもだめだった。父親がこの態度を改めないまま世を去ってしまうと、ビルの感情は膠着《こうちゃく》状態に陥った。慢性のうつ状態となり、定職をもつことができず、性的に不能にもなった。ビルの父親は、息子の物質世界での能力をなじったのであって、性的な面をどうこう言ったわけではなかったが、金銭的な生産性とセクシュアリティは、どちらも第2チャクラの気であり、緊密なつながりがあるのだ。

気場の強姦、あるいは近親相姦は、ほかの人間の支配のおよばないところでのびのび生きようとする相手の力をそいでしまいたいという欲求に、その動機がある。性器は、このような悪い気をもつ考えや行動が与える損傷を一手に受ける。性的不能から不妊症、生殖器のガンにいたるまで、性に関係する問題に悩む多くの人びとは、仕事の上での力や自分の野心、業績などについてつねに批判されたり、容姿についてけなされたりしたことを記憶している。彼らの親は、子供を実質的に「強姦」していたのであり、健康と成功をもたらすために欠かせない内面の力を奪い取っていたのである。

この種の「気の蹂躪《じゅうりん》」は、肉体的な強姦や近親相姦よりもよく見られるものかもしれない。強姦や近親相姦をこのように気の観点から定義すると、性別にかかわらず、男女とも同じくらいの数の人たちが、自分も犯されたことがあると認める。ワークショップの参加者に、「職場や生活する環境のなかで、自分の尊厳や自分を愛する心が蹂躙されたと感じたことのある人は、どのくらいいますか?」とたずねると、ほとんど全員が手をあげるといってもいい。

しかし、「では、自分が『気の強姦者』となったことがある人は?」ときくと、当然ながら参加者の反応は多少にぶくなる。だが、人の才能に脅威を感じて悪感情を抱いたり、言葉による争いをしかけたりするならば、私たちはその人を犯そうとしているのであり、力を奪おうとしているのである。

身体は自分自身の否定的な意図を性器に蓄積する。つまり「気の強姦」は、犠牲者と同じように、強姦するほうも傷つけるのだ。ほかの人間の尊厳を蹂躙することは、それをするほうの人間の気系に害をもたらすので、当然ながら身体系も汚染される。気の侵害は、本質的に物質界の正義を超越する「因果的な《カルマ》」性質をもつ正義によって支配されている。犯罪行為、とくに強姦や近親相姦では、人はなんの咎《とが》めも受けずに生きていけるように映るかもしれない。しかし、気のレベルでは、誰かが見ていようといまいと、必ず正義が行われている。

このために、霊の道の教えでは、許しの心を強調し、過去を水に流して前向きに生きていくことをすすめる。霊的な意味での「神の秩序」とは、人生のバランスを取り戻すようにつねにはたらいている力であり、正義に照らして正しい結果が何かは自分で決めるのだ、という気持ちを手放すことができれば、この力はさらに強められる。正義がなされるところを私たち自身が目撃するかどうかは無関係なのだ。これは、私たちにはしばしば受けいれがたい場合があるが、「霊の真実」なのである。

お金のために気を売りわたしてはいないか

セクシュアリティはひとつの交流のかたちであり、ある状況においては「通貨」の役割も果たす。何か目的を達成するための手段としてセックスを利用する人はたくさんいるが、誰かを操ろうとする試みが失敗すると、結局、自分が強姦の犠牲者になったかのように感じてしまうことになる。望む仕事や、誰か権力をもつ人に近づく手段としてセックスを利用する人は、当事者のどちらかが「利用された」と感じる状況をつくり出す危険を冒している。しかし、「フェアな交換条件」とその人が考えるかたちでそれが利用されるならば、身体のなかに強姦の気の波動はない。

性の通貨のなかで最古のかたちは、むろん売春である。人間の行為のなかでも、これほど人の力を奪い去るものはない。しかし、肉体を使う売春よりもずっとよく見られる現象が、気の売春だ。男女に関係なく、物質的な安定のために、自分の一部を売りわたしていると感じる状況に甘んじている人はたくさんいる。

私たちひとりひとりの内面には、娼婦の一面がある。金額さえ折りあえば、何でもいうとおりになってしまうかもしれない部分だ。それが仕事だろうと、人間関係だろうと、私たちはみな、内なる娼婦と必ず直面する。

お金は、気と同じく中立の物質であり、使う個人の意図に従う。お金がもつさらに興味深い一面は、それが生命力の代わりとして人間の精神に織り込まれることがあるという事実だ。これは無意識に行われることが多いが、お金を生命の気と同一視してしまうと、その結果はふつう悪いものとなる。というのは、人が使うお金はすべて、無意識レベルでの気の支出でもあるからだ。お金の不足は、気の不足につながる。これも無意識に起きることだ。

お金を生命力と誤って解釈したうえ、さらに突然お金を失う事態に直面すると、それが病気の引き金となることがある。たとえば、前立腺ガン、性的不能、子宮内膜症や卵巣の問題、腰痛や座骨神経痛などだ。つまり、お金は性的な力と同一視されるようになっているのだ。

誰でも精神の内面で、ある程度はお金と生命力を一緒に考えている。もちろん、本質的には別の存在である。しかし、できることなら、別々でありながらも、容易に、しかも自然に、自分の気にお金が引き寄せられてくるような関係をつくることが私たちの課題だ。お金との関係が親密でなく、非個人的であればあるほど、必要に応じてそのエネルギーを人生のなかに引き寄せてくることができる確率も高まる。

象徴の世界、気の世界でも、お金が相当な影響力をもっていることは疑いの余地がない。「口だけでなく、金も出さなくてはならない」とか、「口で言うのはたやすい。本当にものを言うのは金だ」といったような言いまわしは、お金をどうするかのほうが、ただ口で語る意図よりも、その人の本当の動機についてずっと多くを語るという、私たちの文化の視点を示している。

お金はまた、私たちが自分の個人的な信念や目標などを公にする手段でもある。気は行動に先立って存在するものであり、私たちのもつ意図が、結果にかなり影響する。

お金についての信念は、霊の道についての考え方やその実践にも影響を与える。神は、良い行いをしようとした者に金銭的にも報いるという信念は非常に強く、慈善行為などが、自分を確実に貧困から守ってくれるという信念も同様だ。この種の信念はほかにもたくさんあるが、すべてそれは、神が金銭を通して意志を伝えているのであり、反対に私たちも金銭を通じた行動で神と意志を伝え合っているのだという、さらに大きなレベルの見方を反映しているのである。

このような信念が、真実に基づくものなのか、あるいは一種の神話なのかは、この際無関係だ。信じていないよりも信じている部分のほうが多いことはたしかで、この事実からだけでも、私たちがお金と信仰をつなげていることを理解しなくてはならない。お金との最も賢い関係とは、信ずる心が人生に引き寄せてくることのできる物質として、お金を見ることだ。

お金よりも信ずる心を優先させることは、お金の役割を、「主《あるじ》」から、よりふさわしい地位といえる「召し使い」へと降格させる。お金を超越して何かを信じる心があれば、金銭的な心配をせずに、自分の直観による啓示に従う自由が与えられるのだ。もちろん、この物質世界の一部であるかぎり、債務や支払いなどのルールは守らねばならないし、お金とも常識的な関係を保つことは必要だが、ただそれだけのことで、それ以上のものではないのだ。

このような信心をもちはじめること自体、すでに霊的な意味での成熟のしるしといえる。霊的に成熟した人間は、ある啓示に従って行動することもあるが、お金をまず第一に考える人にとっては、それはばからしいことに思えるだろう。霊的な神話によく登場するのは、天が信心をもつ人に接触し、ある指示を与え、それを遂行できるように、日々「天からの食物《マナ》」を与える、という話だ。天からいただく食物の一部には、金銭的なエネルギーも含まれる。私の知るかぎり、霊に関する書物のどこを探しても、神からの啓示に従ったことを後悔したという人間の話は出てこない。

二十七歳のアンドルーがリーディングを頼んできたのは、彼が繰り返し見ていた夢の解釈を求めてのことだった。夢のなかで、彼はモンタナ州にある町に引っ越していた。モンタナ州には行ったことがなかったので、もちろんそこに仕事も家もなければ、友人知人がいたわけでもなかった。とにかくこの夢は、映画の一場面が無意識のどこかに引っかかってしまったようなものにすぎないと、彼は気にしないようにした。しかし、この夢は、現在の仕事をしているのはお金のためだけにすぎない、という気持ちを彼にもたせるようになっていった。いったいどういう意味がある夢なのかをたずねられた私は、「私だったらモンタナ州に移ることを真剣に考えるわね」と答えた。

半年ほどたって、アンドルーから連絡があった。夢はまだ続いていて、金のために仕事をしているという気持ちがますます強まり、まるで娼婦になったかのような気分にさせられているということだった。自分のことを、尊厳を重んじる人間と考えていた彼は、この夢が自分がその尊厳を犠牲にしていると暗に示していたために、いまいる場所で一日をすごすことが苦痛になっていった。あらためてモンタナへの旅をしてみることを私はすすめたが、今回はそれをできるだけすぐにしたほうがいいとも伝えた。真剣に考えてみる、と彼は言った。

つぎの日の朝、彼は電話をかけてきて、仕事をやめたと言った。その朝、オフィスに入っていった彼をある気持ちが包み込み、とにかく行動を起こさなければ、という気になったというのだ。モンタナに移り住むと伝えると、何かすごい仕事を見つけたに違いないと同僚たちは考えたようだ。実は、仕事がないどころか、その見通しさえなく、ただ自分の見た夢に従っているだけだった。

仕事をやめてからひと月とたたないうちに、アンドルーはモンタナに引っ越した。そして、牧場の所有主の家に間借りすることになった。牧場の作業に人手がいるので彼が雇われたのだ。その後はいろいろなことがあり、頭よりも手を使う仕事をすることが多くなるなかで、何か月もの日々が過ぎていった。クリスマス休みの時期になったが、彼は東部の故郷には帰らずに、新しい友人たちとすごすことにした。牧場主には娘がいて、この時期に帰郷してきた。翌年の夏、アンドルーは彼女と結婚し、それからの五年間で、ふたりがいずれは受け継ぐことになる、このかなりの規模の牧場の経営について学んでいったのだった。

自分で気づいていたかどうかにかかわらず、夢を追いかけることで、アンドルーは自分がひとりの自由な人間であることを宣言したのだ。彼の行動は、金銭的な安定のために尊厳を犠牲にするよりは、見知らぬことに向かっていくほうが大事だということを、天の前に示すひとつの声明だった。かわりに彼は、自分が夢にも思わなかったようなものを手にすることができたのである。

私たちの文化にあふれる、セックスについての否定的なメッセージを考えれば、健全な性生活をつくり出していくのは容易なことではない。つぎの例がこのことを物語っている。

二十八歳のアレンという男性がリーディングを求めてきた。女性が恐ろしく思えるのはなぜなのかを理解させてほしいという。みてみると、彼が性的不能であることがわかった。また、自分のことを性的な変質者だと考えているとの強い印象を受けたが、実際にそのような行為をしてきた人物という感触はなかった。子供のときに性的な虐待を受けた人に特有の気も見られなかったので、このようなイメージの意味するところがよくわからなかった。彼にそう説明し、なぜ自分のことを変態と考えているのかたずねてみた。

すると、十代のころ、ある友人の家に仲間が集まり、いっせいにマスタベーションをするという遊びをしたのだという。ところが、ひとりの少年の母親が偶然部屋に入ってきてしまい、仰天した彼女が全員を変態よばわりして、恥を知りなさいと悲鳴をあげたのだ。この母親はそこにいた少年全員の母親に電話をかけ、この出来事について詳しく話したばかりか、学校の校長にも同じことを告げ、この子たちは少女や小さい子供に対して危険だとまでつけ加えたのだった。噂は町中に広がり、高校生活の残りの期間、この少年たちとかかわるのをみんなが避けるようになってしまった。アレンは卒業してすぐに町を出たが、そのころまでには、自分は異常な人間だと思い込むようになっていた。

アレンは自分が不能であると認め、まだデートもしたことがないと言った。私は、男の子がみんなでマスターベーションをするというのは、実はとてもよく見られる行為で、あまり一般的なので、十代の男の子にとってはほとんど通過儀礼の一種と考えられるくらいだ、と彼に言った。「そんなこと信じられませんよ」と彼は答えた。とにかくカウンセリングを受けて問題に対処し、この体験が性的な倒錯を示すものではないことを、彼が自分で学んでいくということになった。

一年ほどたってアレンから手紙が届き、セラピーの状況を教えてくれた。やっと自分は「社会的にも正常」だと思えるようになり、そんな気持ちになったのもはじめてだと書いてあった。ある女性と交際をはじめ、この人になら心の傷となって残っていたあの体験を話してもいいと思ったという。彼女は不快に思うこともなく、これをとてもやさしく受けとめてくれた。アレンは、この傷が完全に癒されるときも近いという楽観的な気持ちでいるとのことだった。

第2チャクラの気は、執着を捨てて手放すべき思い出を意識の表層にもち出し、身体と霊のどちらでもひとつの全き存在になりたいという、根本的な欲求をつねに思い出させる役割をするのである。

自分の内面的な「ルール」とは何か

第2チャクラは、身体のなかで倫理を司る部分でもある。法律は第1チャクラとつながっているのに対し、個人の倫理や道徳は第2チャクラに座している。

第2チャクラの司る臓器は、私たちが人に「誓い」や約束をしたり、されたりしたやりとりをすべて記録する。個人としての厳しい倫理やルールは、感知することが可能な特定の気を発している。身体のこの部分は、新年の抱負や、習慣を変えようという決心のような、自分自身に対しての約束も記録している。

第1チャクラが司る物質界の秩序は、私たちを安心させる役割をし、そこでつくられた法律は、自分の環境がきちんとしたかたちになっていることを感じさせてくれる。これに対し、第2チャクラにある倫理、道徳は、人間関係のなかで、自分が受けいれられるものとそうでないものを伝えるための言語を与えてくれるのである。倫理観は、きわめて強い絆をつくる力をもつ。私たちは、善悪について自分と同じ感覚をもつ人を探し求めていく。倫理的、道徳的なルールからはずれた行動をとる人は、もはや親しい仲間としての資格はないという判断を下す。また、自分の神に対しても秩序ある存在であることを求め、神のもつ善悪の規準とは何か、報われたり、罰を受けたりするときの規準とは何なのかを解読しようと、永遠の努力を続ける。そのうえで、なぜ「善人に悪いことが起きるのか」に理性的な説明を見つけようと試みるのである。たとえ現実の「人間界」の正義がうまく機能しなかったときでも、神の正義によって誰もが公正な結末を迎えるのだという信念に、安堵感を覚えるのだ。

ひとりひとりの生存にまつわる恐れはすべて第2チャクラに抱かれているため、私たちは自分の幸福感には絶対に欠かせない「フェアプレイ」らしきものを支える法体系を、外部の世界に構築してきた。法の力を使うこと、あるいは法律的な言葉を使うことでさえも、第2チャクラに蓄積する圧力を抜く、一種の安全弁の役割を果たす。法律体系は、少なくとも理論上は、罪の有無を判断し、これを犯した者を罰する手段である。

フェアプレイ、そして法と秩序の必要性は身体でも感じられる。運動や適切な栄養、ストレスを上手にコントロールすること、それに規則正しい生活を送ることなどの「健康の法則」を私たちは守ろうとする。このような法則は、自分が安全であり、置かれてる環境を信頼していいのだという信号を身体の生理機能に送る。これとは対照的に、不安定な状態はアドレナリンを目一杯出したままで、「戦うか、逃げるか」の態勢をずっと保ちつづける。身体は長時間にわたるストレス状態を保つことはできず、悪性の反応を生み出すようになる。潰瘍、偏頭痛などは、生活の混乱が耐えきれない状態になったことを示す症状のなかでもいちばんよく見られるものだ。

ポールは四十二歳の弁護士で、仕事に関連したストレスががまんできなくなってきたということで、リーディングを求めてきていた。診断してみると、毒気が第2チャクラに侵入しようとしており、それはまるで誰か、あるいは何かが彼をコントロールしようとしているかのようだった。そして、ポールは偏頭痛や腰痛、肩こりなど、慢性の痛みに悩まされていることがわかった。

この印象を話してみると、程度の差はあったものの、ここ十年ほど、たしかにさまざまな痛みに苦しんでいるということだった。セラピーも試してみたが、あまり役だたなかったという。鎮痛剤をまるでキャンディのようによく飲んでいて、何かが彼をコントロールしようとしているとの印象もこれで説明がついた。鎮痛剤の中毒になることを彼は極端に恐れていたのだ。この痛みの原因は、何でも自分の思いどおりにしたいと思う彼自身の欲求であると、私は指摘した。このコントロール症候群は、法律だろうと、スポーツ、トランプのゲーム、あるいは目的地に誰よりも先に着くことだろうと、あらゆることで勝たなければならないというかたちで現れてもいた。すべてをコントロールしたいという欲求につき動かされていた彼が、今度は鎮痛剤を飲むことになったので、何かに逆にコントロールされるかもしれないという、恐怖に駆られたのだ。ポールにとって、そのような状態は自分の尊厳を失うことを意味していた。何か、あるいは誰かに支配されるのは、人間としての尊厳が危うくなる一歩手前の状態である――これが彼の倫理のルールだったのだ。

私は、弁護士なのだから、まず自分と契約を交わし、それに従って一歩一歩生活を立て直してみたらどうかと提案した。ものごとの結果を何もかもコントロールしようとする欲求を徐々に変えていくことで、コントロール好きではあるが立派な彼の性格を、自分にとって良い方向にはたらくようにできるはずだ。ひとつ成功するごとに、その成功の気は、おそらく痛みをやわらげてくれるだろうとも私は言った。彼はこのアイデアが気に入っていたが、もちろんそれは契約の内容をコントロールできるからだっただろう。すぐにこの案文をつくり、コピーをファックスで送ると彼は言い、翌日にはそれを送ってきた。

三か月後彼は、自分を癒すという「契約」を自分と結んで以来、確実に癒しが進んでいるという短い手紙を書いてきた。勝たなければという欲求を抑える手段として、どんなことに対してであろうと、賭けをすることをいっさい禁じた。勝つ欲求をもつことを自分に許すのは、それが適切である法律関係の場面だけにすることにした。勝たなければならないという彼の欲求を、「いやになるほど競争好きな性格」とまわりの人間が解釈していたことなどまったく気づいていなかった、と彼は言った。痛みはだんだん癒され、偏頭痛の頻度も減って、運動を再開できるほどに腰痛もよくなった。

　ポールの話は、自分をバランスのとれた完全な状態にすることを、自分自身と約束するという例だ。自分の性格で機能不全を起こしている側面が、心身のほかの部分に悪影響をおよぼしていると、気は枯渇を続け、自分自身と対立したままの状態にある。ポールは自分とつながり、癒すことができた。

　ともに生活する人たち、ともに働く人たちを信頼するという本能は、「互いを尊重すべし」という気の延長なので、人と何かを創造しようとしているときに、いつも肩越しに警戒していなければならないというのは不自然な姿である。だが、人類は本質的に法と秩序を求める種であるため、権威の威光を放ち、他者を支配することを求める人びとにいとも簡単に影響されやすい。そのうえ、他者を支えるのではなく、支配するために力を誤用する人もたくさんいる。

　個人的な関係では、互いに守るべきルールを決めるのがふつうだ。浮気はしない、賭けごとをしない、互いの承諾なしに高額の買い物をしない、などである。しかし、相手の感情的、精神的、心理的、あるいは霊的な成長を支配するためにルールを定めることは、気的に見て破壊をもたらす。一般的に、夫婦やパートナー同士が、当初のルールに広がりをもたせ、それぞれの人間としての成長を織り込むことができないと、その関係はこわれていく。権威を確立する手段として厳しいルールを強制することで、親が霊的にも感情的にも子供の尊厳を侵すこともある。

個人的に復讐を求めるというのも、第2チャクラのエネルギーを誤って使う例だ。第2チャクラは自己防衛と武器の中心である。事実、武器は身体の第2チャクラの周辺部分に身につけるよう、つくられているものが多い。新聞には弾丸をもって正義を為す人びとの記事があふれているが、ほとんどの場合「法を自らの手で執行する」行為とは、個人的、心理的、感情的な意味に関する尊厳のルールに基づいて行われている。たとえば、自分を傷つけた人間に「仕返し」をしてやりたいという欲求などだ。復讐の気は、私たちの身体にとって最も有害なもののひとつであり、不能から性器周辺部のガンにいたるまで、さまざまな機能不全の原因となる。

人間関係のもつ二面性は自分自身の内面にもある

創造性、セクシュアリティ、道徳、それにお金などは、第2チャクラの気、あるいは「力」のひとつのかたちだが、内面の力を求めるという欲求についても、ふれておかなくてはならない。力とは、生命力の現れだ。生き、活発に動き、機能していくために私たちは力を必要とする。たとえば、力の欠けた人たちにとって、病気は友だちのようなものである。実は、私たちの人生のすべては、この力という気《エネルギー》とかかわっているといえる。

第1チャクラのレベルでは、自分と何らかの絆がある集団のなかにいるときに、私たちはちょうど電流のようなこの力を体感する。スポーツのファンや政治集会の参加者たちの熱狂が、このタイプの力のいい例だ。しかし、第2チャクラの力の特質は、このエネルギーを物理的なかたちに表現することだ。たとえばそれは、物への執着、権威、支配、所有、性的な魅力、官能、エロティシズム、あるいは中毒といったようなものに現れる。力が物理的な誘惑のかたちをとるものは、すべて第2チャクラとつながっている。第1チャクラの集団的な性質に比べ、第2チャクラは一対一の性格をもつ。ひとりの人間として、個人が物理的な力と自分との関係を探っていく必要があるのだ。どんなときに、どういうかたちで外的な力に支配されているかを探り、どんな種類の物理的な力に自分が弱いのかを知らなくてはならない。

力とは生命力のことであり、この事実を知った状態で人は生まれてくる。私たちは小さいころから、何が、そして誰が力をもっているのかを学ぶとともに、力を自分のほうに引き寄せ、それを使いこなす能力を試すことを繰り返す。このような子供時代の体験を通して、自分がはたして力を引き寄せる資質をもっているかどうかを知るのである。もし自分にその資質があるならば、大人としてどんなことを成し遂げたいかを夢みるようになる。しかし、もしも生命力を引き寄せてくることが自分にはできないと判断するなら、私たちは一種の「力の負債」を抱えた状態で生きはじめる。自分の力ではなく、他人のエネルギーを通してしか生きていけないと思い込んでしまうのだ。

　力を引き寄せてくる能力に自信をもつ人たちの場合は、ごくふつうの夢が、権力を手にしたいという夢想と化すこともあり得る。最悪の場合、華麗なる虚像で頭が一杯となり、理性は力への欲求の陰にかすんでしまって、この目的を満たすためなら、手段を選ばないということになる。力を求める欲は、中毒となり、神の意志と対立するようになるのだ。ただ権力を得ることだけが目的となり、それを追い求めていきながら、最終的には神なる存在の意志の前に謙虚にならざるを得なくなる人間の話は、聖書やさまざまな神話によく出てくるテーマだ。

　私たちに与えられている課題とは、単に「力を何ひとつ求めない世捨て人」となることではなく、自分の霊を売りわたすことなしに、心地よく力との折り合いをつけられるよう、充分な内面の強さを育むことにある。よくいわれる「世界に生きながらも、そのなかに巻き込まれない」というのは、まさにこのことを意味しているのだ。私たちは、物質界の誘惑に負けない人たちに不思議な魅力を感じ、社会的、霊的な英雄として遇するのである。

　そのひとり、ガンジーは、権力との関係がきわめてすっきりとしていた。インドの国民の生活を良くしたいという彼の望みには、個人的というよりも、個を超越《トランスパーソナル》した動機があった。私人としての人生では、もちろん彼にも力との葛藤があった。具体的にいうとそれはセックスに関するものだった。だが、個人としての苦しみは、彼の世界的な業績に対する信頼をさらに高める結果を生んだ。自分自身の不完全な部分を整理し、意識して弱みを社会的な仕事から切り離そうとする一方で、それを霊的な進化のために使おうと努めたのである。

映画の主人公フォレスト・ガンプも、何百万という人の心をつかんだが、それは、この物質界にあるさまざまな「力」との関係において、彼の身の処し方がきわめて潔癖だったからだ。おもしろいことに、ガンプはとくに霊的なわけではなく、セックス、権力、あるいはお金を拒んだということもなかった。というよりも、これら第2チャクラに関連したものを、彼独特の天衣無縫《てんいむほう》さと、生きるということにはつきものの、さまざまなけがれにまったく無関係でいることによって手に入れたのである。どんな恐れや孤独が待ちかまえていようとも、彼は自分の霊を売ることはけっしてしなかったのだ。

ワークショップで、参加者に自分と力との関係を話してほしいというと、ふつう部屋の空気が一変する。緊張が感じられると、私はもっとくわしく探ってみたいという気持ちにさせられてしまう。ほとんどの人が身体の体勢を変えて、第2チャクラを隠そうとする。たとえば脚を組んだり、前かがみになって肘を腿につき、顎を手に乗せる、といったような姿勢だ。私を見る視線には、「へえ、とても興味深い質問ですね。でも、これ以上私には近づかないでください」という調子が感じられる。

実際に誰かが話し出すと、まず最初に、力とは自分の状況をコントロールしつづけるもの、あるいは何かを達成する手段という説明が必ず唱和される。つぎに出てくるのが、力とは自分をコントロールする内面の強さであるとする話の合唱だ。このような反応で最も特徴的なのは、それが外的世界にあるものであろうと、あるいは自己であろうと、大多数の人びとが、力を何かの対象物を得ることと定義している点だ。内面の力もたしかにひとつの理想として認められてはいるものの、現実には外的な力ほど人気がない。それは、まず第一に、外的な力のほうがはるかに現実的であるためであり、第二に内的な力というのは、何らかのかたちで物質界との関係をあきらめることを要求するからだ。人間の精神の進化でいうと、現在の文化、個人の両方のレベルで、外的な力、あるいは物理的な力が健康のために必要なものであることは認識されている。健康とは、毎日の生活で、霊的な原則、あるいは癒しの原則を、私たちがどれほど取り入れているかの直接的な結果なのである。現代のさまざまな霊の道の探究の分野、それに心理療法の分野でも、物質的な成功や霊的なバランスを達成するためには、内面の力が根本的な必要条件であることを強調している。個人の世界を創造するにも、あるいは健康に関しても、それは深くかかわっているのだ。

一九八五年に、デイヴィッド・チェトラへ・パラディンが自分の歩みを私に語ってくれた。彼は一九八六年に他界したが、彼の話は、人間には物質の限界を超越する内面の力を獲得する可能性があることのあかしといえる。はじめて会ったとき、彼はまれに見るほどの内なる力をもつ人間のオーラを発していた。多くの人びとが求めてやまないこの資質をどうやって獲得したのか、私はぜひ知りたいと思った。デイヴィッドは、私にとって最高の師のひとりであり、「互いを尊重すべし」という聖なる真理をマスターし、まわりの人間にも影響をもたらしていた人物だ。

彼はアメリカ先住民のナバホ族の出身で、一九二〇年代から三〇年代に、インディアン居留地で育ったが、十一歳になるころまでには、すでにアルコール中毒となっていた。十代の半ばに居留地を出た彼は、数か月間あちこちを渡り歩いたのちに、商船隊の船で職を得た。まだ十五歳だったが、十六歳ということで通した。

船上で彼は、ひとりのドイツ人と、もうひとり別のアメリカ先住民の若者と親しくなった。彼らはともに太平洋全域の寄港地へと旅をした。デイヴィッドは、趣味でスケッチをはじめた。よく描いたのが、南太平洋諸島で日本軍が築いていた塹壕《ざんごう》だった。ときは一九四一年のことである。

彼の塹壕のスケッチは、アメリカ軍の手中に入ることになる。徴兵されたとき、彼は自分がアーチストとしての仕事を続けるのだと思っていた。しかし、かわりに彼はナチスに対する秘密工作の一翼を担う。陸軍はスパイ網をつくるためにナバホ族やその他のアメリカ先住民を集めたのだ。工作員は敵地に侵入し、ヨーロッパの軍事作戦に必要な情報を基地へと送信した。無線通信はすべて傍受されていたため、盗聴された交信が相手にわからぬよう、アメリカ先住民の言語が使われたのである。

敵地に侵入していたあるとき、デイヴィッドはナチスの兵隊につかまる。両足を床に釘で打ちつけられ、何日もそのまま立たされた状態で置かれるなど、さまざまな拷問を受けた。この筆舌につくしがたい恐怖を生き延びたあと、彼は殺人収容所に送られた。「劣性人種」だったためだ。貨物列車に載せられていたとき、彼は小銃で胸をこづかれ、もっと急ぐように命じられた。兵士の顔を見ると、それは商船隊の船で友人となったあのドイツ人だった。

この友人は、デイヴィッドがふつうの捕虜収容所に移されるよう手はずを取り、戦争が終わるまで彼はそこですごすことになる。収容所がアメリカ軍の兵士たちの手で解放されたときも、デイヴィッドには意識がなく、死ぬ間際の状態だった。アメリカに移送された彼は、その後二年半のあいだ、ミシガン州のバトルクリークにある陸軍病院で昏睡状態のままだった。やっと意識が戻ったとき、彼の身体は、収容所の生活で衰弱しきっており、まともに歩けないほどだった。脚には補助器具をつけ、松葉杖を使って短い距離を歩くのがやっとの状態だったのである。

デイヴィッドは、故郷の居留地に帰ることを決心した。在郷軍人病院に入り、残った人生をそこですごす前に、部族のみんなに最後の別れを告げるためだ。居留地に戻った彼の姿に、家族や親戚、友人たちは仰天した。ただちにみんなが集まって集会が開かれ、彼を助けるにはどうしたらいいかが話し合われた。集会のあと、部族の長老たちがやってきて、補助器具を取りはずしてしまうと、腰にロープを巻き、彼を深い湖へと投げ込んだのだった。「デイヴィッドよ、おまえの霊をよび戻すのだ」と長老たちは命じた。「おまえの霊はもうおまえの身体にはない。霊をよび戻すことができないのなら、このままおまえを行かせよう。霊なしでは誰も生きることはできない。霊こそが力なのだ」

この「霊をよび戻す」というのが、人生で最も難しいことだったとデイヴィッドは私に語った。

「それは足を釘で床に打ちつけられるのを耐えるより、ずっと難しいことでした。私にはそのナチスの兵士たちの顔が見え、収容所での何か月もの生活をあらためて体験しなければなりませんでした。憎悪と怒りを手放さなければならないことはわかっていました。溺れないでいるのがやっとでしたが、とにかく怒りを身体から追い出せるようにと祈りました。それだけを祈り、そしてその祈りはかなえられたのです」

デイヴィッドの両脚は全快して、まったくふつうに歩けるようになり、のちに彼はシャーマンとなったばかりか、キリスト教の牧師にも、ヒーラーにもなった。ふたたび絵も描きはじめ、芸術家としての名声も得た。

デイヴィッド・チェトラヘ・パラディンの発する「力」の気は、まるで神の恩寵そのもののように感じられるほどだった。力の最も暗い側面との対決に勝った彼は、その闇を超越し、残りの人生を、人びとを癒し、身体から生命力を奪ってしまう体験から「自分の力をよび戻す」勇気をあたえて過ごしたのである。

人間関係のもつ二面性の気をひとつにする際にその核心となるのは、「互いを尊重する」ことをいかに学べるかという点である。第2チャクラの気、そして象徴的なものの見方を使えば、人生の日々のなかで、私たちが互いにつくり上げていく聖なる関係を大切にすることを学べる。

まわりにある難題にどう向かっていくかは、かなりの部分、自分自身とどう向き合っていくかによって決まってくる。まわりの人びととの関係すべてに加えて、私たちは自分自身とも、健全で愛情にあふれた関係をつくっていかなければならない。それは、次章でふれる第3チャクラの気にかかわってくることなのである。

◉自己探求のためのチェックリスト

［1］自分にとって創造性とは何か。自分を創造的な人間だと思っているか。創造的な考えを実現するよう努めているか。

［2］創造性のエネルギーを、悪い方向に表現しようとすることはよくあるか。自分

の意見を強調するために、「事実」を誇張したり、実際より良く思わせたりすることはあるか。

［3］自分のセクシュアリティと、いいかたちで折り合いがついているか。もしそうでないなら、そのアンバランスを癒す方向に向けることはできるか。セックスの快楽のために人を利用したり、過去に自分がそのために利用されたと思ったことはあるか。

［4］いつも約束を守るか。尊厳を守るための倫理的なルールは何か。道徳的なルールはどうか。状況に応じて倫理的なルールを曲げることはあるか。

［5］自分にとって、神なるものとは、人生で正義を実現する力であると思っているか。

［6］あなたは人を操ろうとするタイプか。つねに力関係を操作しながら人間関係を進めるか。力やお金に関する自分の立場ははっきりしているか。

［7］お金はあなたを支配しているか。金銭的な安定のために、内なる自己の尊厳を侵すような妥協をすることがあるか。

［8］生活していけるかどうかの恐怖が、自分の選択を決めることはよくあるか。

［9］金銭や身体の生存に関する恐怖を克服するだけの強さをもっているか。それとも、自分の生き方や考え方のほうが逆に支配されているか。

[10] まだこれから追い求めていくべき目標とは何か。それを実現するための行動を起こす妨げとなっているのは何か。

第三章

第3チャクラ——内面の力

個人の内面の力のチャクラである第3チャクラの気の波動は、思春期に前面に出てくる。その役割は、私たちが個として自分を確立するプロセスを進め、「自己」の自我意識が、ほかから受け継いだアイデンティティとは別の人格を形成するのを支えていくことだ。また、この気の中心となる場所は、内面の力と自尊の念の発達に関連する場所でもある。第3チャクラは、人間の気系において、物理的な力を司る三つのチャクラを締めくくる役割をもつ。第1チャクラが、集団あるいは同族意識の力、第2チャクラが自己と他者との力の流れに共鳴するのに対し、第3チャクラは、外の世界と私たちの内面の力の関係にまつわるものだ。

第3チャクラ［内面の力］と身体とのつながり

位置――太陽神経叢（みぞおちの部分）。

身体との気的なつながり――胃、膵《すい》臓、副腎、小腸、胆嚢、肝臓、みぞおちの後ろに位置する脊椎の真ん中の部分。

感情体・知性体との気的なつながり――第3チャクラは個人としての内面の力の中心であり、人格と自我の磁場の核でもある。この部分の病気は、自己に対する責任、自分に対する評価、まわりから拒絶されることへの恐怖、そして批判に対する過敏な反応などによって引き起こされる。

象徴的な意味・ものの見方とのつながり――第3チャクラは、基本的に外面的なもの（第1、第2チャクラの特質）と、意識の内在化との仲介役をする。第1チャクラは、その力の中心が外部にあり、つねに集団意識のなかにある。第2チャクラもまた、外部に力の中心があるが、第3チャクラでは、意識の対象がまわりの人間とのかかわりから自分自身とのかかわりへと移ってくるため、力の中心が一部、内面に向くようになる。

根源的な恐れ――拒絶、批判に対する恐れ。人の目にばかばかしく映ること、そして自分の責任を果たせないのでは、という恐れ。容姿ついてのさまざまな恐れ……肥満、はげ、あるいは老いなど。ほかの人間が自分の秘密を発見するのではないかという恐れもある。

根源的な強さ——自尊の念、自己への高い評価。それに自分を律する心。野望、行動を起こす能力。危機に対処する能力。あえて危険を冒す勇気。寛容の心、倫理、それに性格全般的な強さ。

聖なる真理——第3チャクラの聖なる真理は「自分を尊重せよ」というものだ。このチャクラに集まる気の、霊的レベルの目標はただひとつ、自分に対する理解という面で成熟した人間になるということだ。つまり、自分自身との関係を成熟させ、自分の足で立ち、自分のことが自分でできるか、というようなことである。私たちは誰でも、年長の人たちの影響とは別に、自分自身の内面の強さや弱さを教えてくれる体験をしてきているし、これからもしていくはずだ。第3チャクラのもつ霊的な資質は、同族のなかで規定してきたものとは別の、自分自身のアイデンティティを私たちが創り出すことを余儀なくさせるのである。

自尊の念をもちなさいという、天使のささやき

チャクラや聖典など、さまざまな教えの霊的な流れはひとつに融合し、私たちのみぞおちに響く直観の声をつくり出す。自己という存在を意識するようになるにつれ、この直観

の声は、いつもそばにいる、ごく自然な導き役となる。

　自分についてどう感じるか、自分を尊重できるかどうかが、人生の質や仕事での成功、あるいは人間関係がうまくいくか、癒しや直観がうまく体得できるかどうかを決定する。自分についての理解、自分を受けいれること、それに自分とのあいだに築く絆は、私たちが直面する霊的な課題のなかでも、多くの面で最も重要なものだといえる。よく考えてみれば、自分を好きになれなければ、健全な判断を下すことなどできるはずがない。代わりに、すべての判断力を誰かほかの人間の手に委ねてしまうことになる。自分のことを印象づけたい相手や、物質的な安定を得るために、その人の前では自分を弱く見せなければならないと感じる相手などだ。自尊の念が低い人は、この弱さを反映して、さらに広げてしまうような人間関係や、仕事の状況などを引き寄せてくる。

　ある男性は、結婚しても自分が愛されるとはまったく期待していなかったと語ってくれた。結婚したのはいわば話し相手がほしいからであって、愛などというのは他人事で、自分のような人間にはあり得ないことと信じていたのだ。誰ひとりとして健全な自尊の念をもって生まれてくる者はいない。ひとつひとつ難題に直面していきながら、生きていく過程で手にしていく資質なのである。

　第3チャクラは、とくに肉体という存在と共鳴する。自分の身体は強いか弱いか。健常か障害があるか。美しいか、傷があるか。背が高すぎる、あるいは低すぎるか。霊的な視点から見れば、どんなものであろうと、すべての身体的な強さや限界は幻影にすぎず、単なる「舞台装置」でしかない。しかしながら、そのような状況を受けいれるか、抵抗するかは、霊的な意味で大人になるために重大な点である。実は、霊的な視点から見ると、物質界はすべて単なる教室にすぎないのだが、その教室で私たちに与えられている課題とはつぎのようなものだ――自分の与えられた身体、環境、それに信念のなかで、あなたは果たして自分の霊を豊かにするような選択をしていくのか、それともまわりの物質界という幻に力をたれ流してしまうような判断を下すのか？　繰り返し繰り返し、第3チャクラが与える難題は、自分の力とは何か、外部の世界とのかかわりにおける自己とは何か、と自問自答を続けるよう、私たちにはたらきかけるのである。

たとえば車椅子を使わなければならない人について、第3チャクラが与える課題を考えてみよう。物質界が幻であるというのは、車椅子が存在しないとか、その人の身体的な問題が現実のものではないということではない。というよりも、物質界のどんなものだろうと、人間の霊の力を封じ込めたり制限したりすることはできない、ということだ。その人は二度と足を使うことはできないかもしれないが、車椅子が自分の霊にまで障害を与えるかどうかを決める力はまだ残されている。車椅子での生活を最大限に良いものにしようと決心するなら、それは健全な心理的判断を下す以上の意味がある。

ルースという女性に出会ったのは、メキシコで一週間のワークショップを開いているときだった。ルースは私と同じホテルに滞在していたが、ワークショップに参加していたわけではなかった。関節炎のために車椅子の生活を余儀なくされていて、これほどひどい症状は私も見たことがなかった。

ある朝、自分にしてはめずらしいほど早起きしたので、私はバルコニーに出てコーヒーを飲みながら、その日の講演のまとめをしていた。そのとき、ルースがひとりで座り、古いテープレコーダーでクラシック音楽を聴いているのに気がついた。彼女とは前日に会っていたが、その朝はなぜか彼女から目を離すことができなかった。私に背を向けていたので、彼女は気づかないだろうと思った。私は、重度の障害を抱えた身体をもつ彼女が、それにどう対処しているのだろうと考えていた。動くことができないために、彼女は肥満体にもなっていた。すると、突然彼女がこちらを向き、ほほえむと、こう言ったのだ。「私がどうしてこの身体で生きていけるのか不思議に思ってらっしゃるのね」

私は心の底から仰天したために、言い訳さえ思いつくことができなかった。「ルース、そのとおりよ。まさにそう思っていたの」と私は答えた。

「じゃあこっちにいらっしゃい。お話しするわ」

椅子を引いてそばに行くと、彼女は「ニューエイジ・ミュージックはお好き？」と聞くのだった。私がうなずくと、「よかった。お話をするあいだ、このテープをかけましょう」と笑顔になった。そして、喜多郎の音楽をＢＧＭで聴きながら、この驚くべき七十五歳になるユダヤ人の女性は、自分の人生を語ってくれたのだった。

「私は三十五歳のときに未亡人になりました。ふたりの娘を抱えて、生計を立てる道もほとんどない状態だったの。だから私は、人をうまく操って、望むものを手に入れることが誰よりも上手な人間になりました。盗みこそしなかったけれど、かなりそれに近いことはやりました。

上の娘は、二十二歳になったとき、仏教のコミュニティに入ったの。娘はふたりとも、ニューヨークで伝統的なユダヤ人の家庭に育ったのよ。それが仏教のコミュニティですものね。私のところにやってくるたびに彼女にこう言いました。『どうしてこんな仕打ちができるの？　お母さんは自分のことを全部あきらめてつくしてきたのに、何でこんなことができるの？』って。このやりとりを何百回やったかわかりません。するとある日、娘が私を見つめてこう言いました。『お母さん、私の服は汚れている？　何か汚い部分があるの？　私、何か気を悪くさせるようなことをしている？』

私は言いました。『あなた何かドラッグをやっているのね。そうよ。ドラッグをやらされたのね』彼女はこう答えたわ。『ええ、ドラッグをやったことはあるわよ』ってね。そのあと私がなんて言ったと思います？『私にもやらせてちょうだい』って言ったんですよ。そうしたら、彼女は手に入れてきてくれました。ＬＳＤをもってきたの。五十五歳の私がＬＳＤを飲んだのですよ」

私は思わず椅子から落ちそうになった。LSDをやる彼女の姿は、とても想像ができなかった。

「あなたは天使の存在を信じていらっしゃるかしら?」

「ええ、もちろん」

「よかった。だって、つぎに私に起きたのがそれだったから。LSDを飲んだ私は、体外離脱を体験しました。自分の身体の上を浮かんでいて、空気より軽かったわ。そして、えもいわれぬ美しい存在と出会ったのだけれど、彼女は自分のことを私の天使だというのですよ。彼女は私に文句を言うのです。『ルースよルース、あなたの天使でいるのがどんなに大変なことかわかるかしら?』

そんなこと考えたこともなかった、と答えると、私の天使は、『あなたが私の目にどんな姿で映るか見せてあげましょう』と言って、私の分身を見せてくれたのです。ただその分身は、何千という輪ゴムでがちがちに縛られていました。天使が言ったわ。『これが私に映るあなたの姿よ。輪ゴムのひとつひとつがあなたを支配している恐れです。あなたには恐れがあんまりたくさんあるので、私の声なんかとても聞こえないのね。全部私がわかっているから大丈夫、と伝えようとしているのに……』

そうしたら、こんどは天使がこう言うの。『ここにハサミがあるわ。輪ゴムを全部切って自由になったらどうかしら?』私はそのとおりにしました。輪ゴムを一本残らず全部切ってしまったのだけれど、一本切るごとに、信じられないようなエネルギーが身体に入ってくるのが感じられたのです。『さあ、だいぶ気分が良くなったんじゃない？』天使に声をかけられて、もう空気より軽いみたいだし、こんなに幸せになったのは生まれてはじめてだって言いましたよ。もう笑いが止まらなくなってね。天使はこんどはこう言いました。『さあ、そろそろ自分の身体に戻らなくては。でもその前に、あなたに見せなくてはならないものがあるの』

彼女は私の将来の姿を見せてくれたのです。体中に関節炎を患っていました。なぜこの状態に耐えなければならないのか、天使は教えてくれませんでした。とにかく、そうしなければならない、と。でもこうも言いました。一歩一歩、必ず自分がそばにいるからって。それから彼女は私を私の身体に戻しました。娘に全部話して、それから先、二か月くらいずっとふたりとも笑いが止まりませんでしたよ。この体験以来、娘とは本当に親しくなりました。十年前にこの関節炎の兆候が出たとき、私は思いました。これは障害じゃないわ、歩けたときのほうが、よっぽどひどい障害があったくらい、って。孤独になることや、老後のことをあまりに恐れていたために、いつも娘をそばに置きたいと思っていました。でもあの体験のあとは、もう二度とこわいと思わなくなりました。この身体の症状は、二度と恐れを感じなくてもいいんだと思い出させるためだと考えています。いまは毎日天使に話しかけているし、前よりももっとたくさん笑っていますよ」

ワークショップの参加者に向けてこの話をしてもらえるように、彼女をどこへでも連れていけたらどんなにいいか、と私は思う。私にとって、ルースと彼女の天使とは双子だ。彼女の話は、神なるエネルギーの非物質世界のほうが、ものやかたちで成り立つ物質世界よりも権威をもつと信じるという、彼女の選択を表している。この選択が、障害をもっているという状況を、徐々にひらめきと勇気の源泉へと変えたのである。彼女のもつ限界が、ひとつの財産となったのだ。

物質的な状況の「幻」よりも霊的な道を選択するとき、私たちは人生を「整理」する。ひとつの選択をするたびに、私たちは物質界の幻影にますます深くかかわるか、あるいは霊の力に自分のエネルギーを投じるかのどちらかに向かうのだ。7つのチャクラは、このただひとつの根本的な学びが、かたちを変えて現れているにすぎない。内面の力を強めるような選択をするたびに、私たちは、自分の人生、身体、健康、心、そして霊に対する物質世界の力を抑える。気の観点からみると、霊を豊かにする選択は、どれも気場を強めるはたらきをする。そして、気場が強ければ強いほど、悪い方向に向かっていくような人びとや体験とのつながりも減っていくのである。

ワークショップに参加したペニーに会ったのは、すでに彼女が自分で人生を立て直す努力を積極的にはじめていたときだった。彼女は、事業のパートナーだった男性と結婚して十八年で、その事業のブレーンでもあった。彼女はアルコール中毒だったが、これは夫にも好都合だったからだ。彼もアル中だったからだ。彼がペニーに飲ませたかったのは、彼女をぼんやりとさせていたほうが、結婚も仕事もコントロールするのに好都合だからだった。

たいていの日は、仕事から帰ってくると、ペニーは犬の世話と家事をする。すると夫がワインを一杯ついで、こう言うのだ。「さあ、もう休んだら。夕食は僕がつくるよ」

夕食の準備ができるころには、彼女はもう「ほろ酔い気分」なのだった。

十七年間もこれが続いたあと、ペニーは自分が問題を抱えていると気づいた。アルコール中毒患者の会に参加しようとも思ったが、やはり考え直した。「小さな町に住んでいましたから」と彼女は説明する。「人が私の姿を見たら、噂が広まったでしょう」

車でそばを通っても、会場に入ることはなかった。が、次第に状況は深刻になった。夫を頼りにする代わりに彼女は友人に電話をかけ、「助けて、お願い。助けがいるの」と言った。その友人が、アルコール中毒患者の会に彼女を参加させた。

アルコールを断つことは彼女の人生を変えた。目が覚めてみると、彼女は自分の世界の何もかもがうまくいかなくなっており、その最たるものが結婚生活であることに気づいた。結婚を解消することは仕事をやめることであり、とても恐ろしかったが、一歩ずつその方向に進むことにした。まず別の町に引っ越し、アルコール中毒患者の会に出席しつづけるとともに、個人の成長について勉強をはじめた。私が彼女と出会ったのもちょうどそのころである。メークアップを変え、髪型も変えて、九キロやせた。ひと言でいえば、彼女は生き返ったのである。経済的には厳しくなるのがわかっていたが、彼女は離婚することにした。「自分の霊が自由になるためには必要なことだった」からだ。

こういうステップを踏みながら、ペニーと私は、新しい一歩について語り、それが彼女の人生と生活状態にどう影響するかを話し合った。離婚によって経済的な状態は変わるが、彼女は自分で収入を得られるかどうかを試してみたいと考えた。そして、自分の可能性を充分に信じているから、それはできるはずだと判断したのだ。彼女は神経言語プログラミング（NLP）を勉強し、そのトレーナーとなった。健康や、個人としての満足という点でも、彼女の基準は前よりもずっと高くなっていたが、それに見合うだけのジェームスというすばらしい男性に出会うことになる。ふたりは結婚し、現在はヨーロッパ各地で個人の成長についてのセミナーを開いている。

ペニーの話は、強い決意と自己責任の気持ちがあれば、誰でも自分の人生を変えられるという無限の可能性を語っている。このような力に関連した資質は、第3チャクラの本質にあるものだ。自分を悪い方向に向かわせるような人びとや状況から自分を切り離し、自分の霊をよび起こすと、自分には無限の忍耐力と尊厳があることを発見し、それを使って自分の人生を立て直すことができたのである。ペニーは自分の恐れと直面できたからこそ、その恐れを手放すこともできたし、力を得て健康となり、成功することもできたのだ。

私たちの霊が強くなればなるほど、直線的な時間が人生におよぼす力は弱まっていく。

ある意味で、直線的な時間とは物質世界の幻であり、最初の三つのチャクラの物質的な気とつながっているものだ。物質的な課題を達成するためにはこの物理的なエネルギーを必要とする。たとえば、あるひらめきを思考からかたちをもつものへと変えるときは、直線的なステップを踏むだろう。しかし、自分のもつ癒す力を信じるかどうかということになると、時間の概念についてあらためて考えてみる必要がある。

私たちの文化では、いたましい子供時代の記憶を癒すには、何年にもわたる心理療法が必要と信じられているが、必ずしもそうではない。信じることさえできれば、痛々しい記憶をすみやかに癒し、その記憶が人生におよぼしている影響力をなくすことも可能なのだ。癒しのプロセスの長さは、社会意識がそのためにどれだけの時間が必要だと判断するかによって変わる。たとえば現代の社会意識は、ある種のガンが人の命を奪うのには六か月かかると信じているし、エイズ患者は六、七年生きることができて、伴侶の死の悲しみから立ち直るには少なくとも一年を要し、子供の死の悲しみはけっして終わらないこともあると信じている。このような考えを信じるならば、自分の内面の力を実践するのではなく、社会意識に自分の人生に対する影響力を与えてしまうことになる。霊が充分に強く、集団の信念がもつ権威から自分を切り離すことができるなら、それは人生を変えるだけの強さをもつ可能性さえあるのだ。マーガレットの驚くべき半生がその好例である。

内なる強さ、祈り、奇跡——マーガレットの人生

マーガレットに会ったのは、ニューハンプシャー州で開催したワークショップでのことだった。彼女は自分の受けたしつけを「当たり前でごくふつう、厳格」と表現した。両親は彼女の読むものをすべてチェックし、誰が友だちになるかも決めた。親が「過激すぎる」と考えた催しにはけっして出ることを許されなかった。新聞さえ隠れて読まなければならないときもあった。彼女は、未知のものに対する両親の恐れに支配されて育ったのだ。学校に行くようになると、女なのだから基本的にふたつの職業しかない、と親はいった。教師か看護師だ。

マーガレットは看護師になることにした。看護学校を卒業してすぐ結婚したが、相手の男性のことを彼女はこう語る。「当たり前でごくふつう、厳格。親の姿そのままでした」

夫とともにマーガレットは小さな町に移り、彼女は在宅看護の仕事についた。よくある可愛らしい町だったが、名物になっている人間もいた。なかでもオリーという女性が際立っていて、なぜか「危険人物」ということになっていた。誰も彼女には話しかけず、社交的な催しにも招こうとはしなかった。ハロウィーンになると、子供たちは彼女をいじめるのだが、もう十年もそれが続いていた。

ある日、オリーが、在宅看護事務所に電話をかけてきて、サービスを依頼した。看護師のなかで誰もこれに応えようとする者はいなかったが、マーガレットだけは例外だった。オリーの家に近づくにつれて、何となく不安にはなったが、家に入ると、そこには「さびしくて愛情に飢えた、何の害もない五十代の女性」がいた。オリーの世話をしていくうちに、ふたりのあいだには友情が生まれた。親しくなり、うちとけてきたころ、いったいどうしていまのような扱いをされるようになってしまったのかをたずねてみた。オリーはひと息つくと、彼女が子供のときに、ある「力」が「突如として」身についたことを語ってくれた。この力は人を癒すことができた。オリーの父親は、彼女の治癒の力を必要としている人たちにそれを売りはじめた。こうしてかなりのお金を稼いだのだが、「ある日、なぜかその力がなくなってしまった」のである。父親は彼女が頑固に拒んでいるだけだと思い、この力をよび戻そうとして彼女をたたいたりしたが、それは戻ってこなかった。

大人になると、オリーは故郷を離れ、誰も彼女のことを知らない町へと引っ越した。掃除婦として働き、三十二歳で結婚して、ふたりの子供をもった。五歳のときに下の子が重病となり、白血病と診断された。医師は、彼女と夫に対して、これは避けられないことだから覚悟するように、と言った。このときになってはじめて、オリーは夫に子供のときにあった力のことを話し、息子の病を治すために、もう一度この力を戻してくれるよう一緒に祈ることを頼んだのだった。オリーは息子のベッドのそばにひざまずき、身体の上に手をかざした。二日とたたないうちに息子の症状は改善のきざしを見せ、一週間以内には回復に向かっていた。そして二か月もたたないうちに完全な治癒をみたのである。

医師は、息子にいったい何をしたのか、どんな処置をほどこしたのかをたずねた。オリーは、医師には何も話さないよう夫に言ったが、それでも彼は医師に全部くわしく話して聞かせたのだった。医師の反応は、オリーは「危険」だというものであり、オリーの夫にこう言った。「あの女には気をつけたほうがいいですよ。魔女か何かかもしれませんからね」

五か月後、オリーが家に帰ってみると、夫がふたりの子供を連れていなくなっていた。彼女の「精神病」を理由に、離婚が成立した。オリーはショックを受け、何度も子供を探そうとしたがだめだった、とマーガレットに語った。以来、子供たちには会っていないという。

マーガレットがオリーのもとをおとずれるたびに、ふたりの絆は深まっていた。オリーのもつ「力」は、マーガレットにインスピレーションを与え、ヒーラーや、癒しの力、それに霊の道についての本をいろいろ読むようになった。読めば読むほど、彼女は両親のことを思い出し、いかに彼らが新しい考えを恐れていたか、そして、彼女が「ふつうのライフスタイルに合った、ごくふつうのこと」だけを学ぶように仕向けていたかに気づいた。

マーガレットは自分が学んでいたことをすべて夫に話していたが、それは彼にも同じようにわくわくしてほしいと願っていたからだった。しかし夫は、オリーにも、マーガレットが学んでいたような新しいことにも脅威を感じ、ついに彼女がオリーに会うことを禁じてしまった。

このころまでには、マーガレットにとって、オリーに会うのは必要なことになっていた。オリーをとても大切に思っていたからだけではなく、彼女が神なる存在からの愛のエネルギーによって得られる、癒しの力について教えてくれていたからだった。もう、誰かの恐れに支配されるのはいやだった。

マーガレットは人生最悪の危機に突入した。オリーがいたためだけではなく、彼女が「ふたつの思考の世界」のあいだにいたからだった。オリーに二度と会わなかったとしても、癒しや霊について以前のような考え方に戻ることができないのはわかっていた。もっと勉強を続けたかったので、夫には、彼がどう思おうともオリーの家での在宅看護の仕事は続けると告げた。夫は「あの女はお前に呪いをかけている」とか、「お前たちふたりはどんな関係なんだ」などと言いはじめた。家庭内の雰囲気は、ついに耐えられないものとなり、マーガレットは別のアパートに引っ越した。しばらく別居することで、夫婦関係が癒されることを望んだのだ。マーガレットの職場の人たちも友人も夫の側についた。あなたはもう死にかけているひとりの女性のために結婚生活を犠牲にしている、と彼らは口をそろえて言った。彼女がしていることを理解してくれる人は誰もいなかった。彼女は祈り、

「何でもいいから、とにかく奇跡を起こしてほしい」と願った。つまり、神に対し、この危機をどういうかたちで解決してくれてもかまわない、とにかく終わらせてほしい、と願ったのだ。

四か月ほどたったころ、マーガレットはどうしても会わなければならないという夫からの伝言を受けとった。離婚を求められるのだろうと思っていたが、そうではなく、実は大腸ガンの診断を受けたという。こわい、と彼は言った。そして奇跡が起きた。オリーに助けてもらえないだろうか、と夫がたずねたのだ。マーガレットはあふれ出す感情に身体を震わせた。ふたりはすぐオリーの家に向かった。

オリーはマーガレットの夫に、自分の力は神からくるもので、このことに意識を集中しなくてはならない、と言った。そして彼に手かざしをしたが、それは十分にも満たない時間だった。そして、夫は三か月たたないうちに大腸ガンから回復したのである。以来彼は、オリーの世話をすることに情熱を傾けるようになり、どうしてもふたりの家に一緒に住むことを主張して譲らないほどだった。オリーは死を迎えるまで、ふたりとともに暮らした。

「もういまは、夫は私につくしてもつくしきれないという感じです。他人に対しても同じです。家で祈りの会をもっていて、人と一緒に祈ったり、癒しについて教えたりしていま す。こんなことが起きるなんて、とても信じられなかったでしょうし、夫に何度こう言われたかわかりません。『毎日の祈りで、君が私に屈せずに自分の信念を通す勇気をもってくれたことを神に感謝しているよ。おかげで今日、私は生きているんだからね』って」
私たちの子供時代の記憶が、大変な苦痛の原因となることもあるのは間違いない。しかしマーガレットのように、その痛みを通じ、大人としてひとつの選択をする勇気とひらめきを得る機会を与えられることもある。

自分を信じなければ、前には進めない

直観による啓示について、ワークショップで教えはじめたころは、参加者に内省と瞑想の練習をしてもらっていた。しかし、瞑想した人たちのほとんどが、直観を身につけることがうまくいかないと言ってきた。そして、あるワークショップのさなかに、直観とつながることが難題なのではないと私は気づいたのだ。ほとんどの場合、参加者たちはすでに自分の直観とつながりをもっていたが、直観というものの本質についてまったくの誤解をしていたのだ。

このワークショップの参加者は、ひとり残らず直観を予言能力と混同していた。直観とは、未来を言いあてることだと思っていたのだ。直観とは、予言をする能力でもなければ、金銭を失うことや、苦痛に満ちた関係を避けるための手段でもない。それは気のデータを使って、この瞬間に判断を下す能力なのである。気のデータとは、ある状況をつくり

上げる感情的、心理的、そして霊的な要素のことだ。それは、人生の「いま／ここ」であり、どこか「未来」の場所からくる非物質的な情報ではない。

ほとんどの場合、直観を通じて得られる情報は、私たちを何となく居心地悪く感じさせたり、気分が沈んだり、不安にさせたりというかたちをとって、その存在を知らせてくる。あるいは極端な場合、突如、自分の感情と切り離されてしまったかのごとく、意味もなく漂っているように感じることもある。直観的な性質をもつ夢では、変化や混沌を象徴するようなシンボルを受けとる。このような夢は、感情の危機に直面しているときに、より強く感じられることがよくある。気や直観で感じられる感覚は、自分が人生の岐路に立っていて、いま行う選択を通して、少なくともある程度はつぎの段階を変える力があるという信号を送ってくるのだ。直観と第3チャクラの独立性が一体となり、あえて危険を冒す力と、腹で感じる直観に従って行動する力を与えるのである。

二十八歳になるエヴァンは、大腸にできたひどい潰瘍に苦しみ、私に連絡してきた。彼を診断すると、競馬馬がゲートに連れていかれるのだが、出走することはないというイメージを受けとった。エヴァンの第3チャクラはまるで何もない穴のようで、気をたれ流していた。自分の足で立つ気《エネルギー》が残っていないのだ。失敗を恐れるあまり、人生が与えてくれたさまざまな機会から逃げまわってきているように思われた。自分の内面を見て、確認や直観を求めようとはまったくしないのだった。

彼が自分で語ったところによると、エヴァンの人生はつまずきの連続だった。いろいろな事業を考えたが、結局どれもだめだとあきらめてきたのだ。たとえば株価の上下を予測できるような公式を求めて、株式市場をいやというほど調べていた。この理想に取りつかれた彼は、慎重に統計を集めることさえしていた。実際には、これからどの株が上がるかを予想するのに、彼は結構いい線までいっていた。そういう株になぜ投資しなかったのかとたずねると、こう答えた。「公式はまだ完璧ではないんです。完璧でなくてはいけません」

なのに彼は、自分に嫌気がさしていた。自分の勘に従って行動していれば、多額のお金が稼げたことを知っているからだ。実のところ、彼はかなり裕福になっていたと思われた。紙の上でこれほどうまくいっているのだから、実際の投資でも同じように成功するのでは、と私が言うと、株式市場は気まぐれだし、自分の勘が正しいと確信はできないと答えるのだった。

潰瘍性大腸炎を抱えたエヴァンは自分の「腹」で感じる勘のとおりに行動できないために、身体が引き裂かれていたのだ。ある株にわずかなお金を投資することさえ彼はできなかった。リスクを冒すことに対する恐怖が文字どおり身体を破壊しているというのに、その本質からしてリスク以外の何ものでもない業界に彼は取りつかれていたのである。エヴァンにリラクゼーションのテクニックを教えようとしても、それはティーンエイジャーに門限までに帰宅するように言うようなものだっただろう。まずそのコンピュータのような頭を手放し、腹にある直観に意識を移すことが必要だったのだ。なのに彼は、本能的な勘などというものは結果を「証明」してくれず、可能性を示すことしかないと言う。

ワークショップの参加者たちも、たしかに自分の直観とつながってはいたが、それは直観による啓示というよりは、「明確な指示」を与えられることだと考えている場合がほとんどだった。たったひとつの直観的な「正解」が、完璧な調和と幸福へと人生を変える力を与えてくれることを願っていたのである。しかし、直観的な啓示とは、ある声に従って「約束の地」へと導かれていく、という性格のものではない。何かいやな気がしたり、自分が混乱していると感じたら、人生を自分の手に取り戻し、みじめな状態や停滞を打ち破って前に進める選択をするようそれは指示しているのだ、と気づくだけの自尊の念をもつことなのである。

自尊の念が足りない人は直観の啓示のとおりに行動ができない。失敗を恐れる気持ちが強すぎるからだ。直観も、あらゆる瞑想などの修練と同様に、そこから得られる啓示に従ってとことん行動していく勇気と内面の力をもってはじめて、そして、そういうときにのみ、大きな効果をもたらす。啓示は行動を要求するが、安全を保証してくれるとはかぎらない。私たち自身は、自分の成功を個人的な快適さと安心感で測るのに対し、宇宙は私たちがどれだけ学んだかによってそれを測るのである。快適さと安心感を成功の基準にしているかぎり、自分の直観的な啓示を恐れることになる。なぜなら、それは本質的に多少は心地良くない面もある、新しい学びのサイクルへと私たちを向かわせるからだ。

あるワークショップで、サンディという女性が、自分は六年間もインドのアシュラムですごし、瞑想の修行を積んだと誇り高く言った。朝夕、彼女は一時間の瞑想に入り、明確な霊的啓示を受けることができた。ふたりだけになったとき、彼女は自分がどこに住むべきか、どうやって生計を立てていったらいいかについて、何かイメージがわくかを私にたずねてきた。職業カウンセリングは専門ではないとつけ加えながらも、私はなぜそのような情報を彼女が自分の瞑想で受けとっていないのかと聞いてみた。彼女の答えは、自分の啓示は霊的なことだけだ、というものだった。でも、と私は反論した。職業というのは人生の一部なのだから、霊性の一部でもあるでしょう、と。とにかくその手の情報はもらえないのです、と彼女は言う。私はこんどはこうきいてみた。「どこに住むか、何の仕事をするかについて、瞑想中に最悪の直観がおとずれるとしたら、それは何ですか」

彼女はすぐに答えた。「それなら簡単ですよ。デトロイトの中心部で教職に戻るということです。実はそういう悪い夢にうなされたこともあるくらいですから」

私は言った。「私ならそれをやってみようかと考えるわ。それこそ啓示のように聞こえるけれど」

一年後、私はサンディから手紙をもらい、ワークショップのあと、教職に戻りたいという欲求にさいなまれるようになったことが書いてあった。彼女は強く抵抗し、偏頭痛と不眠に悩まされるまでになった。そのあいだ、彼女は書店の店員として働いていたが、充分な稼ぎではなかった。このため、以前勤めていた区域の学校で、代替教員をしないかという誘いがあったとき、彼女はそれを受けた。二か月とたたないうちに、彼女は高校生を対象とした週二回の瞑想の課外授業をはじめた。このクラスは大成功で、翌年には正規授業のカリキュラムに取り入れられることになり、サンディは正式な教員としてよろこんで契約に応じたのだった。まもなく、彼女の偏頭痛と睡眠障害はなくなった。

癒しのためには自分自身を信じることが必要だ。自尊の念が直観能力を育むのにどれほど重要かに気づく前であれば、癒しでいちばん大事な要素は信ずる心だと私は述べたことだろう。いまは、自尊の念と内面の力を、信ずる心と同等のものと考えている。自尊の念が低いということは、自分自身だけでなく、見えない世界の力を信じる心が欠けていることを意味しているからだ。毎日の存在のなかで直面する難題に向かっていくのに、信ずる心が欠かせないのは疑いようもない事実である。

たとえば、ジャニスという名の二十代後半の女性が、健康管理について学びたいといって連絡してきたときのことだ。ジャニスはそれまでにも深刻な身体の問題に直面してきていたが、なぜそうなるのかをたずねることはなかった。癒しのプロセスをはじめることに関心があるだけだったのだ。

ジャニスはまだ十代のころ、腸閉塞の手術を受けた。私が彼女に会ったときは、結婚しており、子供がひとりいて、七度目の開腹手術を受けるために入院していた。腸のほとんどはすでに除去されており、人工肛門を使わなくてはならなかった。固形物を食べることはもうできず、外科手術で胸に埋め込んだカテーテルを通して液体栄養を摂っていて、これも生涯続くことだった。また、寝る直前には液体栄養をつながなくてはならない。夜のあいだ、身体に入るこの点滴は、過栄養法とよばれ、開発されたばかりで、保険の対象になっていなかった。たくさんの機器をもっていかなければならないため、たとえ週末だけの短い旅でも、大変なことだった。この身体の問題に加え、そしてその結果として、ジャニスと夫は返済の見込みのない膨大な借金を抱えつつあった。

ジャニスに会うために病院に向かいながら、私は彼女が自分の状況に打ちのめされ、将来を嘆いているだろうと考えていた。だが、驚いたことに彼女はとても肯定的な態度と良い気を発していた。自分の健康の改善のために使えるように、瞑想や視覚化のような、気にかかわる技能を学びたがっていた。話のなかで彼女はこう述べた。「カテーテルを埋め込む手術をしたときは、やはり自分をみじめに思ったことはたしかです。罪悪感も当然ありました。自分が夫にとって良い妻とはいえず、ただの経済的な負担となってしまったように感じたのです。そのとき、病院のなかを少し歩くことがあり、ほかの人たちが直面している状況を目にしました。自分の状態はそうひどいものではないのだ。私はそう強く思いました。充分やっていける、やっていくのだと決心したのです」

最後の手術の後、ジャニスは学校に戻り、看護学の学位を取得した。人生がやっとまとまりかけてきたところで、夫が離婚を求めてきた。彼女は私に電話をしてきて、また会おうということになった。話のなかで彼女はこう言った。「彼が離婚したいというのも驚いてはいません。十二年間、彼はできるかぎり私を支えてきてくれましたが、あまり結婚生活があったとは言えないからです。反感をもっている余裕はありません。息子には私が必要だし、否定的に考えることは、自分の身体をもっと悪くするだけだと深く信じています。でもこわいこともたしかです。これからどうすればいいのでしょうか。おなかのなかに勇気がすぐわいてくるような視覚化のテクニックなんてないかしらね？」

まず離婚という状況を乗り越えることが最優先であり、ここ数か月はできるだけ多くの人からの支えが必要だということで私たちの意見は一致した。離婚手続きが最終段階に入ったころ、近くの病院で仕事が見つかった。十歳の息子とともに新しいアパートに移り、新しい友人ができるよう努めた。人生の霊的な面を優先するようにし、毎朝息子と一緒に、ふたりの人生が幸せで完璧である姿を想い描いた。これは、第3チャクラと関連のある気の力、つまり頑張り、スタミナ、そして自己を尊重する心などを開く行動だ。この試練の期間を通じ、彼女は「自分の足で立つ」という強い決意をもちつづけていた。最終的に彼女はこれに成功する。この変化の時期のあいだ健康状態はずっと安定し、離婚から一年を経て、彼女はすばらしい男性と出会い、再婚した。ジャニスの例は、身体上の問題や個人的な難題に、勇気をもって対応することで、それを克服できるという人間の精神の力をよく示している。もちろんジャニスも落ち込むことはあっただろう。しかし、自己憐憫《れんびん》の情のほうが、実際の身体の問題よりも害をおよぼすということに彼女は気がついていたのだ。彼女のものの見方、そして毎日の霊の道の実践が、心身のバランスを保ったのである。

この象徴的な意味は、内面に力を得ることによって、内側から「生き生きする」ということだ。自尊の念と内面の力がもてたという意識は、霊的な意味で大人になったことを象徴するような、人生の思い出深い時期に得られることがある。たとえば、突然ある洞察がわき、それまでは自分が押しつぶされてしまっていた難題にどう対処すればよいかわかった、というようなこともあるかもしれない。あるいは、力強い自分の姿が見えて、フィットネスから経済的な成功まで、自分があらゆる種類の目標を達成できることに気づくこともあるだろう。

目標を追い求める自信をつけていくというのは、内面の力を人生を変える原動力とするひとつの道だ。同時に、それと変わらない大きな変化がその人の霊体のレベルで起きたり、象徴的なかたちで変化がおとずれたりすることもある。内面に力をつけると、人の重心は外的なものから内的なものへと移る。これは、その人が霊的な道を歩んでいるというしるしである。ほとんどの文化では、若者が成人する儀式を行っている。霊《たましい》が大人になったことを象徴する儀式《イニシエーション》だ。アメリカ先住民に古くからある伝統では、若い男はひとりの戦士として認められるために、ある定められた期間、部族から離れ、大自然のなかでひとりですごす。このような儀式は、同族の力の気に依存し、保護される状態が終わり、自分自身の物質界での人生、また霊的な人生の責任を受けいれることを象徴している。また同時に、その若者が責任を受けいれたことを同族全体が認めたしるしでもある。いったん「成人した」と見なされれば、その若者は家族や友人から、大人としての行動を期待されるようになる。

力にあふれた自分を感じられるという状態には、人生で起きる一連の小さな儀式《イニシエーション》を経て、段階的に到達していくということもあり得る。自尊の念がわずかでも増していくたびに、私たちは外界とのかかわりをどこか変える必要に迫られる。ほとんどの場合、私たちは変化をひどく嫌うが、儀式《イニシエーション》は変化の必要性を象徴していることを忘れてはならない。自分が内面の力をもつようになり、より強いパートナーが必要になるという理由で、ひとつの関係を終わらせることもあるだろう。あるいは安全で慣れ親しんだパターンから脱却して、自分の創造性を試してみなければと仕事をやめることもあるかもしれない。変化が激しく、スピードが速すぎると押しつぶされてしまうため、一度にひとつの難題に対処していくことで、私たちは内面の力を充実させる過程も、コントロールしようとするのだ。そうするなかで体験していくひとつひとつの変化が、あるパターンをつくり、内面の力に向かう旅となっていくのである。

内面の力に向かうための四段階

自尊の念（self-esteem）という言葉がよく使われるようになったのは一九六〇年代からだ。六〇年代は、個人が内面の力をもつということについて、私たちの見方が大きく変わった革命の十年間であった。そこではじめて、自尊の念は、男性女性を問わず、人の健康に欠かせないものとして受けいれられたのだ。健康の意味も、身体だけでなく、心理的、霊的な健康を含むものとして再定義された。

その後の三十年間も、この新しい自尊の念の定義をさらに磨きあげてきた期間といえる。象徴的に見ると、六〇年代から九〇年代にかけて起きた社会現象は、個人として私たちのひとりひとりが体験する発展の段階を反映している。一九六〇年代の「革命」の後、内向する時代、七〇年代がやってきた。六〇年代に発散された生のエネルギーは、外的な障壁を打ちこわし、それが内的な障壁をこわすという七〇年代の課題へとつながっていった。この十年間は、「心理療法」という言葉を誰もが使うようになった時期でもある。

七〇年代にはふたつの心理的な力が融合した。まず、きわめて強力な「自己」という言葉が、清教徒的な倫理観の呪縛から解き放たれた。それまで自己（self）という言葉は、末尾にishをつけて「利己的」（selfish）としてしか使われることが許されなかったのだ。このselfishというたったひとつの言葉が、大多数の人びとが、どんなかたちであっても個人としての成長をめざすことを、何世紀にもわたって妨げるだけの力をもっていたのである。七〇年代は自己というものが受けいれられ、ほかの言葉と組み合わせて広く使われるようになった。自己治癒、自己の気づき、自己動機などだ。この単純な変化だけをとってみても、私たちのひとりひとりに「秘密の園」に入る鍵を与えるのに匹敵することだった。多少の助けがあれば、私たちは実はひとりで歩いていけるのだと発見する領域である。

当然のことながら、この自己に魅了される傾向は、極端なかたちへと発展していく。この新しい自己の力をどこまで使えるかを試すため、八〇年代のテーマは自己への耽溺《たんでき》となった。ナルシシズムである。この時代のナルシスト的な雰囲気は、あらゆる物質的な欲望を自由に満たしてもいいのだと思わせた。そして私たちは溺れきった。すべて究極までである。どれだけ早く金持ちになれるか？　どれだけ速いスピードで情報を伝達できるか？　どれだけ早く世界をテクノポリス化できるか？　どれだけ早くやせられるか？　どれだけ早く癒されるか？　——意識を高めるという、それまでは生涯の修練を必要とした神聖な作業だったことでさえ、充分なお金さえ払えば、一週間で達成できるものと人びとは信じるようになってしまった。

しかし、耽溺さえも飽和状態になるときがくる。九〇年代に入るころには、振り子は再び外の世界から内面の世界にゆり戻され、あらゆる気のパターンが個人としての進化に向けられるようになった。それは、「世界に生きながら、そのなかに巻き込まれない」だけの力をもつ自己を形成すること、物質界のすばらしさを楽しみながらも、世界にあふれる幻に魂を奪われない自己をつくるということなのだ。

革命、内向、ナルシシズム、そして進化というのが、自尊の念を得て、霊的な成長に向かうなかで通っていく四つの段階なのである。霊的な意味で大人の人間は、内面の霊的な資質を、目立たないかたちで毎日の判断に生かしていく。「霊的な」思考や活動は、ほかの日常生活の側面と分けることはできない。すべてはひとつになる。

ひとつの段階に何年もとどまる人もいれば、数か月しかかからない人もいるだろう。だが、ひとつひとつの段階にどれだけ時間がかかるかには関係なく、ひとりひとりが、自分の性格、倫理観、道徳観、それに自分を尊重しているかどうかが試されるような、独自の難題と必ず格闘することになる。

自分を発見し、なぜ秘密をもつのか、中毒になるのか、なぜ自分の間違いを人のせいにするのかを理解しようと思うなら、そのための努力を必要とする。人をほめたり、ほめられたりするのがどうして苦手なのか、あるいは内面に何か恥だと思うことを抱えているかどうかを知るために、私たちは努力しなくてはならない。自分の性格や業績について誇りをもつことに違和感を感じないようにならなくてはいけないのだ。自分の性格上、許せる境界とは何か、どれだけ自分を曲げて妥協しているか、どこで線を引くのか（あるいは線引きをするのかどうか）を知らなければならない。自分のアイデンティティを創り出すというのは、自己発見に基づく作業であり、生物学的あるいは人種的な遺伝とは関係ないものなのである。

第一段階――革命

自尊の念を育んでいくためには、革命的な行為、あるいは一連のミニ革命を必要とする。ここでいう革命とは、集団の思考から自分を切り離し、自分自身の権威を確立しはじめることを指す。たとえば、突如として自分が家族あるいは同年代の仲間と違う意見をもっていることに気づいたりするかもしれない。いずれの場合でも、集団の気から自由になるのに苦労するだろう。集団の強さとは数であり、個性の表現にほとんどいつも反対することによって成り立つものだからだ。

たとえミニ革命であっても、自分自身の声を見つける行為は霊的に大事な意味をもつ。霊的な成長は、人の意見がどれだけ高度なものかではなく、その純粋さと、それを表現し、同じ意見を維持していくのに必要な勇気によって測られる。ここでの勇気とは、角突き合わせたふたりが一歩も引かないといった頑固さのことではない。それは第2チャクラでの力のゲームだ。それとは対象的に、第3チャクラでいう霊的な成長とは、内面の本物の信念を反映している、自分の立場を守り通す力のことだ。

ジェリーが連絡をしてきたのは、潰瘍に苦しんでいたからだった。私は、彼が自分の道徳的なルールに反した女性とつき合っているという印象を受けた。この女性を守りたいと思っていると同時に失望していて、この気持ちを面と向かって伝えられない自分にも同じように失望していることが感じられた。この印象を伝えると、ジェリーは、パートナーのジェーンが麻薬中毒者だと言った。出会ったのは彼女が「クリーン」だったときで、ひと月後に彼女は彼のアパートに引っ越してきた。それから二か月ほどはすべてがうまくいっているように思えたが、ジェーンの行動が変わりはじめた。また麻薬をやっているのかたずねると、そうではないと言う。仕事をやめたいのだが、その先どうしたらいいかわからないので気分が不安定なのだ、と言うのだ。最初は彼も信じていたが、こんどは財布からお金がなくなっていた。彼女に聞くと家のものを買うのにお金が必要だったと言い、言い忘れたことを謝った。ジェーンの嘘の話は、私たちの会話のうち、三十分もの時間を埋めるほどあった。

私はジェリーに、問題となっている「点」を「線」で結んでみてはどうかとすすめた。ジェーンと住む前は潰瘍を患ったことはなかったのだ。問題はジェーンではありません、と私は言った。彼が伝えたがっていたのは、彼女の言い訳はどうしても信じられないということだ。彼は一瞬考えてから、ジェーンのせいで潰瘍ができたとは思いたくない、と言った。彼女とやっていこうと決心したのであり、自分を必要としている相手を見捨てるのは間違っていると考えていた。面と向かって自分の気持ちを言ってしまったら、彼女は去っていくのではないかと非常に恐れてもいた。そこで私はきいてみた。「自分の健康とジェーンのどちらかを失わなければならないとしたら、どっちを選びますか？」

そして、あなたはもうすでにジェーンに面と向かって気持ちを伝えているのです、とつけ加えた。ただ、潰瘍が彼の代わりに話をしているだけなのだ……。二日後、ジェリーから連絡があり、ジェーンにアパートを出るように告げたと教えてくれた。驚いたことに、この決心で肩の荷がおりたように感じたという。

「こんなルールが私にあるとは思いませんでしたが、実際、あんなふうに生きていくことはできませんでした。嘘を生きるよりは、ひとりでいたほうがましです」

ジェリーにとって、ジェーンに面と向かうことは、個人的な革命といえるものだった。このひとつの体験で、彼は自分の価値観を尊重しなくてはならないこと、そして自分には必要な選択をする勇気があることを学んだのである。

たとえ少しでも、このような内面的な強さをもつようになると、内省をして、自分の内面を探究する力が増す。このようなかたちで、私たちは同族や集団の精神の影響力を、自分自身の内的な直観による啓示へと置き換えていく。このプロセスがいちどはじまると、つぎの自然なステップは「内向」、つまり私たちの内面の自己の探究である。

第二段階――内向

「内向」という段階では、外の世界が自分のニーズをどれだけ満たしているかを私たちは評価する。この自己探究は、しばしば、神との関係や人生の目的に焦点を合わせたいという気持ちへとつながるが、まずはじめに、自己探究がもたらす結果に耐えられるだけの内面のスタミナをつける必要がある。私のワークショップでも、自己を見つめ直すことについて質問をすると、できればそれを「聞かずにすませたい」と言う人が多い。そこまで自分のことを知りたくないというわけだ。あるいは、こう言うこともある――「わかりません。いままで考えたことがありませんから」。それに対して私はこう答えることにしている。「じゃあ、さっそくいま考えてみましょう！」

なぜこのような反応がこれほどよく見られるのだろうか。それは、自己を知ることは選択と行動を促すものであり、そのどちらに対する心の準備もできていない人がたくさんいるからである。

あるワークショップで、エマという五十代の女性と会った。彼女は大腸ガンの化学療法を終えたばかりだった。六人の子供がいたが、みな若者に成長していた。彼女は、ガンが自分にインスピレーションを与えてくれたという。回復期に彼女は、子供たちはたしかに自分のことを愛してくれてはいたが、彼女の「召し使い」としての面を最も愛していたのだと気づいた。悲しいことに、子供たちのうち四人までが、回復に向かう彼女に対し、ママの代わりに自分たちの面倒をみてくれる人を見つけないと、と言ったのだ。いったいいつ家に帰って来られそうなのか？　エマは、人生での自分の役割は何か、そして自分を癒すには何が必要なのかをあらためて考え直す必要があることを悟った。

彼女の「革命」は、「内向」する時期へとつながっていき、自己治癒、そして自己の気づきについての書物をたくさん読んだ。そして、これまでの自分は子供たちのために生きていたこと、これからは自分のために生きていきたいということに気づいたのだった。家のルールを変える勇気をふるい起こすにはさらに数か月かかったが、いざ決心すると徹底的に変えた。子供たちに対し、こう宣言した。もうこれからは、いつもいつも孫の子守りをしてもらえるとは思わないでほしい。三度の食事も、もう必ずつくるわけではない。自分のしていることをただちにやめて、子供たちに頼まれた雑用をしにいくことはしない、などなどだ。ひと言で言うと、ノーと言う権利を宣言したのだ。子供たちはこれに怒り、家族会議（「同族の集会」である）まで招集し、彼女にどう対処すべきかを話し合った。エマは自分の立場を守り通し、自分は母親であると同時にひとりの個人でもあるという事実、そしてその母親という役割は、もうお役御免にするという事実に適応していくしかないと子供たちに伝えた。

エマの話は、内向の段階は、新しい自画像の誕生というナルシスト的な段階へとつながっていくことを示している。

第三段階――ナルシシズム

言葉の響きは悪いが、ナルシシズムは、強い自己意識を育む努力をするなかで、どうしても必要なエネルギーとなることがある。新しいイメージを自分に与えるとき（たとえば新しい髪型や服、あるいはトレーニングなどで新しい体型になることもある）、それは内面でも変化が起きていることを示している。この過敏な状態にあるときに、自分の属する集団の仲間や同族全体から強い批判を受けることがあるが、ナルシスト的なエネルギーは、反対勢力に直面しつつ、新しい自分を創造し、譲れない線をきっちりと規定する屋台骨を与えてくれる。この段階での変化に続いて、さらに重要な意義をもつ内面の変化が起きるが、ナルシシズムはそれに備えるための心の準備をさせてくれるのである。

ワークショップの参加者、ギャリーは、この段階をうまく言い表した。彼は、いつもジーンズやスエットを着ていたのに、ある日突然、コンサートや観劇に正装して出かけるようになった、というのだ。友人たちのあいだではお決まりのスタイルから自分だけ外れるのは、考えただけで冷や汗をかくような気持ちがしたが、彼はこの変化を自分の成長の大きな一歩と見ていた。なぜなら、「羨望のまなざしで見つめられる」というのがどんな気持ちか、ぜひ体験してみたかったからだ。うらやましがられたいというのではなかった。彼は、いつもあまりパッとしない格好をしているというイメージがあったが、それを決めていた要素のひとつが友人たちの影響力だった。そこから脱したいというのが彼の望みだったのだ。ギャリーは自分がホモセクシュアルだと言ったので、そのことを家族に明かしているかときいた。彼はこう答えた。「まだ話していません。そうできるくらい自分を尊重する気持ちを少しずつ育もうとしているところです。最初は好きなものを着られるだけの強い自分になって、それから自分がなりたいような人間になるための努力をはじめたいと思います」

自分のなりたい人間になるというのは「進化」という第四段階のもつ本質をつかんでいるといえる。

第四段階――進化

自尊の念を育むこの最終段階は内面的なものだ。自分の霊のもつ気を曲げることなく、原則、尊厳、そして信ずる心を守ることのできる人たちは、内面的に進化している人間だ。ガンジー、マザー・テレサ、ネルソン・マンデラといった人たちである。もちろん、彼らほど高名ではないにしても、このレベルの自尊の念を達成した人は世界中にあふれているが、この三人の霊体は、物理的な世界の変化を司るほどの大きな影響力をもった。そして、彼らの精神の力に合わせるかたちで世界のほうが変わっていったのである。

ところでこの三人は三人とも、ある一時期、ナルシスト的だとまわりから見られていた。たとえばマザー・テレサは若いころ、二度にわたり、所属していた宗教共同体を去ることを強いられているが、それは、貧民への奉仕という彼女のビジョンが、ほかの尼僧たちには受けいれがたいものだったからだ。この時期、彼女は自分にのめり込んだナルシストと思われていた。このため深い霊的な内省の時期をすごさねばならず、機が熟してはじめて彼女は直観の啓示に従った。彼女は「進化」の段階に入り、彼女の人格は、何百万もの人びとが感銘を受け、動かされるものを感じる元型である「ペルソナ」となった。自分の霊がすべてを司るようになると、世界はその力の前に道を開くのだ。

人生の旅への挑戦

自己発見の旅にはわずか四つの段階しかないといっても、自己についての理解、独立性、それに自分を尊重することを学ぶのはけっして単純な作業ではない。第3チャクラは、自分の野望、責任感、それに強みや弱みを受けいれる心、さらに、自分の恐れ、まだ直面する準備ができていない秘密などがもつ気であふれている。私たちは内面の葛藤で引きさかれた状態にあることが多いせいで、「満たされるために、まず空《から》になる」ことや、「生まれ変わるために古い習慣や自画像を捨てる」という霊的な課題に直面することに、大きなおののきを感じる。だが、独立性と成長を育む道は、単なる心理的に健全な行為であるにとどまらない。自己探究と、象徴的な洞察を得る方法を学ぶことは、自分自身を信じる心へと導いてくれる、きわめて重要な霊の作業なのだ。

私がチャックのエピソードをとても気に入っているのは、「自分を尊重する」という真理の霊的な本質をつかんでいるからだ。チャックはきわめて伝統的な東欧人の家庭に生まれた。家族の影響力は、社会的、宗教的な価値観などあらゆる面で強く、子供は親のようになることが当然とされていた。チャックは家族のなかでもアウトサイダー的な存在だった。スポーツも嫌いだったし、みんなで集まってビールを飲むといったパーティーも好まなかった。自由主義的な考えや友人にひかれていたので、高校生になるまでには、すでに二重生活を送っていた。自分の関心事や友人を、家族との生活とは分けるようになっていたのだ。高校卒業までには自分がゲイであることを悟り、これが二重生活に拍車をかけた。家族が自分のホモセクシュアリティにとても対処できないことがわかっていたからだ。

を離れ、海外に旅をして、外国で教師となり、かなりの数の言語もマスターした。

故郷に戻って、定住するようになるころには、成績優秀者として幾度か表彰されるほどだったが、気分はいつも落ち込んでいた。私と出会ったときも、もう外への旅はやめ、自分の内面の冒険へと一歩を踏み出さなければならないことは明らかだった。私たちは彼の人生を象徴的に語り合った。海外生活を求めた真の動機は、アウトサイダーとして家族と生活するのが心地悪いものだったからだということがわかった。家族にどうしても自分を受けいれてほしかったが、同時に彼は、まず自分が自分自身を受けいれなければならないことを知っていた。ゲイとして堂々と生きることがまだできなかったのだ。これは気になることだった。その理由を彼はこう語る。「ぼくがゲイであることを知っているのがゲイの友だちだけだとしたら、それは自分がゲイであることを受けいれたとはいえません。いちばん恐れているのは、自分の気持ちをよくよく考えてみると、結局は自分を受けいれていないのだという点に行き着いてしまうことです。そうしたら、ぼくは、どうすればいいのかわかりません」

チャックは神秘思想を一生懸命勉強するかたわら、祈り、瞑想、そして教会での礼拝などの霊の道を実践していた。私は、本で読んで感銘を受けていた聖地に巡礼をしてみてはどうかと提案した。そして、霊的なレベルの意図を、自分を受けいれることに向けるようにすることをすすめた。これを聞いた彼は、ある友人が口にした言葉を教えてくれた。

「巡礼とは外に向かう神秘思想の実践で、神秘思想とは内に向かう巡礼である」

翌年の夏、チャックはヨーロッパに旅立ち、ファティマ、ルルドなど、彼にとってこの自己探究を象徴する聖地を何か所かおとずれた。それぞれの場所で、彼は霊的な儀式を行い、過去の苦痛を手放し、自分を受けいれる力を与えてくれるよう求めた。帰国するころには、チャックは変わっていた。彼は自由になり、誰もがあるべき姿である「生き生きとした」人間となった。陰の部分を捨て去ったおかげで、光を放っているかのようだった。帰国してまずしたのは、家族を招き、自分がゲイであることを告白することだった。どんな反応をされてもいいように心の準備はできていたが、驚いたことに家族はこれをすんなりと受けいれたのだ。チャックは大よろこびだった。チャックの霊の旅は、過去から、そして明日への恐怖からの解放をもたらし、自分を深く信じられるようにしてくれた。

人生を生きることが一種の巡礼の旅であることはたしかだが、だからといって、過去から自由になるのに、神聖な場所へと実際に旅をして、何か儀式をしなければならないということはない。だが、間違いなく必要なのは、霊的な意味での旅をして、自分の生活のなかにある美の存在に気づくのを阻んでいる恐れを捨て去り、癒しがある場所、自分を受けいれられる場所に到達するということだ。こういう旅ならば、祈りや瞑想という自分だけの空間で、毎日でも実行することができる。

詩人の故ドロシー・パーカーは「書くことは嫌いです。でも書き終わったときの気持ちは大好きです」と言った。内面の力を育む過程にも同じことがいえる。着いてしまえば天国のように感じるが、そこに行き着くまでの旅は長く、骨が折れるものだ。人生は、「汝自身に忠実であれ」というポロニウスの言葉の重要性を悟るよう、容赦なく迫る。内面の力がなければ、たしかに人生は恐ろしく苦しい体験だからだ。

直観を使ったからといって、それで自分の恐れと直面するという難題を避けて通れるわけではない。全き存在である人間になる近道はないし、直観能力がその答えというわけでもない。それよりも、自尊の念をもつことによって自然と起きてくる結果と言ったほうがいいだろう。

霊が元気なとき、身体も元気になる——私たちはこのことを生物学的に学ぶようにつくられているのである。第3チャクラは「自分を尊重せよ」という聖なる真理を体現する。自尊の念をもつことからくる強さとスタミナを得るにつれ、直観能力は自然に現れてくるものだ。

◉自己探求のためのチェックリスト

［1］ 自分が好きか？　もしそうでないなら、自分のどこが好きではないのか。自分

の好きでない部分を変えるように積極的に努力をしているか。

[2] 正直か。真理を曲げて話すことはあるか。もしあるなら、なぜそうするのか。

[3] 人に対して批判的か。自分を守る手段として、何かを人のせいにすることはあるか。

[4] 自分が間違っていると認められるか。自分についての人の意見に耳を傾けているか。

[5] 人に認めてもらう必要を感じるか。それはなぜか。

[6] 自分のことを強い人間だと思うか。それとも弱い人間か。ひとり立ちして生活をしていくのがこわいか。

[7] 愛してはいないが、ひとりよりはましという理由で関係をもったことはあるか。

[8] 自分を尊重しているか。ライフスタイルを変える決心をしたら、その決心を守ることができているか。

[9] 責任を恐れているか。逆に、あらゆること、みんなのことに責任を感じるほうか。

[10] 人生がいまと違っていたらと望みつづけているか。もしそうなら、実際に変えるように何か行動を起こしているか。置かれている状況を甘んじて受けいれているのか。

第四章

第4チャクラ——感情の力

第4チャクラは、人間の気系の力の中心である。真ん中にあるチャクラとして身体と霊の仲介役を務め、その健康状態と強さを決定する。第4チャクラの気は本質的に感情的であり、感情面での成長を促す。このチャクラでの霊的な学びは、愛と慈しみの心をもってふるまうというのはどういうことかを教え、私たちのもつ最も強力なエネルギーは愛であることを教えてくれるものだ。

第4チャクラ［感情の力］と身体とのつながり

位置——胸の中心部。

身体との気的なつながり——心臓、循環器系、肋骨、乳房、胸腺、肺、肩、腕、手、横隔膜。

感情体・知性体との気的なつながり——このチャクラは、感情面からの視点に共鳴する。知性よりも感情のほうが、人生の質をずっと大きく左右する。子供のころ、私たちは自分の状況に対し、さまざまな感情をもって反応する。愛、慈しみ、自信、希望、絶望、憎しみ、うらやみ、そして恐れなどだ。大人になると、しっかりとした意識と慈しみの心をもって行動できるような、安定した内面の感情の状態をつくり出すことが課題となる。

象徴的な意味・ものの見方とのつながり——ほかのどのチャクラよりも、第4チャクラは、「自分の手を離し、神にすべてをまかせる」ことができるかどうかを決定する。その気を使うと、私たちは感情面での難題を、神なる計画の一部として受けいれることができる。その計画の意図とは、私たちの意識の進化である。感情的な痛みを手放し、過去の出来事がなぜあのように起きたのかを追求しないようになると、私たちはやすらぎの状態に到達できる。しかし、この内面のやすらぎを達成するには、許しの気を体現し、人間が勝手に決める、より低次元の正義の意識を手放さなければならない。

第4チャクラに隠された課題は、第3チャクラと似てはいるが、霊的に見てさらに高度なものだ。第3チャクラの焦点が、物質界との関係のなかでの自分についての気持ちであるのに対し、第4チャクラは私たちの内面世界についての気持ちに焦点をあてる。自分の思考、アイデア、ものの見方やひらめきに対する気持ち、あるいは、自分の感情的なニーズにどれほどの注意をはらうか、といったようなことだ。ここでの決意のレベルが、人と健全な関係をもつのに、最も重要な要素となる。

根源的な恐れ――さびしさ、決断、そして「心のままに進む」ことへの恐れ。自分を感情的に守りきれないのでは、という恐れ。感情的な弱さ、裏切りへの恐れ。第4チャクラの気がなくなると、嫉妬や反感、怒り、憎しみ、そして人や自分を許せないなどの状態がもたらされる。

根源的な強さ――愛、許しの心、慈悲、献身、ひらめき、希望、信頼、そして自分や人を癒す力。

聖なる真理――第4チャクラが人間の気系の中心なのは、「愛は神なる力」であるからだ。一般に知性や「理性的なエネルギー」のほうが感情の気よりもすぐれているものと考えられているが、人間の身体と霊を動かしているのは感情のエネルギーだ。そのなかでも、最も純粋なかたちの愛――無条件の愛――は、神なる存在の本質であり、私たちを許し、祈りに応える無限の力を有している。私たちの心は、美と慈しみ、許し、そして愛を表現するようにできているのだ。これに反して行動することは、私たちの霊的な本質にそむくことなのである。

私たちは、愛を自由自在に表現できる人間として生まれてくるのではなく、一生をかけてそれを学んでいく。愛のエネルギーとは、純粋な力そのものだ。私たちは、愛にどうしようもなくひかれると同時に、萎縮《いしゅく》してしまう。愛につき動かされ、操られ、ひらめきを受け、癒され、そしてめちゃくちゃにもされるのだ。愛は、身体、霊体の両方を動かす燃料なのである。人生で出会う困難は、それぞれが愛のある一面についてのレッスンだ。この困難にどういう態度でのぞんだかは、私たちの細胞組織に記録される。人生の選択の結果が、身体に現れるという人生を私たちは生きているのである。

一生をかけて愛の力を学ぶ

愛はあまりにも強い力をもつため、私たちはいくつかの段階を経て、徐々にそれを知っていくようになっている。各段階は、さまざまな愛のかたちとその力について学ぶ機会を提供する。許し、慈しみ、寛容、親切、自分や人を大切にする気持ちなどだ。そして、私たちは各チャクラの構成に沿って、これらの段階を踏んでいく。

まず最初は第1チャクラ、つまり同族のなかで愛を学ぶ。家族のひとりひとりから、さまざまなかたちで表現された愛のエネルギーを吸収する。同族による愛は無条件なこともあるが、ふつうは集団への忠誠と支持への期待を伝えてくる。同族的な環境では、愛は自分と同類の人たちと分かち合うエネルギーなのだ。

第2チャクラが目覚め、友情の絆を学ぶにつれて、愛は成長して、「部外者」もその対象に含まれるようになる。血のつながっていない人に分け与えたり、その人を大切にすることを通して愛を表現するのだ。つぎに第3チャクラが目覚めると、外的なものや、自分の個人的なもの、身体的なもの、物質的なものへの愛を発見する。たとえば、運動や学問、ファッション、異性との交際、職業や家庭、そして身体への愛などがあげられる。

これら3つのチャクラは、すべて外面の世界での愛にかかわっている。人間の文明のある時期には、これら3つの愛の実践が、人生で必要なことすべてだった。同族的な愛やパートナーシップ以上のものを必要とする人はほとんどいなかったのだ。しかし、心理療法や、霊的なことを学ぶ人が増えるにつれて、愛は身体の生物学的な活動に影響を与える力、あるいはひょっとすると、それを決定づける力であると認識されるようになった。愛は人を、そして自分を癒すのを助けてくれるのだ。愛がその核心にあるような人生の危機——たとえば離婚、愛する人の死、感情面での虐待、人を見捨てること、それに不倫などは、病気の原因となることがある。必ずしもその病気の直前の出来事だけが原因とはかぎらない。身体を癒すためには、感情面の問題の癒しが必要であることも多いし、場合によってはそれが必須の条件となることもある。

四十七歳の大工、ジャックは、従兄弟のグレッグのはじめた事業にかなりの金額を投資していた。自ら「ビジネスではルーキー」というジャックにとって、グレッグは投資について何でも知っているように思えた。大きな投資も、ジャックが仕事をやめて生活できるだけの配当を生むとグレッグは約束していた。ジャックの妻、リンは、儲かる保証のないベンチャー事業に貯金を全部つぎ込んでしまうことに躊躇していたが、ジャックは従兄弟を信頼し、すべては予想どおりに運ぶと思っていた。

四か月後、この事業は失敗に終わり、グレッグは蒸発した。その二か月後、今度はジャックが現場で事故にあい、腰を痛めた。そのうえ高血圧にもなり、ふさぎ込んでしまうようになった。彼が私のワークショップにやってきたのは、この何もできない状態から、何とか彼を奮い立たせようとする必死の思いで、リンがむりやり引っぱってきたからだった。

因果関係があまりにも明白なため、外から見れば誰でも点を線で結んで病気の原因が何か想像がつくという場合がある。ジャックの金銭問題からくるストレスと、従兄弟が彼を悪用したという気持ちが彼の精神構造のなかで燃えさかる怒りとなり、それが腰と座骨神経を痛めるという結果を生んだことは疑いの余地がない。そして、富を約束した従兄弟の言葉をうのみにするという自分の大失敗に思い悩んでいたため、その怒りが血圧を上げるのに一役買ったのだ。グレッグの裏切りと妻を失望させたという気持ちによって、彼は「心が病む」状態になっていた。

私の講演のテーマが「許しの心」におよんだとき、ジャックはかなりいらつきはじめ、部屋を出てもいいかとたずねた。出ていってほしくはなかった。そのとき話そうと思っていたテーマは、彼がまさに聞かねばならないことだったからだ。しかし、彼の顔を見ていると、そこにとどまってもさらに気分を悪くするだけなのは明らかだった。すると、リンはジャックのほうを見て、そこにはふたりだけしかいないかのように、こう語りかけた。あなたは愚かだったと思い込んでいる行為のために自分を罰しているけれど、私から見るとそれは愛から出た行為だったわ……。そしてこう続けた。

「私は、愛の行為が苦痛で報われるとは絶対に信じない。とにかく何とか見方を変えてみましょう。あのとき正しいと感じたからこそ、愛する人に手を差しのべたんだという真実を心に抱いて生きていくなら、きっとすべてうまくいくはずよ。従兄弟への怒りのおかげで私たちふたりの一生が台無しになるなんてお断りだから、前を向いて生きていきましょう」

ジャックは涙をおさえきれずに嗚咽《おえつ》し、妻への謝罪と感謝の言葉をつぶやいた。ほかの参加者も深く動かされ、ジャックとリンにふたりだけの時間をとってもらおうと、休憩に入ることにした。部屋を出ようとする私をリンがつかまえ、こう言った。

「もう帰ろうと思います。ジャックも私も大丈夫ですから」

数か月後、ふたりに電話をして様子を聞いてみた。リンによると、ジャックは仕事に戻り、腰はまだ痛んでいたが、前ほどではないということだった。血圧は正常に戻り、うつ状態からも脱していた。ふたりとも、経済的な不運からは驚くほど解放されたように感じている様子だった。自分に起こったことを真の意味で許し、前に進むことができたからだ。

「グレッグからは何の連絡もありません」と彼女はつけ加えた。「でも、このごたごたについては、彼のほうがずっと悩んでいるのではないかと思っています」

この夫婦の話は、心の気の霊的な力の好例だ。リンの心からジャックの身体に流れていった慈しみの気持ちは、彼が従兄弟を許し、前向きに生きていくために必要だったサポートを与えたのである。

「傷ついた子供」からぬけ出すことがつぎの一歩

「自分を愛せなければ、誰も愛することはできない」という言葉はよく耳にする。だが、自分を愛するということは、多くの人にとって、いまだあいまいな概念のままであり、単にそれを物質的なかたちで行動に移すだけであることが多い。つまり、ショッピングに狂ったり、ぜいたくな休日をすごしたりというかたちだ。自分へのごほうびに旅行したり、何か「おもちゃ」を与えるのは、第3チャクラの愛であり、自分への感謝を表すのに物質的な快楽を使っている。このようなごほうびはたしかに楽しい。しかしそれは、私たちの健康に影響するような、人間関係、仕事など、何か問題を抱えた状況を見直す必要があるときにおとずれる、深い心の揺らぎを感じとる妨げとなることもある。第4チャクラでの自分を愛するという課題は、心から響いてくる感情のメッセージと、霊からの指示に耳を傾ける勇気をもつということだ。癒しのために心が最も頻繁に私たちを導いていく対象の元型は、「傷ついた子供」というものだ。

内なる「傷ついた子供」には、傷つけられたり、発育を妨げられた小さいころの感情や、苦痛に満ちた記憶、相手の否定的な態度、それに機能不全を起こしている自画像などのパターンが隠されている。そして、違うかたちかもしれないが、大人になっても知らず知らずのうちにこのようなパターンにはまって生きていることもある。

たとえば、子供のころの捨てられるという恐怖は、嫉妬にかたちを変える。性的な虐待はセクシュアリティの機能不全となり、自分自身の子供に同じ行為を繰り返す原因となる。子供が否定的な自画像をもつと、のちにそれは拒食症、肥満、アルコール中毒やその他の中毒症を起こしたり、失敗の恐怖に取りつかれたりする。これらのパターンは、人との関係や仕事、あるいは個人的な生活に大きな損傷を与え、さらに健康に害をおよぼすこともある。自分を愛するためには、自己の内面にあるこの元型の力に立ち向かい、私たちを支配する「傷ついた子供」を心のなかの権威の座から引きずりおろさなければならない。癒されないままだと、傷はいつまでも私たちを過去に生きるように仕向ける。

三十七歳のビジネスマン、デレックは、子供時代のいたましい記憶を何とか解決したいということで私のワークショップに参加した。デレックは子供のころにひどい虐待を受けていた。繰り返しぶたれ、おなかがすいているのに食べ物を与えられないこともしばしばだった。罰と称して、サイズの小さすぎる靴をはかされたりもした。高校卒業後、彼は家を離れ、自力で大学を出てから、営業の仕事に就いた。私が彼に会ったときには、幸せな結婚をし、ふたりの子供がいた。彼の言うには、子供時代の思い出を何とかするときがやってきた、ということだった。親との関係も変わっていなかったが、いままではその思いと何とか距離を置いて生きてくることができた。父親は最近この世を去り、母は彼とまたぜひ連絡をとりたいと願っているとのことだった。デレックは、母に会うことを承諾し、実際に会ったとき、子供のころになぜあれほどひどい仕打ちをしたのか教えてくれとせまった。

はじめは、母親は虐待を否定していたが、最終的に思い出したいくつかの出来事も、すべて父親のせいにした。デレックがつらい思いをしていたことを知っていたら、自分は何か手を打っていたというのだった。そして彼女は感情的になり、つい最近夫に先立たれたというのに、なぜこれほどひどい仕打ちをするのかと訴えた。これは、虐待をした親が大人になった自分の子供によく示す反応だ。

デレックは、個人と同族の記憶についての私の講演に熱心に耳を傾けた。両親は邪悪な人間ではなく、脅えていたふつうの人にすぎず、自分たちの行為がどんな結果をもたらすかに気づいてはいなかったのではないかと思う、と私に語ってくれた。ワークショップが終わるころには、デレックは、ずいぶん考える材料をもらって感謝していると言っていた。

その後四、五か月たって、デレックは短い手紙をくれた。人生はつらい記憶をもったまま生きていくには短すぎること、母親が自分の人生に戻ってきたというのは、自分自身の結婚と親としてのあり方を通じて、もっと愛に満ちた生き方を彼女に示す機会だと解釈すると書かれていた。彼は母親にも定期的に会い、いつか必ず「すべてはうまく収まる」と信じているという。

彼が受けたのは、激しい感情をよびさますような記憶について、もういちど見直す必要があることを告げる啓示なのだろう。誰に対してもそうであるように、この啓示は彼が何か行動を起こせるだけの成熟した人間になった段階でおとずれた。直観的な啓示に従うというのは、最も高いレベルの予防医療だ。デレックの心の霊的な気が、悪い記憶が身体の健康に害を与えはじめる可能性があると警鐘を鳴らしたのである。直観系というのは、誰の場合でも同じはたらきをする。自分に害を与える可能性があったり、必ずそうなるとわかっている否定的な流れについて、直観が何も知らせないということはけっしてない。身体の病とならないうちにその悪い記憶を手放すことができると必ず示すはずだ。

癒しは許すという行為を通じて可能になる。イエスの人生やその教えのなかで、許すことはひとつの完成された霊的な行為だが、それは肉体を癒す行為でもある。許しの心は、もはや単なる選択ではなくなり、癒しのために必要なものとなる。イエスは必ず、相手の感情面の病をまず癒した。身体の癒しはそのあとに、おのずから起きてきたことなのである。イエスの癒しについて、多くの神学者や日曜学校の先生は、罪を告白した人に対して神が報いたという解釈をしてきた。だが実は、愛がもつ癒しの力に自分を百パーセント開いていくためには、「許し」こそが、まず最初に起きなければならない、欠かすことのできない霊的行為なのである。自分を愛する心とは、過去の傷をもたらした人びとを許せるほどに自分を大切にすることなのだ。自分の傷は、それをもたらした人を傷つけはせず、自分自身を傷つけるだけだからである。このような傷への執着を手放すことで、私たちは最初の3つのチャクラに見られるような子供っぽい神との関係から脱皮する。そして、第4チャクラの愛と慈しみを行動で表すことで、その神なる存在とともに次の段階へ移行できるようになる。

第4チャクラの気《エネルギー》は、神なる存在との親子的な対話を越え、出来事がなぜ起きるのか説明を求めて祈ることを越え、そして予想できないものへの不安を越えて、私たちをさらに高い霊的段階へと進むよう押しやる。傷ついた子供は、神なる存在を、報いと罰のシステムをはたらかせるものとしてみて、苦痛に満ちた体験にも、すべて人間界の論理で割りきれる説明が用意されていると考える。どんなに苦痛であろうとも、すべての体験には霊的な洞察が隠されているということを、傷ついた子供は理解できないのだ。私たちが傷ついた子供のように考えているかぎり、愛は条件つきでしか与えることができず、それを失うことを極端に恐れつづけることだろう。

私たちの文化は、全体として、「傷」と「犠牲者になること」から癒される方向に進化している。だが、いったん自分の傷という「力」のなかに入ってしまうと、どうすればこの否定的な力を手放して前に進み、傷のない、自分に力が戻った状態になれるのかがわからなくなる。

私たちの文化は、いわばまだ自分の傷から抜け出し、霊的な意味での大人となることができていない「第4チャクラ文化」だということなのだ。

意識の高い自己の目覚め

第4チャクラを体験し、その学びを得ることで、私たちは第4チャクラを越えて進歩していく。自分の心の内面に入ると、低いほうの3つのチャクラで慣れ親しんだ思考パターン、とくに集団精神に守られた状態から立ち去っていく。たとえば、「家族のことをまず第一に考える」とか、「妻を安心させなければならないので、仕事を変えることはできない」といったような、ひとつの習慣と化した思考の枠組みから解き放たれるのだ。そのうえで自分の心への入口に立ってみると、そこにはただひとつの問いが待ち構えている――「私のことはどうなったのだろう？」という問いだ。

この問いは、神へのよびかけであり、抑圧されてきてはいるが、克明に記録されてきた自分の感情のデータを再び手もとに戻してくる。これから自分が歩むべき新しい道を、このプロセスが瞬時に決めてしまうこともある。集団意識の庇護のもとへ走って戻ろうとすることがあるかもしれないが、前はたしかにそこにあった安堵感は、もはや消え去っているのだ。

自分を知るという大変な課題をはじめるとき、私たちは感情面の資質を発見することからスタートする。それもほかの誰かや何かに対してではなく、自分だけについてだ。

- 自分は何が好きか？
- 何を愛しているか？
- 自分を幸せにしてくれるものは何か？
- バランスのとれた生き方をするのに、自分には何が必要なのか？
- 自分の強みとは？
- 自分自身を頼りにできるか？
- 自分の弱さは何か？
- いつもの行動に隠された理由とは何か？
- ほかの人間の注目や承認がほしいと思うのはどんなときか？
- 誰かと親しくなっても、自分が感情面で何を求めているのかを見失わない強さがあるか？

――このような問いへの答えを、誰からも影響されることなく、ひとりひとりが知っていく必要がある。これらの問いは、集団の問いかけるものとは別のものだ。集団はつぎのように問う。

・ほかの人と比べて、自分は何が好きなのか？
・人に魅力を感じさせる人間でいながら、自分はどれだけ強い人間でいられるか？
・幸せになるためには、人から何を得ることが必要か？
・ほかの人に愛してもらうには、自分のどこを変えるべきか？

私たちは、先にあげたような自己探究の問いに気軽に答えを求めることはしない。その答えが、自分の生き方を変えさせることがわかっているからだ。一九六〇年代以前は、このように自己の内面を探ることは、社会の主流からはずれたごく一部の人たちのすることだった。神秘思想家、芸術家、哲学者、その他の創造性あふれる天才たちだ。「自己」に出会うことは人間の意識の変容をもたらし、多くの芸術家や神秘思想家たちにとっては、劇的な結果をもたらした。うつ状態、幻覚、幻視、自殺未遂や制御不能な感情の激変などとともに、高次元の陶酔感や肉体的な、あるいはそれを超越したかたちのエロティシズムなどがおとずれたのだ。霊的な目覚めの代償はあまりに大きく、ほとんどの人には危険が多すぎて、「才能ある」ごく一握りの人たちだけのためにあると広く信じられていたのだった。

だが、一九六〇年代の革命的なエネルギーによって、何百万人という人たちが「私のことはどうなの？」と声高に叫ぶようになる。それ以降、意識改革の大きなうねりは、元型的な意味で第4チャクラの扉を開き、私たちの文化全体がその入口を通っていった。心の秘密を明らかにし、大人になってもパーソナリティを多く決定づける傷ついた子供時代の詳細を、はっきりと言葉に表したのだ。

当然のことではあるが、私たちの「第4チャクラ文化」は離婚の増加をみた。第4チャクラが開かれることで、婚姻の元型は、パートナーシップの元型へと変容したのだ。その結果、現代の結婚がうまくいくためには、ほとんどの場合、これまで要求されてきた自己の放棄ではなく「強い自己意識」のほうが求められるようになった。自分自身について内面的な理解を明確に得てこそ、はじめて親密なパートナーシップをつくり出すことができる。離婚の増加は、第4チャクラの開放に直接つながっている。第4チャクラが人びとにはじめて自己発見を体験させるのだ。多くの人たちが、自分の結婚の破綻の原因は、相手に自分の感情的、心理的、あるいは知的なニーズへの理解がなかったためだと語る。そのために、真のパートナーシップをどこかほかに求めていかざるを得なかったというのだ。

第4チャクラが開くことで、健康や癒し、それに病気の原因についての私たちの理解も変わった。かつて病気は基本的に低いほうのチャクラにかかわる原因、つまり遺伝や細菌などによってもたらされると考えられていたが、現在私たちは、害毒をもたらすようなストレスのレベルの高低が病気の源になると考えている。医療の根本概念が、「心の力」を軸に書きかえられようとしているのだ。

つぎの話がこのような変化をよく表している。医師であるペリーは、あるとき私のワークショップに参加した。彼は超多忙で、それにともなう職業的、個人的なストレスも相当なものがあった。医学界が代替医療の理論や実践に関する情報であふれるようになったときも、多少の資料などに目を通すくらいはしたが、通常の西洋医学の処置を行い、薬の処方箋を書くという医療を彼は続けていた。患者にすすめられるほどは、代替医療のことを知らなかったからだ。

五年ほど前、ペリーは代替療法についてのあるセミナーに出席することにした。そこでは、発表される内容の科学的な有効性だけでなく、仲間の医師たちが話すケーススタディにも驚かされた。仕事に戻った彼は、患者をまったく違う視点から見るようになり、日常の診察でも、個人的な問題などについてたずねるようになった。ペリーはホリスティック医学に関する本をさらに読み、自分がいちばん関心のあった、病気の感情的な側面というテーマについての講演やセミナーに出た。徐々に彼は通常の医学への信頼を失っていった。処方箋を書くことに嫌気がさすようになってしまったものの、まだ、患者にほかの治療法を探すようすすめるだけの自信はなかった。ついにオフィスに行くのさえ億劫《おっくう》になり、医者をきっぱりやめようかとさえ思ったほどだった。

するとある日、新しい患者に会う準備をしていた五十二歳のペリーは、自分の机のところで心臓発作を起こしたのだ。回復期に彼は、心理療法のセラピストと霊的なアドバイザーに会うことを願い出た。数か月のあいだカウンセリングを受けたあと、彼は診療をしばらく休み、その期間を使って代替療法について学んだ。そしてその後、身体的なニーズに加え、患者の感情面、心理的な面、そして霊的なニーズまでサポートできるような診療所を設立したのである。

「ひどい心臓発作でした」とペリーは語る。

「健康を回復することができたのは、心理療法を受け、自分自身の内面に入っていったからだと確信しています。自分の医療のせいで心が病んでいたことを、まさに心臓が病気になるまで気づかずにいたのです。これ以上明白なつながりはないでしょう？　患者は充分なケアと気づきをもった治療を必要としていることがいまはわかっています。でもこれは、実は私自身のためなのです。自分のことも大切にしなくてはならないのもわかっていますから、以前のような無理な診療時間をとることはもうしません。自分を大事にすることをまず優先しています。私が前よりも健康なのは、自分の心臓発作はただ冠状動脈に電気的な問題が生じたのではなく、もっとはるかに重要な意味をもっていると考えることができたためだと思います」

心の「傷」を「絆」にしない

第4チャクラの文化を生きる私たちが、相手に対する親しみの情を表すのに現在使う言葉は、それぞれの心の傷をその核心としている。一九六〇年代以前、許される会話のテーマは、第1、第2、第3チャクラに関するもの、つまり名前、出身、仕事、それに趣味などについてだった。自分の性的な欲求や心理的、感情的な苦しみの深淵をくわしく明かすというのは、きわめてまれなことだったのだ。文化全体としてまだそのような話をすることに抵抗があり、それを表す言葉もなかった。

しかし、第4チャクラ文化となってからは、「心理療法的な」言葉もうまく使えるようになり、親しみの情を表すのにも新しいかたちの言語が使われるようになった。これを私は「傷の言語」とよんでいる。現在、私たちにとって、内容のある会話をじっくりするというのは、互いの傷を打ち明けあうことであり、まさしく絆をつくるのに傷を使うのだ。この技法に習熟した私たちは、自分の傷を一種の「人間関係の通貨」に変換し、それを使って人や状況をコントロールするようにさえなっている。虐待、近親相姦、中毒症、それに暴力などはほんの一例だが、過去の傷に何とか対処しようとする人びとのためのサポート・グループは無数にある。しかし、それらはどれも、親しみの情を表す現代の言葉を

「傷の言語」にしてしまう傾向をさらに強めるだけだ。これまでの人生で自分が耐えてきた傷について、人にそれを認めてもらい、受けいれてもらうということは、どうしても必要だ。真の善意でつくられたこのようなグループのなかで、参加者は、しばしばはじめて自分の過去を認めてもらうという体験をする。話にしっかりと耳を傾けてくれるメンバーたちからあふれ出す慈悲の心は、あたかも暑く乾燥した長い一日の終わりに飲む冷たい水のように感じられるはずだ。

この傷の言語がどれほど広く使われているかに気づいたのは、数年前、メアリーという女性と昼食をともにしたときのことだった。彼女を待つあいだ、私は別のふたりの男性、イアンとトムとコーヒーを飲んでいた。メアリーがやって来たので、彼女をふたりに紹介したが、同時にもうひとりの男性がきて、彼女に六月八日はあいているかとたずねた。彼らの共同体に特別のゲストが来ることになっていて、案内する人が必要だということだった。メアリーへの質問に注目してほしいのだが、それはこうだった。

「六月八日はあいてる?」つまりイエスかノーかの答えだけでいい質問だ。メアリーはこう答えた。

「六月八日? 六月八日よね? その日は絶対にだめ。ほかの日ならいつでもいいけど、六月八日はだめなの。六月八日は、近親相姦の犠牲者が集まるワークショップがある日で、私たちはお互いをがっかりさせることは絶対にしないのよ。お互いを支え合うための会だから、何があってもみんな絶対に参加するの。誰かほかの人を見つけてもらわなくっちゃならないわ。このグループへの絆を断つことはとにかくできないんだもの。みんな裏切られた苦い体験をしているから、お互い、そんなひどい扱いはもう二度としないと誓っているの」

質問をした男性ウェインは、ただひと言、「わかった、どうもありがとう」と言って立ち去った。しかし、私は催眠術にでもかかったような感じがした。イアンとトムも同じだった。それからメアリーと私は昼食に出かけたが、ふたりだけになったとき、私は聞いてみた。

「メアリー、六月八日はあいているかというウェインの質問に、なぜあれだけの答えをしたのか教えてくれる？　だってイアンとトムに会ってから十秒とたっていないのに、あなたは自分が子供のときに近親相姦の体験をして、まだそれに怒りをもっていると彼らにどうしても知らせる必要があると思ったわけでしょう？　それでわざとあんなふうに答えたのね。私には、あなたは自分の過去の感情がテーブルの会話を支配して当然と思っているように見えたわ。ふたりに自分をやさしく扱ってほしい、傷ついた人間として認めてほしいと思っていたんでしょう。こういうことを全部あなたは伝えてた。ウェインが六月八日はあいているか聞いたとき、いいえ、とひと言答えればすんだのによ。自分が近親相姦の犠牲者だという過去をなぜみんなに知らせなければならなかったの？」

メアリーは私が裏切ったかのように見つめ、こう答えた。

「だって私は事実近親相姦の犠牲者だからよ」

「メアリー、それはわかっているわ。私が聞きたいのは、なぜそれをふたりに知らせる必要があったかということなの」

この私の言葉に対して、メアリーは、感情的な支えということ、とくに近親相姦の犠牲者について私が何も知らないのは明らかだ、と言った。私は説明した。彼女がひどい苦痛に満ちた子供時代をおくったことはよくわかっているが、癒しというのは傷を乗り越えることで、それを「売り物にする」ことではないのではないかと――。私は友だちとして、彼女は傷を癒すのではなく、それがもつ力に自分のエネルギーをかなりつぎ込み、何かを得ようとしているのだとはっきり言ってあげる必要を感じた。彼女は私との友情は考え直す必要があると言い、その日レストランを立ち去った私たちは、友情もそこに置いてくるはめになった。

だが、とにかく、私は自分の見たことが頭から離れなかった。彼女は結局、私の質問には答えなかった。自分の傷にどっぷりとひたり、それを一種の人間関係の通貨に変えていたのだ。子供時代の苦痛のために、彼女は自分にある種の特権があると思っていた。自分が何かつらいことに「対処する」必要があるときには仕事を休むこと、父親のした行為の代償として彼から経済的な援助を得ること、彼女の「友人」たちからのかぎりない感情的な支え、などだ。メアリーによれば、真の友とは、彼女の危機を理解し、彼女が自分の責任を果たせないときには代わりになってくれる人のことなのだ。

おもしろいことに、翌日、私はそこの共同体で短い講演をすることになっていた。会場に早く着いた私は、講演を聴きに来ていたひとりの女性の隣に座った。「こんにちは、お名前は?」と声をかけると、彼女は私の顔を見ずに、こう言った。「私は五十六歳で、近親相姦の犠牲者です。もちろんもうそれを乗り越えていますが、それは近親相姦の犠牲者のグループの一員となって、互いに支え合っているからです。この人たちのおかげで人生は満たされています」

私はショックを受けた。メアリーとの体験が繰り返されたばかりではなく、私はただ彼女に名前をたずねただけだったからだ。

親しみの情を表す手段としての「心の傷」は、癒しのためのサポート・グループだけでなく、人間関係一般にも表現の場を見つけるようになっている。実際、恋愛関係が「本気になる」ためには、絆が結ばれていく過程で心の傷を明かすことはほとんど「必要条件」のひとつといってもいいくらいだ。

典型的な絆の形成の儀式は、つぎのようなかたちをとる。ふたりの人間がはじめて出会う。名前、故郷、それにもしかすると人種的、宗教的な出自にふれるかもしれない(第1チャクラのデータだ)。つぎに会話は第2チャクラの話題へと移る。職業、結婚、離婚、あるいは子供の有無などを含む過去の人間関係の歴史、それに経済的な話も出るかもしれない。第3チャクラのレベルの話がこれに続く。ふつうこれは、食べ物の好みとか、運動、プライベートな時間には何をするか、それに意識を高めるための活動なども含まれる可能性もある。

さらに親しいつながりをもちたいと思うなら、ふたりは第4チャクラへと進む。ひとりが、まだ「内面で解決しようとしている」心の傷を明かす。もうひとりが、いわば「絆づくり」の態勢でこれに応えようと思えば、それに匹敵するほどの傷を明かす。それがマッチすれば、ふたりは「心の傷の友」となるのだ。このふたりの連帯には、つぎのような不文律がある。

- この傷に関連したあらゆる困難な思い出を抱えて生きていくために、互いを支え合っていく。
- 支え合うためには、傷ついたパートナーのニーズに応えるべく、自分の社会生活、あるいは仕事に関しても、あらゆる面を犠牲にする覚悟をする。
- 必要なら、心から支えている証拠として、傷ついたパートナーの責任をすべてかわってあげる。
- パートナーには、心の傷を自分と一緒に解決していくようにすすめ、そのためにはどれだけ時間がかかってもかまわない。

・受けいれることが癒しには欠かせないため、心の傷に原因があるあらゆる弱みや欠点も、文句を言わずに受けいれていく。

ひと言でいえば、心の傷による絆とは、脆弱《ぜいじゃく》なパートナーはずっと互いを必要とし、互いの心の内面に続く道は永遠に開かれたままであるという、隠された保証のことなのである。コミュニケーションという観点から見ると、このような絆は、まったく新しい愛の次元を表している。心理療法的な支えと、癒しへの決意を育んでいくという方向性をもつ次元だ。力という観点から見ると、パートナー同士がこれほどたやすく互いの敏感な部分にふれられるということはなかった。また、親密な関係を定義し、かたちづくっていくのに心の傷を使うということも、これほど広く受けいれられてはいなかった。「傷の言語」は、親しさというものの境界の定義をまったく変えてしまったのだ。

心の傷でつながる親密な関係は、ホリスティックな癒しを求める人たちのあいだから広く支持されるようになった。それは、感情的な痛みと病気、それに感情的な傷の癒しと健康の回復とのつながりについての文献にとくに顕著だ。アメリカでは近親相姦から子供の虐待、家庭内暴力、さらには家族が刑務所にいる悲しみまで、考え得るあらゆる感情の傷のためのサポート・グループがつくり出されてきた。テレビのトーク番組は、人びとの心の傷を白日のもとにさらすことで視聴者を増やしている（最近の私たちは、自分の傷のうちに生きているだけでなく、他人の傷を娯楽の対象としているのだ）。法曹界もこの種の傷を経済力に変えることを学んだ。心の傷に対処するひとつの方法として、訴訟を起こすことをすすめるテレビ広告まである。

一九六〇年代以前は、人間として成熟し、強くなるというのは、痛みや敏感な部分を自分のなかに収めておくことであると定義されていた。しかし、現代の定義には、ほかの人間に対して自分の内面の弱さをあらわにできるという力も含まれている。先にあげたようなサポート・グループの当初の意図は、個人的な危機に対して慈しみの心をもち、成長を育んでくれるような反応を人が体験できるよう、助けてあげることだった。その人が完全に癒されるまでかかわるなどとは誰も考えていなかったし、その癒しの媒体として機能するなど問題外だった。グループは、単に変化という川を渡るためのボートとして意図されていただけなのだ。

しかし、対岸にたどり着いても、グループのメンバーのほとんどは救命ボートから降りたがらなかった。その代わり、移行期のひとつの段階であるはずの生き方を、人生そのものにしてしまったのである。傷の言語で話すことを覚えてしまうと、私たちの第4チャクラ文化において、心の傷を抱えた人間に供される特権を、あきらめられなくなってしまうのだ。癒しについても、何らかのスケジュールがない状況は、自分が支えや慈しみの心だと考えているものの中毒になる危険をはらんでいる。傷を「処理する《プロセス》」のには、もっともっと時間がかかると信じ込んでしまうのだ。心の支えとなってくれるようなまわりからの反応を体験するのがあまりにも遅かったと感じるために、そこに必死にしがみつこうとすることがよくある。そこに示されたメッセージとはこういうことだ。

「ここを絶対に離れない。心の支えを見つけられるのはここだけだから。ふつうの社会には私への支えなんかない。だから私は、傷を『処理《プロセス》』しながら、自分がどんな体験をしたか理解できる人たちのあいだで生きていく」

このようなサポート体制は、もう充分な心の支えを得られたのだから、自分で生きていくときがきたと人に告げるのが難しいという問題点を抱えている。これはかなりの部分、慈しみの心というものに対する私たちのゆがんだ解釈を反映している。慈しみの心は第4チャクラに属する感情だが、人の苦難を尊重しながらも、同時に人生に力を取り戻すことを意味している。私たちの文化は、心の癒しのための時間をもつことを許さず、その必要性さえ認めないという時期があまりに長かったために、この過去の失敗を過剰に償うようになり、いまは逆にその癒しに対してまったく時間的な線引きをすることができないでいる。力をもちながらも、弱さも認められるというのが、親密な関係の健全なかたちである。このお手本は、これからつくり出していかなければならないのだ。

いまのところ、「癒された」とは、「誰かや何かを必要としている」のと反対の状態と定義されている。このため、癒されるということは、完全に自己充足的で、いつも肯定的にものを考え、いつも幸せで、いつも自信をもち、けっして誰も必要としないという状態を意味することになる。これでは自分が「癒された」と考えられる人がほとんどいなくて当然ではないだろうか。

癒しへの六ステップ

癒しは単純なことだが容易ではない。その段階は数少ないものの、相当の努力を要する。

1. 心の痛みの原因にせまるまで自分を癒すのだという、完全な決意をすること。これは内面に向かい、自分の傷を知ることを意味している。
2. いったん「内面」に入ったら、心の傷は何かをはっきりと意識する。その傷は、あなたの人生において「傷のパワー」となってしまっているだろうか。心の傷を力にしてしまっているなら、なぜ自分は癒されるのを恐れているか、直視してみる。傷のことを明確にする過程で、その傷が何か、自分の成長にそれがどんな影響を与えているかを、誰かほかの人にしっかりと見てもらう。セラピストでも友人でも、このようなかたちで助けとなってくれる人が、少なくともひとりは必要である。
3. 傷を言葉で表現したら、こんどは自分自身やまわりの人間に影響力をおよぼすために、どんなかたちで自分がその傷を利用しているかを考えてみる。たとえば、本当は元気でも、約束をキャンセルするために、その傷のせいで今日は気分が沈んでいる、と誰かに言うことはないだろうか。人を思いどおりにするために、あなたを見ていると自分の親を思い出す、というような言葉を使うことはあるか。過去にひたり、気分が沈むのにまかせることで、何かを途中で投げ出したり、最初からやろうともしないという状態を自分に許してしまうことはあるだろうか。自分を癒すことで、特定の人との親密なつながりを失うと恐れてはいないか。自分の癒しへの道を選択すると、慣れ親しんだ人生のかなりの部分を捨て去ることが必要になるのでは、と心配してはいないか。三つめのステップでは、これらの問いに私たちはすべて正直に答えなければならない。人が健全になることを恐れるとき、その理由として最も意味深いものがここに表されているからだ。一日をすごしていく自分を見つめ、どんな言葉を選ぶか、「心理療法」的な用語をどう使っているか、そして「傷の言語」にどの程度たけているかに気づいていこう。そして、傷の力に頼らない、ほかの人との新しい関係のパターンを形成していこう。自分自身に語りかける場合を含め、言葉の選択を変えよう。このようなパターンを変えるのが困難ならば、痛々しい記憶を手放すよりも、その傷から得られる力を手放すことのほうが、ずっと難しい場合が多いことに気づくようにするとよい。傷の力を手放すことのできない人は傷への中毒を起こしているのであり、ほかのすべての中毒症状と同様に、そこから脱することは容易ではない。このようなステップに対処していくのに、セラピーなどの助けを借りることを恐れてはいけない。

4. 心の傷がもたらす可能性のある良い面、また実際にそこからもたらされた良い面を明確にする。理解と感謝の気持ちをもって生きるようにする。必要とあらば、「できるようになるまで、できるふりをする」。何か霊的な習慣をはじめ、それを守る。霊的な規律について、いいかげんな態度でいてはいけない。

5. 感謝の意識が確立できたら、そこではじめて「許し」ということに挑戦できる。理論の上ではわかることはたしかだが、ほとんどの人にとって、実際の行動としての許しは、きわめてやりにくいものだ。その大きな理由は、許しというものの真の本質が誤解されたままだからである。許しとは、自分を傷つけた人に対し、「もういいよ」と言うことと同じではない。しかし、ほとんどの人はおおむねそういう理解をしている。そうではなく、許しというのは、意識の行う複雑な行為であり、個人的に仕返しをする必要性や、自分を犠牲者として見るような視点から、精神と魂を解放するものなのである。許しとは、自分を傷つけた人びとを非難の対象から解放するというよりも、自分を犠牲者として見ることが、自分の精神におよぼしている支配的な力を手放すことを意味しているのだ。許しという行為がもたらす解放は、高次の意識へと移行するなかでやってくる。これは単なる理論ではなく、気的に、また生物学的に起きる現象である。それどころか、純粋な許しという行為のもたらす結果は、奇跡とよぶに近いものなのだ。私の考えでは、奇跡を引き起こすエネルギーは、実はそこに隠されているという可能性もあると思う。

ほかの人を、そして必要ならば自分自身を許すためには、何をしなければならないかをあらためて考えてみよう。何かを完結させる話し合いのために誰かに連絡する必要があるならば、まず心の奥底に相手を非難するメッセージを抱えてはいないことをしっかりと確認しなくてはならない。もし抱えているなら、まだそれを手放して前に進んでいく準備ができていないことになる。完結させるのに必要な思いを手紙に書きたいなら、そうすればよい。だが、基本的な意図は自分の魂を過去から取り戻すことであり、さらなる怒りのメッセージを送るのではないことを確認することが不可欠である。

そして最後に、自分のためにひとつの「正式な」儀式を行い、そこで過去から自分の魂をよび戻し、すべての心の傷がもたらす否定的な影響力を手放してやる。選ぶのが儀式であろうと、心のなかの祈りであろうと、新たなはじまりを画するために、許しのメッセージを「正式な」ものとして行動に移していかなくてはならない。

6. 愛のことを考える。人への理解とすべてへの感謝の気持ちのなかに生きる。それが自分の態度、見方だけであっても、人生に変化を招き入れよう。そして、霊の道を多少でもきわめた偉人であれば誰でも語るメッセージをいつも、思い出すようにする——自分の霊を、いまという瞬間に保て、ということだ。イエスの言葉を借りるなら、

「死者は残し、生きることに専念せよ」。そして釈尊が教えたように「いまという瞬間しか存在しない」のである。

癒しについて興味深いことは、誰に聞くかによって、これほど容易なものはないと考えるようになるか、逆にこれほどややこしいことはないと考えるようになるかのどちらかだという点だ。

第4チャクラは人間の気系の中心だ。私たちの人生にあるもの、あるいは人生に関することは、すべて心から生ずる燃料によって動かされている。そして、誰でも「心を痛める」ような体験をするようになっている。だが、ここでいう痛めるとは、大きく開かれる、という意味だ。どんなかたちで心を痛めることになろうとも、残される選択はいつも同じだ。痛みをどうするのか？　それを言い訳にして、内面にある恐れにもっと自分を支配する力を与えるのか、それとも許しという行為を通して、物質界が自分を支配する力を手放すのか？　第4チャクラにあるこの問いは、それに対する答えがあなた自身の解放となるまで、幾度となく繰り返されていくことだろう。

第4チャクラにまつわる聖なる真理がもつ微細な気は、自分を発見し、自分を愛するようになる方向へと私たちを向かわせつづける。この愛こそが、「幸福」を見出すために欠かせない鍵なのである。私たちが「幸福」は自分の外にあると確信していても、霊の道に関するあらゆる文献は、それは内面にしか見つけることはできないと繰り返し指摘している。自分自身を知ることを恐れている人が多すぎる。自己を知るということは、孤独に生きることであり、いまの友人や伴侶なしに生きることだと思い込んでいるのだ。たしかに自己を知るということは、短期的には変化をもたらすが、同時に起こる長期的な成長は、恐れではなく気づきによって動かされるものであり、私たちに深い充足感を与えてくれる。直観的な意識を高めることを求めながら、その意識が人生を変えるのを防ごうとするのでは意味がない。霊的な意識への道は、心を通っていくしかないのである。神なるものを知る手段としてどんな霊の道の伝統を選ぼうとも、この真理は決して変えることのできないものだ。

愛は神なる力なのである。

◉自己探求のためのチェックリスト

［1］まだ癒す必要がある感情の記憶は何か。

［2］人間関係で癒す必要があるのはどれか。

［3］人や状況を操るのに心の傷を利用することはあるか。もしあるなら、それはどんなときか説明してみよう。

［4］誰かほかの人の傷に操られたことはあるか。そういうことはまたあると思うか。そのようなかたちで支配されるのを防ぐために、どんな行動をとる用意があるか。

［5］感情面で健全になることについて、何か恐れていることはあるか。

［6］感情面で健全になることを、もはや親密な関係を必要としないことと関連づけて考えているか。

［7］許しとは何だと考えているか。

［8］あなたがまだ許さねばならない人たちとは誰か。その人たちにかかわる痛みを手放すのを阻んでいるものは何か。

［9］過去の行為で許しが必要なものは何か。あなたを許すように努力しているのは誰か。

［10］健全で親密な関係とはどんなものだと思っているか。そのような関係に自分を開いていくのに、心の傷を利用するのをやめる気持ちがあるか。

第五章

第5チャクラ——意志の力

第5チャクラは、自分の霊と意志の力をあきらめ、神の意志に従うというチャレンジを体現している。霊的な視点から見ると、最も次元の高い目標とは、個人の意志を完全に手放し、それを「神なる存在の手」に委ねるということだ。イエスや仏陀をはじめとする霊の道の「マスター」たちも、この意識状態、つまり神なるものの意志との完全なる合一を体得していた。

第5チャクラ［意志の力］と身体とのつながり

位置——喉。

身体との気的なつながり——喉、甲状腺、気管、食道、上皮小体、視床下部、首の骨、口、顎、歯。

感情体・知性体との気的なつながり――第5チャクラは、選択というものがもつ力の本質を学んでいくなかで起きるさまざまな感情面、知性面での葛藤と通じ合う。すべての病気は第5チャクラと何らかのかたちでつながりをもつ。選択は人生のあらゆる細部にまで存在するものであり、あらゆる病気についても同じことがいえるからだ。

象徴的な意味・ものの見方とのつながり――意志力のチャクラの象徴する課題とは、意志が成熟する過程を進んでいくということだ。まわりにあるすべてのもの、すべての人間が自分を支配する力をもっているという同族意識的な視点から、自分の命運を支配できるのは自分だけだという視点、そして真の権威とは神の意志と方向性を同じくすることにあるという、最終的な視点へと進む過程だ。

根源的な恐れ――意志力にかかわる恐れは、すべてのチャクラにそれぞれ独自のものが存在する。自分の人生を支配する力をもてないこと、選択の力を行使できないことを私たちは恐れている。はじめはまず自分の集団のなかで、それから個人的な関係、仕事上の関係においてそれを恐れるようになる。そして今度は自分自身に対して支配力のおよばなくなることを恐れる。薬物、お金、権力などに対して自分がコントロールのきかない状態になること、ほかの人の感情が自分の状態を左右してしまうことを恐れるのだ。そしてついに私たちは神の意志を恐れるようになる。意識を高めようと一生懸命努力している人間にとって、選択のもつ力を神の手に委ねることは最大の難関だといえる。

根源的な強さ――信ずる心、自分について知ること、個人としての権威。何を決めるにしても、自分や人と約束したことはきちんと守れるという能力。

聖なる真理――第5チャクラは、選択とその結果を司る中心であり、霊的なカルマの中心だ。私たちのあらゆる選択、あらゆる思いや気持ちは力をもつ行為であり、生物学的にも社会的にも、個人的にも、そして環境にも、地球全体に対しても影響力をもつ。自分がどこに思いをはせようと自分もついて行くのであり、このために個人としての責任には、自分の気の影響力も含まれるのである。もしも自分の行動がもたらす気的な結果を見られるとしたら、私たちはいったいどんな選択をするだろうか？　このときに必要な先見の明に対しては、「個人の意志を捨て、神なるものの意志に従うべし」という聖なる真理を守ることによってのみ近づくことができる。第5チャクラにある霊的な学びは、神なる存在の権威に信頼を寄せた人の意志による行動が、いちばんよい結果をつくり出すということを教えてくれる。

高次のレベルの導きを受けいれることによっても、人間の思考やものの見方はよい方向に向かう。臨死体験をしたある女性は、自分の下す決定を、すべて生命全体に気の影響をもたらすものとして見るようになったという。臨死体験で彼女は、しばらくのあいだ、物質的生命と非物質的生命の中間の状態に置かれていた。そのとき彼女は、自分の人生で下した決定をすべて見直し、あらゆる選択が、自分自身、ほかの人間、そして生命全体にもたらした結果を目の当たりにした。いつどんなときも、高次の導きが彼女の意識のなかへ入ろうとしていたことも見せられた。一着のドレスであろうと職業であろうと、どんな選択でも、神なる存在が無視できるほど取るに足らない、というものはなかった。仮にドレスを買ったのであれば、その「売買」が気の面でもたらす直接的な結果を彼女は見せられた。その製作から流通にいたるまでの過程にかかわった人びとまで、すべてについてだ。いま彼女は、どんな小さなことでも、何かを決めるときには、高次の導きを求めることにしているという。

行動だけでなく、思考や信念がもたらす気的な影響を理解すると、私たちは以前にもまして正直であれと迫られることもあるだろう。自分にも他人に対しても嘘をつくことは論外となる。真の癒し、完全な癒しは、自分に正直になることを要求する。正直さと許しの気持ちをもつことは、私たちの気——私たちの霊を、過去の気の次元から自分のもとへとよび戻してくれる。第5チャクラ、そしてそこにある霊的な学びは、人間の力とは私たちの思考やものの見方にあることを教えてくれるのだ。

恐れがもたらすもの

最も代償の大きいのは、恐れによる行動がもたらす気的な結果だ。恐れからなされた選択は、たとえ自分の望むものへとつながったとしても、同時に望ましくない副作用がもたらされることが多い。この予期しなかった結果は、恐れが神なる存在からの導きに対する信頼にそむくものであることを教えている。私たちはみな、少なくとも時折は、人生をコントロールしているのは自分だという幻影のなかに生きることがある。お金や社会的地位を求めるのは、選択肢が広がることによって得られる大きな力のためであり、ほかの人間が決めてしまう選択に従う必要がないようにするためである。高次の意識は、個人の意志を神なるものの意志に委ねることを要求するという考えは、私たちが「力ある人間」の姿と考えているイメージすべてと正反対のものだ。

このため、私たちは、恐れ——驚き——恐れ——驚き、というサイクルを繰り返す状態に陥ることがある。それは心が祈りの状態に到達し、「選ぶのはあなたで、私はそれに従います」と言えるようになるまで続くかもしれない。この祈りを捧げると、人生に導きがおとずれる。同時に、数限りない共時性《シンクロニシティ》や、偶然と思える出来事が続くことになる。神なる存在がお得意の「干渉」だ。

三十五歳のエミリーは小学校の教師だが、十三年前に大学を卒業してまもなく、ガンのために左足を失っていた。リハビリの期間中、彼女は両親の家に戻って住むようになった。当初は一年ほどと考えていたこの生活は、十年間にもおよぶことになった。それはエミリーが再び自立することがなく、自分で生活していくことを恐れて、うつ状態へと落ち込んでいったためだった。最低限しか身体を動かさず、せいぜい家のまわりしか歩かないという状態になった。年を追うごとに彼女は家にこもるようになり、外に出かけることさえしなくなった。

エミリーの両親はセラピーをすすめたが、彼女を変えるほどの影響を与えるものはなかった。彼女の母親はこう言う。「毎日毎日、エミリーは、足を失ったおかげで自分は結婚もできないし、家族をもつことも自分の人生をもつこともできなくなった、ということばかり思いつづけてすごしていました。ガンのせいで自分は『烙印《らくいん》を押されてしまった』と思い込み、ガンが再びやってきて『早く私のことなんか片づけてくれればいいのに』とまで言うこともありました」

娘の病気のおかげで、エミリーの母親は代替療法に興味をもつようになった。私が彼女と会ったとき、彼女と夫は、エミリーが家を出て独立するように言うだけの勇気を何とかもとうとしていた。エミリーは、日常の自分のことは自分でするとともに、心理状態を癒すことが必要だった。自分の意志の力に頼ることをあらためて学び直さなければならなかったのだ。

エミリーの両親は、彼女のためにアパートを借り、家具なども用意した。彼女はそこに引っ越すことは引っ越したが、怒りと恐れを感じていた。自分は捨てられたように感じているると両親に言った。ひと月たたないうちに、彼女は近所に住むローラという女性と出会う。ローラはT・Jという十歳の息子がいるシングルマザーで、この子供は、毎日母親が仕事から戻る前に学校から家に帰ってきていた。エミリーには、彼が自分のアパートでテレビを見たり、お菓子を食べたりする物音が聞こえたが、ローラが帰宅するまで、三時間近くも子供はそうやってすごしているのだった。

ある日の午後、エミリーが買い物から帰ってくると、ちょうどローラが仕事から戻ってきたところだった。ふたりはT・Jのことを話しはじめたが、ローラは彼の学業のことや、放課後もかなりの時間ひとりですごしていることが気になっていると言った。突然エミリーは、自分が毎日T・Jの話し相手になり、さらに教師の資格もあるから勉強のほうも見てあげましょう、と申し出ていた。ローラは感謝してこの親切を受け、翌日の午後からエミリーはT・Jの家庭教師となった。数週間もしないうちに、「すばらしい先生」が放課後の子供たちに勉強を教え、世話をしてくれるらしいという噂が近所に広がった。エミリーに、働く親たちからの依頼が殺到した。彼女は、アパートの管理人に毎日三時間ほど使える部屋はないかとたずねた。部屋はあり、使用料について取り決めをした。エミリーは、両親の家から引っ越して三か月とたたないうちに、彼女の言葉を借りれば「生き返った」のである。

エミリーは私にこの話をしながら、T・Jの家庭教師をすると申し出たとき、それがごく自然に口から出たということを何度か言った。彼女の申し出は、考える間もなく、「とにかく口をついて出てしまった」のだという。もし、考えてしまったとしたら、あのような申し出はしなかっただろうと彼女は言う。これがあまりに自分らしくなかったので、一瞬ではあったが、彼女は自分がT・Jの家庭教師をするよう天から「導かれた」とも考えた。最終的に彼女は、T・Jも、その後、彼女が教えることになった十一人の子供たちも、みな自分が教えることになっていたのだと信じることにした。翌年の秋、彼女は教職に戻った。

理由はどうあれ、エミリーは啓示を受けたことに気づくだけの恩寵に恵まれていた。ほかの人の世話をするようになると、自分の世話は誰がするのかという恐れは消滅したのだ。神はすべての人の必要性を見ているのであり、自分がその生きた証明であることを彼女は悟り、これが彼女の信ずる心をさらに強めてくれたのである。

何を信じるかで人は変わる

第5チャクラの中核を成すのは信ずる心である。誰かを信じると、自分の気の一部がその人のために確保される。ある考えを信じると、その考えに気が向かう。何かに対する恐れを信じると、気の一部がその恐れに与えられてしまうのだ。気を与えることによって、私たちの知性、心、それに人生全体が、気を与えた対象のもたらす結果の一部に織りなされる。信ずる心、それに選択の力とは、まさに創造する力そのものだ。人生では、私たちはエネルギーが物質に変換されるための媒体なのだ。

このため、人生に必ず隠されている霊的なテストは、選択の陰にある自分の動機を見つけ出すこと、そして自分がはたして恐れを信ずるのか、それとも神なる存在を信ずるのかを発見することだ。それが霊的な思索の結果でも、病気がもたらした結果だったとしても、誰もがこのことについて考えていかなくてはならない。

いったい誰が自分の人生をコントロールしているのか？　なぜ人生は自分の思いどおりにいかないのか？　こう問いかけるときが誰にもおとずれる。どんなに成功を収めていたとしても、いつかは自分が不完全であると感じていることに気づくときがやってくるのだ。予期せぬ出来事や人間関係、あるいは病気が、危機を乗り越えるのに自分の力だけでは不充分なことをまざまざと見せつけてくれる。私たちは、自分の力は限られているということに気づくようになっているのだ。そして、ひょっとすると人生には何かほかの「力」がはたらいているのだろうかと考え、さまざまな問いを発するようになっているのである。

いったい何が起きているのか？　自分にどうしろというのか？　何をすればいいのか？　自分の目的とは何なのか？

自分の限界に気づくと、もし気づかずにすんでいれば、しなかったような選択の可能性を考えるようになる。人生がどうしてもうまくいかないとき、それまではけっして受けいれようとはしなかった啓示にも心を開くようになることもあるだろう。そうすると、人生はまったく予期しない方向に向かっていく可能性がある。そして最後はこうなる場合も多い——「まさかここに住んでこんなことをするなんて、夢にも思わなかったけれど、なぜかそうなって、すべてうまくいっている」

このような、すべてを委ねる状態に到達するには、象徴的な見方を使い、人生は単なる霊の旅であると見ることが役だつかもしれない。切迫した状況から回復したのは神なるものにすべてをまかせたおかげだと語る人を、誰でもひとりやふたりは知っているだろう。そういう人は、ひとりの例外もなく、必ず神なる存在にこう言っているはずだ。「私の意志ではなく、あなたの意志にすべてを委ねます」と。この祈りを唱えるだけでいいならば、私たちはなぜそれをこんなにも恐れているのだろうか。

自分の意志をさらに偉大な意志へと委ね、神なるものの意志の存在を認めると、物質的な快適さをもたらすあらゆるものと切り離されてしまうのではないか……。私たちはこのことをずっと恐れているのだ。だから自分の意志を神なるものの意志に対抗させようと頑張るのである。啓示を招き入れながら、それを完全に妨げようとする。このジレンマに陥っている人を、私はワークショップの参加者に繰り返し見てきている。直観の啓示を求めながらも、その声が何を言うか恐れているのだ。

自分の物質的な生活と霊の道はひとつであり、同じものであることを忘れないでほしい。

物質界での楽しみを得ることも、健康な身体をつくることと同じように、霊的な目標なのだ。どちらも、どういう生き方をするかを選択し、信ずる心と信頼に基づいて行動することを選択する際に、神なる存在の導きに従った結果なのである。神なる存在の権威にすべてを委ねるということは、物質界の幻像から自由になることを意味するのであって、物質界のよろこびと快適さから切り離されることではない。

第5チャクラの霊的な気は、私たちをこの「委ねる」というところまで導いてくれる。最も偉大な愛の行為は、人や自分への審判を下すのをおさえることである場合もある。審判を下すのは、霊的に見ると誤りだと私たちは繰り返し思い知らされる。強い意志をもつように自分を律することで、まわりの人たちや自分に対して悪い思考を向けるのをおさえることができる。価値判断を避けることで、私たちは叡智を手にし、恐れを打ち負かせるのだ。

四十四歳のマーニーはヒーラーだ。それも純粋に神の祝福を受けたヒーラーである。自分を癒すための七年にわたる「魂の闇」の時期を経て、彼女はこの仕事をはじめた。三十歳のころの彼女は、スコットランドに住むソシアルワーカーで、活発な人生をおくり、友だちもたくさんいたし、仕事も心から楽しんでいた。ところが、突然彼女は「診断不可能な」病気になってしまったのだ。次第にマーニーの痛みの症状はひどくなり、それは腰痛であったり、強い偏頭痛だったり、脚の痛みであったりした。この痛みのために、結局仕事も休職することになった。その後二年間、彼女はさまざまな専門医をたずねたが、誰もこの慢性の痛みと身体のバランスを失うという症状の原因がわからず、効果ある治療のできる者もいなかった。

マーニーは深いうつ状態へと落ち込んでいった。友人たちは、代替医療を受けてみるべきだと言っていたが、彼女はその手の治療を信じていなかった。ある日、友だちのひとりが彼女の家にやってきて、さまざまな治療法についての本を置いていった。そのなかにインドに住む聖者であるサイ・ババの書物があった。マーニーはこれを読むことは読んだが、「カルト的な人物しか信じないナンセンス」として、頭から信じようとしなかった。

六か月にわたって痛みが続くにおよんで、マーニーはこの考えを変えざるを得ず、インドに旅をしてサイ・ババに直接会うことを試みた。サイ・ババのアシュラムで三週間をすごしたが、直接会うことはできなかった。スコットランドに戻った彼女はますます悲観的になっていた。だが、帰国直後、彼女は何度も続けて同じような夢を見た。夢のなかで彼女はこうきかれる。

「あなたは私の与えたものを受けいれることができるか?」

最初マーニーは、この夢は単にインドに行ったこと、人びとにとって神の意志とは何かについて何度も話し合ったことの結果にすぎないと思っていた。ところがある友人が、夢のなかで問いかけられていることを、本当に霊的な質問をされているように扱ったらどうかと提案したのだ。マーニーは彼女自身の言を借りれば、「もうこれ以上失うものはないのだから、やってみても損はない」と感じた。

つぎにその夢を見たとき、彼女はその質問に、「はい、与えてくれたものを受けいれます」と答えた。はい、と言った瞬間、彼女は全身が光で包まれるのを感じ、本当に何年ぶりかで痛みもなくなった。目覚めると病気がなくなっていることを彼女は願っていたが、そうはいかなかった。それどころか、その後四年間にわたり、症状は悪化したのである。この夢のことを彼女は何度も思い起こし、あれは本当は夢ではなかったという信念を抱きつづけようとしたが、どうしても怒りと絶望にとらわれてしまい、神はきちんとした理由もなく自分を苦しませていると感じることもあった。

ある夜、涙を流して泣いているとき、マーニーは「すべてを委ねる」気持ちに到達したという。あの夢以来、すでにその意識状態にあったと思っていたが、その夜、彼女はこう気づいたのだ。

「私はただあきらめていただけで、まだ、すべてを委ねてはいなかったのです。私の態度はこういうものでした――『わかりました。言うとおりにするから、そのかわりもっと楽にしてください』。ところがあの夜、自分はひょっとしたら、二度と身体が楽になることはないのかもしれないと気づきました。もしそうなら、私は神に何と言えばいいのでしょうか？　私は完全にすべてを委ねました。そしてこう言ったのです。『何を選んでくださってもかまいません。ただ力を与えてください』」

マーニーの痛みはその瞬間に和らぎ、両手が熱っぽくなるのを感じた。身体の熱ではなく、「霊的な熱」だった。手を通って流れているこの熱には、人を癒す力があることが彼女にはすぐわかった。だが、皮肉にも、自分では「この井戸の水を飲むことはできないかもしれない」のだった。この状態に彼女は笑ってしまった。そのわけを彼女はこう語る。「本で読んだ昔の神秘思想家の場合と、これはまったく同じだったからです。でもまさか自分がそんな使命を果たす資格があるなんて、いったい誰が考えたでしょう？」

現在のマーニーは人びとから愛され、尊敬を集めるヒーラーである。診断不可能とされた痛みはかなり治ったが、つらいときもまだある。でも彼女は語る。「今日の自分、自分の知っていること、そしていま人のためにできることを考えれば、よろこんで同じことを繰り返していいと思っています」

彼女の話が際立っているのは、すべてを委ねることと、単にあきらめた状態の違いを深く理解しているからであり、いったん神にイエスといえば、すべては直ちに完璧になるという誤解を、身をもって体験しているからだ。自分の状況を受けいれるのは最初の段階でしかなく、その状況を変えるかもしれないし、変えないかもしれない。そしてつぎに、神の決めるタイミングを受けいれることが、ふたつめの段階なのだ。

懺悔《ざんげ》という行為は、自分の選択のもたらす結果から私たちの霊をよび戻してくれる。気の存在としての本質をさらに学んでいくにつれて、私たちは自分の霊がいかに過去や現在の悪い出来事や思考などに取り込まれているかに気づく。懺悔は、間違った行いを公に認めるだけではない。気の観点から見ると、それまで自分の霊を支配していた恐れに気づいたこと、そしてその恐れを越える力を得たことを認識する行為なのである。象徴的には、懺悔は過去の恐れや否定的な思考のパターンから私たちを解放してくれる。悪い出来事や信念に取りつかれたままでいることは、心にも、霊にも、細胞組織にも、そして生命そのものに対しても毒性をもつのだ。

業《カルマ》とは、私たちの選択がもたらす気的、身体的な結果である。悪い方向に向かうような選択をすると、良い方向に向かう選択をするにはどうしたらいいかを教えるための状況が繰り返し引き起こされる。学ぶべきことを学び、良い選択をすると、その状況はもう起きない。それは、私たちの霊が、もはやその学びを生ずる原因となった悪い選択に取り込まれていないからだ。西欧の文化では、このような業についてのレッスンは、「すべてはまわりまわって自分のところにやってくる」とか、「償いなしにすむことは何もない」といった社会の格言に言い表されている。懺悔の行為は、自分のつくり出したものに対する責任を認め、自分の選択の誤りに気づくことなのである。

知性、身体、そして霊にとっても、懺悔はあまりに重要な役割を演じている。このため、実は私たちは、懺悔せずにはいられないようになっている。罪悪感に満ちた記憶をふり払うほうが、沈黙を守ることよりもその必要性は大きい。ある刑務所の職員はこう語ってくれた。「多くの犯罪者は、誰かひとりには自分のしたことを話さずにいられないために、つかまります。それは自慢話として出てくるかもしれませんが、やはりひとつの懺悔なのですよ。教会ではなく、いわば街中での懺悔ですね」

かつて教会での懺悔を聴く役割をしていた司祭の仕事を今日では心理療法セラピストが担っている。セラピストを相手に自分の性格や精神の闇の部分、自分を支配する恐れを探っていくことで、私たちは心理的、感情的な苦悩を解決しようとする。人生を支配する恐れの力を打ち破り、力をもった自己意識を得るたびに、癒しの甘いエネルギーが私たちの気系へと流れ込む。心理療法的の過程で節目となるこのような出来事は、懺悔の言葉で言うなら、もともと自分で悪い方向へと送り込んだ霊をよび戻してやるのと同じことなのだ。

では、第5チャクラが意志をどう使えばいいかを教えていること、そして私たちが霊に与える命令を記録していることを知った上で、このチャクラからの学びをどう使っていけばいいのだろうか。

意志と心のあいだにあるもの

意志の中心は心と知性の気の中間に位置していることから、私たちは、両者が強く求めるものに対し、バランスのとれた対応をすることを学ぶ必要がある。子供のころは、どちらかの気のほうに向かうように導かれる。ふつう男の子は知性の気を、女の子は心の気を使うよう仕向けられることが多い。

知性の気は外部の世界を動かすが、心の気は個人の領域を動かす。もう何世紀にもわたり、私たちの文化は、感情のエネルギーは必要な決定をすばやく下す力を弱めるものであり、逆に知のエネルギーは感情の領域では何の役割もなさないと考えてきた。「理性は心が決めたこととの戦いには勝てない」という古い格言にこれがよく言い表されている。何世紀にもわたって、この知性と心の分断は受容されてきた。ところが、頭が心と出会った六〇年代という十年間が、バランスのとれた人間というものの定義を変えてしまった。それは、心と頭がひとつとなって働くことを意味するようになったのである。

知性と心が互いにきちんとつながっていないと、どちらかが支配的になる。知性がリードすると、感情のデータを敵にまわしてしまうため、感情面で苦しい思いをする。そして、すべての状況、すべての人間関係を思いどおりに動かし、自分の感情を支配しようとする。逆に心がリードすると、すべてはうまくいっているという幻想をもちつづけるようになる。結局、理性でも心でもどちらか一方がリードするようになると、内面の安心感ではなく、恐れや、何でも思いどおりにしようという不可能な目標が、意志を動かす原動力となってしまうのである。この頭と心のアンバランスが人を中毒症へと走らせる。気的に見ると、内面の成長に対する恐れによって動かされる行動は、すべて中毒症としての性格を備えているのだ。たとえば、通常は健全なものであるはずの運動や瞑想といった行動も、痛みや内面の成長を避けるために行われる場合は、中毒となる可能性を秘めている。どんな自己修練の行為でも、意識と無意識のあいだに意図的に壁をつくってしまうこともある。それは「導きをください、でも悪いことは聞きたくありません」というのと同じことなのだ。自分で求めた導きを、方向づけることさえしようとするのである。すると、理性のレベルでは変化を求めながら、感情的にそれをあらゆる段階で恐れるというサイクルを繰り返しながら生きることになる。

このパターンを打ち破るただひとつの道は、理性と心がひとつになった力を引き出すような選択をすることだ。これからどうしたらいいのかわからないと主張して、自分を「保留」状態に置くことはやさしいが、その主張が事実であることはまれだ。保留状態にあるのは、実はつぎにどうしたらいいのかはっきりわかっているのに、そういう行動を起こすことを極度に恐れているからだ。人生で繰り返されるサイクルを打破するには、昨日ではなく明日に目標を定めた強い決断をひとつ下すだけでいいのだ。「もう我慢できない、こんな扱いを受けるのはもういやだ」、あるいは「もうこんなところには一日たりともいられない、いますぐここを出なければ」というような決断は、理性と心をひとつにする性質の力をもっている。この選択の内にある強烈な力によって、人生は直ちに変わりはじめる。

もちろん、それがどんなに絶望的で悲しいものだとしても、慣れ親しんだ人生を去ることは恐ろしい。だが、変化というのは本質的にこわいものだし、行動を起こす前に、まず安心感がおとずれるのを待つことは、さらなる内面の葛藤を引き起こす結果となる。安堵感を得るただひとつの道は、変化の渦へと飛び込み、その反対側に抜け出て、再び生きるよろこびを感じることだけだからだ。

フィンドホーンの奇跡

スコットランド北部にある霊の共同体、フィンドホーンの三人の創設者のひとり、アイリーン・キャディは、神なる存在からの導きを信頼し、その指示に自分を委ねていくなかで、多くの変化と困難に満ちた興味深い人生をおくってきた。彼女は、「キリストの声」と彼女がよぶ啓示を受け、最初の夫と五人の子供のもとを去って、ピーター・キャディという男性とともに暮らす。彼女はこの啓示に従うことは従ったが、その後の数年間は激しい変化の連続となった。ピーターがまだほかの女性と結婚していたこともその一因だった。ピーターは妻のもとを去り、アイリーンと結婚すると、スコットランド北部のフォレスという町にあった、年々質が落ちていたホテルの経営を任される。三人の子供が生まれ、アイリーンが啓示を与えていくなかで、ピーターはこの質の低下したホテルを四つ星の一流事業へと変貌させる。この時期、アイリーンは最初の五人の子供たちとほとんど接触なしにすごしたが、いずれ和解のときがくると彼女の啓示は語り、結局それは正しかった。アイリーンの啓示は深い霊的な場所からおとずれるものだと、ふたりとも感じていた。

ホテルが成功の頂点にあるとき、なぜかピーターは解雇され、みなを驚かせる。まさか自分たちのリーダーシップのお返しが解雇通知とは夢にも思わなかったので、ふたりは深い衝撃を受ける。だがふたたび、アイリーンの啓示は、近くにあったフィンドホーンというトレーラー・パーク（移動住宅の居住地）で、トレーラーをひとつ借りるように指示したのだった。彼女はまた、そこで畑をつくる啓示も受けたが、場所や天候、それに太陽光の不足を考えると、これはまったくばかげたことに思えた。それでも、ふたりは啓示に従った。ほどなくして、ドロシー・マクリーンという女性が加わる。

アイリーンと同様、ドロシーも霊媒だったが、彼女の啓示は「自然のエネルギー」からやってくるもので、自然と力を合わせ、共創《コウ・クリエイト》していくにはどうしたらいいかを指示してくるのだった。この自然の気は、生命の霊、人間、そして自然が力を合わせれば、どれだけすばらしいことが可能かを示すために、ぴったり七年間、畑から驚くほど大量の収穫が得られることを約束した。

そして約束どおり、畑は百花繚乱となった。野菜は信じられないほどの大きさとなる。この「魔法の庭」の噂はまたたく間に広がり、自分の目でたしかめようと、人びとが世界中からこの辺境の地をおとずれたのだった。失望するものは誰もいなかった。懐疑的な園芸家でさえも、この畑のすばらしさは認めざるを得なかった。このような壮大な結果がなぜ可能なのかを聞かれたピーターとアイリーンは真実を語った。「神なる存在の意志に従うのです」

そのうち、この畑が核となって共同体が形成された。アイリーンは、夜中の十二時から朝の六時まで公衆トイレのなかで瞑想するという驚くべき習慣をはじめたが、それはひとりになれる場所がそこしか見つからなかったからだ。ひとりでも窮屈な大きさでしかない小さなトレーラーが、六人の人間のすみかとなった。毎朝アイリーンは瞑想から戻ると、夜のあいだに受けた啓示をピーターに伝えた。彼はそれを一字一句そのまま実行し、本来彼がもっていた管理職としての能力を使って、共同体のメンバーが彼の指示どおりに動くようにしたのだった。

建物が建設され、日常のスケジュールが確立されると、やがて立派な共同体が機能し、急成長していった。最初の約束どおり、七年後、野菜はふつうの大きさに戻った。そしてアイリーンは、もうピーターに指示は出してはならず、彼が自分自身の声への道を求めなくてはならないという啓示を受ける。この知らせはふたりの関係を気まずくさせ、彼が共同体のほかの人間に啓示を求めるという結果をもたらした。ほどなくして、誰もがピーターへの影響力を競い合うようになる。大混乱が生じ、アイリーンの気持ちは沈んだ。ついにピーターは、彼女と共同体のもとを去ると宣言するとともに、彼女に実は恋をしていたわけではなかったと打ち明ける。この告白、そして離婚によって感情的に打ちのめされたアイリーンは、神なる存在の啓示に従った報いがこれなのかといぶかるばかりだった。

今日、アイリーンは、この葛藤や絶望、それに離婚さえも、すべては「神にあらがった」せいだったと語る。受けた啓示には従ったが、実はそうはしたくなかったのであり、おかげで彼女はほとんどのときを葛藤のなかにすごしたという。彼女が「キリスト意識」とよぶ啓示へのつながりを信頼し、それを完全に信じる心を学ぶ必要があったのだ。これが彼女の霊的な使命だったのである。

アイリーンは、神の力はいまやいつも彼女を動かしている内面の現実だと語る。奉仕の道に身を捧げたおかげで、さまざまな面で報われていると彼女は言う。「私には元型《アーキタイプ》的な意味での家族があります。家族である共同体に囲まれているのです。すばらしい家があり、子供たちとの愛にあふれる関係があり、そして神との親密な関係があります。自分は本当に深く祝福されていると感じています」

アイリーンの「キリスト」の気との絆は、現代的な意味での神秘思想家の道を映し出している。その人生は、過去の、そして新しい霊の道の両方を内包している。霊の道の指導者が、ほかの人間と神との仲介をする方法として、孤独な思索の道と苦難を受けいれるというこれまでの道と、霊的な共同体のなかに生きるという新しい道だ。アイリーンは、神なる存在による啓示の与える試練、祝福、それに報いとともに生きている。その人生は、頻繁に起こる奇跡と共時性にあふれているのである。

自分の意志を神なるものの啓示に委ねることは、崇高な洞察とともに、苦難という結果をもたらすこともある。結婚や職業といった、人生のさまざまな局面が苦渋に満ちた終わりを迎える体験をするかもしれない。だが、神なる存在の権威と一体になった最終的な結果が、その代償に見合わなかったと感じている人には、まだひとりとして出会ったことはない。「委ねる」という学びについては、聖書にあるヨブ記ほど、この体験をうまくつかんでいる物語はないだろう。

ヨブは、信心深い裕福な人間で、富と信心のどちらも誇りにしていた。悪魔が、彼の神への信仰を失わせてやることができると主張し、ひとつ彼を試してみたいと神に申し出た。神はこれを許した。悪魔はまず、彼の財産と子供たちを失わせたが、それが神の御意志ならばそうあるべしとして、神への信仰は変わらなかった。つぎにヨブは病気にさせられ、さらにひどくなる状況について、妻は「神をとがめる」ように言った。ヨブは信仰を守った。妻は死んだ。

友人のエリファズ、ビルダド、そしてツァファルが彼をたずね、慰めるとともに、神の正義について議論を交わした。三人は、神は「正義ある人間」を罰するはずがないのだから、彼が何か神を怒らせることをしたに違いないと主張した。ヨブは、自分には罪がないと反論し、この苦難は、不条理という普遍的な体験の一部なのだと言った。しかしその一方で、自分にこれほどの苦難を与える神は、結局不条理な存在なのかもしれないとヨブは考えはじめた。すると、エリフという若者が議論に加わり、人間に「神の心」を知ることができて、しかも神がその選択を自分たちに説明する義務があると考えるとは何ごとかと、厳しく糾弾する。最後は、神がヨブに語りかけ、人間の意志と神の意志との違いについて教える。神はヨブにこうたずねる。「この地の礎《いしずえ》を私が築いていたとき、汝《なんじ》はいずこにいたか?」「汝は朝に対し、夜明けをおとずれさせるよう命じたことはあるのか?」

ヨブは、神の意志に疑問を投げかけることの愚かさを悟り、悔いあらためる。そして友に、自分の学んだ真理を伝える。かぎりある命しかない者に神の心を知ることはけっしてできず、真の信心による行いとは、神が求めるす丶べ丶てを受けいれることであり、神は、取るに足らない存在である人間にその決定を説明する必要などまったくない、という真理だ。そしてヨブは、「我は一度語りき、もはや語ることなし」と言い、自らの意志を神に委ねる。神はヨブに新しい家族を与え、財産も倍にした。

私たちが直面する難題は、神は自分に何を求めているのか、と繰り返し問いかけさせる。神の意志のことを、単なる課題であり、仕事であり、自分自身のために力を蓄える手段であると考えてしまうことがよくある。しかし、神なる存在の意志とは、まず第一に、霊の本質とは何か、神の本質とは何かということを学ぶ方向に私たちを導いていくもの、というのが真理なのだ。

自分の霊を差し向ける方向として、最も崇高な行いは、次にあげるような規範に従って生きるのを選択することなのだ。

- 審判を下してはならない。
- 何も期待してはならない。
- ものごとが起きる理由を知る必要性をあきらめる。
- 予期していなかったような出来事は、霊が歩むべき道を示すひとつのかたちだと信頼する。
- 必要な決断を下す勇気をもち、変えられないことはそのまま受けいれて、この両者の違いを知るだけの叡智をもつ。

◉自己探求のためのチェックリスト

[1]「強い意志をもつ」とはどういうことか。

[2] 人生で自分の意志を支配する力をもっている人間は誰か。また、それはなぜか。

[3] ほかの人をコントロールしようとすることはあるか。もしあるなら、誰を、何

のためにコントロールする必要があるのか。

[4] 必要なときには、自分を正直に、心を開いて表現することができるか。もしできないなら、なぜできないのか。

[5] 行動を起こすべき啓示を受けたとしたら、それを感じとることはできるか。

[6] 結果の「保証」のない啓示を信頼できるか。

[7] 神なるものからの啓示について、恐れていることは何か。

[8] 自分の計画を助ける目的で祈っているか、それとも「天が自分に命ずることをします」と言うことができるか。

[9] 自分の意志の力を失わせるものは何か。

[10] 変わらなければならないのがわかっていることについて、自分と「交渉」し、行動を起こすのを先に延ばしつづけてはいないか。もしそうなら、それはどんな状況か、行動を起こしたくない理由は何かを明確にしてみよう。

第六章

第6チャクラ——理性の力

第6チャクラは私たちの知性、理性の力、それに自分の信念やものの見方を分析し、評価する心理的な能力に関係している。この知性のチャクラは、私たちの精神や、意識・無意識レベルの心理的な力と通じ合う。東洋の霊の道に関する文献では、第6チャクラは「第三の目」とされ、知性と深層心理との相互作用が起きて、私たちを直観と叡智へと導いてくれる霊的な中心になるといわれている。つまり、叡智のチャクラなのだ。第6チャクラが示す課題とは、心を開くこと、自分にとらわれない客観的な見方をもつ精神を育むこと、人間がつくり上げた真理、誤った真理から自分の霊をよび戻すことなどだ。さらに、内面の思慮分別によって行動すること、心の強い部分に動かされる思考と、恐れや幻想などで動かされる思考とを区別することでもある。

第6チャクラ［理性の力］と身体とのつながり

位置――額の中心。

身体との気的なつながり――脳、神経系、脳下垂体、松果体、それに目、鼻、耳。

感情体・知性体との気的なつながり――第6チャクラは、知性体、つまり私たちの知性や心理的な性格とのつながりの役割をする。心理的な性格とは、知っていること、真実と信じていることの組み合わせであり、知性の気系のなかで生きつづける事実、恐れ、個人的な体験、そして記憶などが独自のかたちで組み合わされたものだ。

象徴的な意味・ものの見方とのつながり――第6チャクラは、私たちを叡智へと導く学びが生まれるきっかけをつくる。人生の実体験と、自己を切り離し、ものごとを客観的に見る視点との両方を通して、私たちは叡智を身につけていく。象徴的にものを見る力というのも、一部はこの「自分を切り離す」という学びを意味している。つまり、「個人の精神」、あるいは、探求をはじめたばかりで、自分にとらわれがちな精神を超越した状態であり、「非個人的」な、開かれた心がもつ強さと洞察力へと導いてくれる精神状態のことだ。

根源的な恐れ――内面に目を向け、自分の恐れを掘り出したがらない傾向。理性にくもりがある場合には、真理に対する恐れ。現実的でしっかりとした判断力に対する恐れ。ほかの人の助言に従うことや、自分を律することへの恐れ。自分の陰の部分、それがもつ属性への恐れ。

根源的な強さ——知的な能力、技能。意識・無意識レベルの洞察を評価する能力。ひらめきを受ける力。創造的、直観的な理由によって行われる崇高な行為。心の知性。

聖なる真理——第6チャクラの聖なる真理は「真理のみを求めよ」だ。それは、つねに真理と幻像の違いを探求するよう私たちに求める。このふたつの力は、いつの瞬間も共存しているものだ。幻像と真理を振り分けるのは、脳というよりも精神そのものの役目である。脳は身体の挙動を司るが、精神は「気体」の挙動を司っている。「気体」とは、思考やものの見方と私たちとの関係のことだ。脳は思考を行動へと変換する一種の「機器」だといえるが、ものを見る視点や意識を高めるといったような活動はすべて精神の特性だ。意識が高まっていくにつれて、状況についての主観的な見方から「自己を切り離す」ことや、真実と象徴的な意味を見てとることができるようになる。切り離すといっても、どうでもいいと思うわけではない。恐れにつき動かされた自分の声を静めることを意味している。この自分を切り離すという内面の姿勢を手にすることができた者には、完成された自己意識があるため、外の世界が意識を支配するような影響力をもつことはない。このような明晰な精神、自己意識は、叡智の本質であり、第6チャクラの神なる力のひとつなのだ。

自己を自分から切り離す

実際の人生では、人はどうやって自己を切り離すことを実践すればいいのだろうか。ピートの話は、そのひとつの道を示している。ピートは、ある深刻な危機の最中に診断をしてほしいと連絡してきた。十七年間連れそった妻が、突然もう彼を愛していないと宣言し、離婚を求めてきたのだ。

当然ピートは愕然としたが、それは子供たちも同じだった。私は、ほんのすこしのあいだでも、この状況を自分から切り離した視点から眺めてはどうかと提案した。彼の妻は、人生のほとんどを「みんなの世話係」としてすごしてきたが、その役割を越えた新しい自分を見つけようとしているのではないかと私は見ていた。彼女は、子供のころは兄弟姉妹の世話をした。十七歳で結婚し、十八歳ですでに母親となっていた。いまや四十歳となった彼女は、自分に目覚め、自分が求めるものにも目覚めはじめ、おそらく浮気もしていただろう。たぶん彼女は自分が感じていることが恐ろしいのだ。もし心理療法的な言葉を知っていれば、自分の体験しているエネルギーにパニックを起こさず、きちんと説明できただろうと思われた。浮気も内面で起きていることから逃れようとする試みだったのだ。その時点では気づいていないかもしれないが、おそらく相手の男性のこともどうでもよかっただろう。浮気をすることを選んだのは、ほかに夫や子供たちのもとを離れる道が想像つかなかったからに違いない。彼女の育ちや思考過程では、セラピーのような助けを求めることなど思いもよらなかったのだ。

私は、難しいことかもしれないが、彼女は夫が誰であろうと、人生のこの時点で同じような行動をとっただろうという事実を受けいれるようピートに言った。彼女は、彼とはまったく無関係の自己発見の過程を体験していたからだ。自分が「魂の闇」の体験に突入したことは、彼女自身も知らなかったのである。人を拒絶し、怒りを表現するこの彼女の行為を、ピートは自分に向けられたものと考えないように努めなくてはならなかった。たしかに彼は怒りの気持ちの対象ではあったが、彼に対してよりも、彼女自身の混乱した状態に対してのほうがはるかに怒りは大きかったからである。

このような話を、ピートは自分のなかによく吸収し、消化しようと努めることができた。ふたりは最終的に離婚することになったが、家族が崩壊するという悲しみと傷に呑み込まれそうになると、彼はこの危機を自分から切り離して見るようにした。私たちがはじめて話をしてからほどなくして、妻が彼の友人のひとりと浮気をしていたこと、そしてふたりはたしかにもう別れていたことがわかった。そして、彼女はこの男性に恋をしていたわけではなく、自分自身の混乱のはけ口を見つけようとしていたということにも彼は気づいたのである。彼女が新しい相手をさがしつづけることでこの危機を解決しようとするのはほぼ間違いないが、それはけっしてうまくいかないだろうと私は言った。なぜなら、新たな関係を見つけ、そこでふたたび世話をする役目になっていては、彼女の苦しみの解決にはならないからだ。いつかは内面に入り、痛みの本当の原因を癒すことを迫られる。

自己を切り離し、意識を高めるということは、精神のなかのある視点を身体に取り入れることを意味している。真理である見方と融合し、それを体現して生きることで、その力が自分自身の気とひとつになり同じものとなることを意味しているのだ。

たとえば、「変化はつねに起きている」という真理を考えてみよう。頭ではこの教えを容易に吸収できる。だが実際に人生で変化が起きるとする。自分が年老いてきたことに気づく、愛する人間が死ぬ、あるいは愛にあふれ、親密だった関係がよそよそしくなる……。そうすると、この真理は私たちを恐怖に陥れる。ずっと同じであってほしいと願っていたために（何がなのかはわからないが）、変化による痛手から回復するのに何年もかかることもある。いつか変わることはわかっていたのに、変化のエネルギーが、自分の人生のこの部分だけは避けて通っていってほしいと考えてしまうのだ。

「変化はつねに起きている」という言葉が、人生の幸福を運び去ってしまう敵のように感じられたとしても、孤独な時期はいつか終わり、新たな人生がはじまる。「変化はつねに起きている」という真理が約束するのは、何かひとつが完結すると、あとには必ず新たなはじまりが続くということである。

高い意識とは、すべては適切なときにはじまり、すべては適切なときに終わるという気づきをもち、古いものを手放して、新しいものを自分のなかに包容することを意味する。人間は安定、つまり変化のない状態を求めるため、この真理を受けいれて生きることは難しい。高い意識をもつというのは、いまという瞬間に百パーセント生きること、どんな状況でも、誰であっても、まったく同じ明日はあり得ないと知ることだ。変化が実際に起きていくなかで、私たちはそれを人生のごく自然な一部と解釈し、老荘思想が教える道《タオ》のように「流れとともに生きる」ことを求めていくべきであって、逆らってはいけないのだ。ものごとを同じままにとどめておこうとするのは無駄なことであり、不可能だ。私たちの課題は、自分が明日に体験することに、ある程度の影響をおよぼすことはできても、コントロールはできないということを理解し、あらゆる状況に自分の最高の気《エネルギー》を与えていくことである。

この自己を切り離すということについて話をすると、冷たすぎる、非人間的すぎるという反応がよく出る。しかし、これは正確な見方ではない。あるワークショップで、私は参加者に対し、自分が心の底から脅威を感じるような状況を想像してほしいと言った。ひとりの男性は、職場に戻ったときに、自分の仕事が全部取り上げられていたら、非常にきついだろうと語った。そこで私は彼に言った。仕事の束縛からすべて解放されて、自分が望むどんな選択肢も可能であるところを想像してください。仕事も人生のなかでほんの一滴のエネルギーでしかなく、大海ではない姿を。豊かな創造性のエネルギーが、全身を駆けめぐる姿を思い描いてください。そしてその状態で、職場に戻り、自分が解雇されたと想像してほしいのです。さあ、あなたはどういう反応をしますか？　――私はたずねた。彼は笑い、頭のなかにあるいまの自分のイメージから見ると、解雇されても別にどうということはない、と言った。必ずつぎの仕事を引き寄せてくることができるから、とも彼は言ったのである。

これが自己を切り離すということの意味だ。どんな人間であろうと、集団であろうと、自分の人生の道を決めることはできないという気づきである。すると、もし人生に変化がおとずれたとしても、それは何か大きな力がはたらいて自分を動かしていることになる。一部の人たちが共謀して自分を解雇すると決めたように映っても、それは錯覚だ。もし、この錯覚を信じることを選んでしまうと、それはあなたをとらえて放さず、一生その思いは続くかもしれない。だが、もしそれがあなたにとって適切な時点でなかったら、その「謀議」はうまくいかなかったはずだ。これこそ、人生の変化の、より高いレベルの真理であり、自分を切り離すことで得られる象徴的な視点が見せてくれる真実なのだ。

もちろん私たちは、ある朝目覚めて、「では今日、高い意識に到達しようか」などと宣言するわけではない。生きていくなかで出会う不思議な体験を通して、自分の精神の限界をさらに広げたいという欲求に引き寄せられていくのである。誰もが自分の現実に対する理解を見直すような人間関係や出来事を経験しているし、この先も経験しつづけていくことだろう。たとえひとりひとりの混乱の枠組みのなかだけにせよ、理性は本質的にものごとのあり方の理由を知りたがるようにできているのだ。

ダニーが私に助けを求めてきたのは、前立腺ガンと診断されたからだった。彼のただひとつの依頼は、「いまの自分が考えていることで、考えたりしてはいけないことは何かを教えてほしい」ということだった。ダニーの気をみてみると、彼はとにかく人に親切にしてあげるが、自分に対しては例外というタイプの人間だった。いま、何がしたいかをたずねると、彼はこう答えた。「セールスの仕事をやめて、田舎に引っ越し、自分の食べ物を育てて、大工をやりたい」

私たちは、彼が人生をそのように変えた場合の結果について話し合ってみた。会社と契約していること、いくつかのグループの大切な一員であること、それに一番大事なことということ。彼がいまの快適なライフスタイルを気に入っていることがあげられた。こういった関係は全部終わってしまうだろう、とダニーは考えていた。「もうずっと長いあいだ、何か違う考え方をしたいと思ってきました。セールスの数字なんか考えたくないのです。ほかのことを考えたいのです。たとえば自然のこととか。もちろん自然は給料を払ってくれませんから、この考えについてもとくに行動を起こしたわけではありません。でも、自分の生き方を変えるように招かれているのを感じます。もうずっとその気持ちはありましたが、ただ、いまはそれに従わなければならないような気がするのです」

私は、彼の人生はもう啓示であふれかえっていると言った。それに耳を傾けるべきで、自分の気持ちに従っていくことで新しい世界が開けてくるのだ。そうすれば健康状態も良くなるはずである。

二か月後、ダニーから連絡があり、ほかの土地に移るという考えに家族も賛成してくれて、来年の夏にはアメリカ南西部のほうに移住するということだった。そして、こんなにいい気分だったことはなく、身体にも二度と悪性のできものなどできないのもわかっています、と彼はつけ加えた。

ダニーには、セールスマンとしての人生を解体して新しい人生を受けいれていく気持ちがあり、それができる人間でもあった。それまでの自己像と職業を手放すことで、この物質界での自分の力はかぎられたものでしかないという考えも手放すことができたのだ。内なる声に従い、自分の内面の現実を問い直すというプロセスに自分を委ねたのである。人生とは何なのか？　自分は何をすべきなのか？　大切な学びとは何か？　そして彼はこう答えることができたのだ。

「外部の世界は自分を支配してはいない。自分は内面の世界に耳を傾けることができる人間だ」

こうして私たちの意識は高められていく。意味不明という状況が生じたら、そこで行動を起こす。すると、また意味のはっきりわからない状況が続いて起きるという過程だ。この過程を止めようとしてしまうと宙ぶらりんの状態となり、生命力の源からどんどん離れていくことになる。しかし、主観的な視点から、自己を切り離した状態へと進む過程は、ごく自然で容易なかたちで起きる場合もある。

カレンというある女性は、わずか一年に満たない期間に三つの仕事を解雇された。これは何か自分に原因があるのだろうかと考えざるを得なかった、と彼女は言った。そして、いったんこの疑問を投げかけたら、こんどはどうしてもその答えを見つけたいと思うようになった。あらためて自分のことを知ろうとする時間をとり、何が問題の原因になっていたのかに気づいた。まず三つの仕事は、まったく興味のないものばかりだった。本当に求めていたのは、キャリアを変えることだったのだ。これは新しい発見だった。いま、カレンは、さまざまな活動にかかわり、ひとつひとつ新しい体験をするたびに、自分の好き嫌いや恐れ、野心などについて新しいことに気づく過程が続いている。彼女にとっては、これは意識のレベルが上がっていく自然な過程なのである。自分のなかで「ひらめきのスイッチが入る前」のことを思い出すと、人生に意味を与えてくれるようなことについて考えもせずに、いったいどうやって一日をすごしていけたのか不思議に思う、と彼女は語る。「人生の無意識の部分というのは、まさに文字どおり、意識していないことなのです。何の気づきもないことさえ気づいていないのですから。衣食住やお金といった、人生の基本的なことしか考えていないのですよ。どんな目的で自分が創造されたのか考えようなんて、まったく思いつかないのです。でも一度この疑問について考えはじめてしまうと、それを繰り返し問いかけるようになります。そしてそれはいつも何か新しい真理へと導いてくれるのです」

意識と癒しとのつながり

過去四十年間で、心が健康に果たす役割に関する膨大な量の情報が入手可能になった。身体の健康をつくり出すにも破壊するにも、私たちの態度が大きな役割を演ずる。たとえば、うつ状態は、癒す力に影響するだけでなく、免疫系を直接弱めてしまう。怒り、苦々しい気持ち、憤怒、反感などは癒しの過程の障害となるし、それをまったく止めてしまうことさえある。癒したいという意識をもつことには大きな力があり、この内面の力がないと、病気は身体に浸透していってしまうことが多い。このような新たな気づきとともに、意識の力は、健康と病気についての医療モデルにおいても、正式にひとつの場所を与えられるようになっているのだ。

内面に意識を向け、自分のものの見方やライフスタイルを見直すようになったのは、病気を体験したおかげだったという人がどれだけたくさんいるかは驚くばかりだ。そして、誰もが基本的に同じ回復の過程をたどったことを語る。主観的な見方から、自分を切り離してものを見る視点への旅だ。

診断を受けた当初は、誰もが恐れに満ちている。しかし、気をしっかりもつようになると、実はそれまでにも何かがおかしいという感じがすでにしていたが、恐れのためにその気持ちを無視していたことに気づいた、という人がほとんどだ。これには深い意味がある。私たちの直観が与える導きが、身体の力が失われていることに気づくように警鐘を鳴らすのだ。恐れがだんだんと落ち着いてくるにつれて、ほとんどの人は、内面に向かい、心のなかにあるもの、感情のデータなどを見直すようになったと語る。こうして、理性と感情の調和がとれるようになっていく。別のいい方をすれば、自分の考えていることと感じていることのギャップに気づくのだ。癒しには頭と心がひとつになることが必要であり、ふつう変えなければならないのは頭のほうだ。日常の選択をしていくなかで、あまり尊重してこなかった心のほうに、頭を合わせていくことが必要なのである。

このように、自分の人生を変えていくステップをとりはじめ、感情に表現の道を与えるようにしたという話が繰り返し語られる。シルヴィアの話は、知性と心の両方を備えた意識への旅をよく表している。シルヴィアは乳ガンと診断され、乳房を両方切除した。ガンはリンパ腺にも広がっていた。

ガンのことで頭がいっぱいになるのがふつうだが、彼女はガンがあるということから自分を切り離し、かわりに自分の気を汚染した人生のストレスに焦点を合わせてみた。それがどんな恐れをつくり出し、どれほどの支配力をもってきたかを見直し、要するに自分は孤独になることを極度に恐れていたのだということに気づいたのだ。ガンは離婚直後に発生していた。孤独であること、そして離婚後の反感ばかりにとらわれるかわりに、彼女はこれからの人生で毎日必ず何か価値のあることを見つけていこうと決心した。過去のことは思い悩まず、自分に起きたいいことすべてに感謝し、離婚を含め、苦痛をともなう体験は手放す決意をしたのだ。自分の置かれた状況に悲しみを感じることも頻繁にあったが、その悲しみのなかに生きるよりも、涙を流してそれを外に出してやり、前に進んだのである。のちにシルヴィアは、ガンから回復する人たちを支援する活動に参加し、これは人生に新しい意義と目的を与えてくれた。助けられた人たちが彼女に敬意と感謝を表すことで、ほかの人間にもたらした力がふたたび彼女のところに戻ってきたのである。彼女が自分に対して、人間としてこれほどの価値を感じたことはいまだかつてなかった。そして六か月とたたないうちに、ガンは消え去った。

意識を高めることのひとつの側面は、いまという瞬間に生き、一日一日に感謝するということだ。シルヴィアは過去から自分を切り離し、意義と目的のある新しい人生を創り出すことができた。まさにこれが、人生の危機に直面したときに、自分を切り離すということの定義なのだ。彼女はガンを患ったが、力をもった霊は病気を抱えた身体を癒すことができるという真理をつかもうとしたのだ。非個人的な「大いなる心」は、個人の体験の質を変えられるだけの力をもつ。癒しとは、意識をもつということである。それも病気を意識するのではなく、それまで自分のうちに包容したことのなかった生命力を意識するということなのだ。このことを私は何度繰り返して目の当たりにしてきたことだろう。

意識と死

癒すことのできなかった人は、意識を広げることにも失敗したということなのだろうか。まったくそうではない。しかし、この失敗したという考えは、ホリスティックな考え方のなかでも激しい論議をよぶ側面である。私たちの頭には、すべての状況を、黒か白か、勝ちか負けか、いいか悪いかのどちらかでしか見ないはたらきがある。誰かの病気が治らないと、その人は努力が足りなかったという誤った結論を下してしまうのだ。死は癒しの失敗ではない。死は人生で避けることのできないひとつの面だ。感情的、心理的な苦痛を癒し、「癒されて」死ぬ人もたくさんいる、というのが真実である。

ジャクソンの話は、意識をもって死ぬというのがどういうことなのかを示している。ジャクソンが私にリーディングを求めてきたのは、悪性の脳腫瘍という診断を受けたからだった。ひどい痛みがいつも続いていた。生きられたとしても、あるいは死を迎えることになっても、自分が全き存在となるためには何でもするつもりだ、と彼は言った。完結する必要のある人間関係から、直面しなければならなかった内面の恐れまで、彼の人生でまだ未完の問題をふたりでひとつひとつ話し合っていった。彼は送るべきだったお礼のカードのことまで思い出したほどだ。

ジャクソンは完結するということに焦点を合わせていたが、ひとつ大事な点があった。彼は人生を完結させたかったのではなく、未清算の問題を、いまの自分の意識レベルで完結させようとしていたのだ。そして「人生で自分は何を学ぶべきなのか」と問いつづけた。それに対する答えや洞察が浮かんでくるたびに、彼は直ちに行動を起こした。たとえば彼は、前妻になぜ自分が離婚を望んだのかを説明しなかった。結婚しているのがもういやになったので、彼の言葉でいえば「結婚の誓いから解放されたい」とある日突然、妻に伝えたのだ。彼女が打ちのめされ、混乱したこともわかっていた。説明を求められたが、彼は意図的にそれを避けたのだった。この行動が、自分にとってひとつのパターンであることに彼は気づいた。前妻も、このようなかたちで傷つけた人たちのひとりにすぎなかったのだ。ただ、犠牲者のなかで最も劇的な例であるだけだった。

人びとのもとを去ったり、状況をそのままにして立ち去ったりすることで彼は混乱をつくり出したが、そのとき感じた力は自分にとっては心地良いものだったことを彼は認めた。混乱をつくり出すことは、自分が何か重要な人物になったような気分にさせてくれたのだ。

いまは、混乱ではなく、はっきりとした説明をしたいと彼は望んでいた。このような行動の犠牲者となった人びとのひとりひとりと接触し、手紙のかたちで自分の行動の説明と謝罪の気持ちを伝えた。ジャクソンは自分の陰の部分を見直すことを何度も繰り返し、それを白日のもとにさらすために、自分のできるあらゆるステップを踏んだのである。それでも、彼は死ぬ運命にあった。だが、彼はすべてうまくいっていると言った。人生で学ぶべきことを完結させているると信じているからだ、と彼は語った。

意識ある人間になることの目標は、何とか死をだますことではないし、病気に対して免疫をもつことでさえもない。その目標とは、人生における(そして自分の身体に起きる)すべての状況に対し、恐れずに対処し、その変化に隠された真実のメッセージを吸収するよう求めていくことなのである。瞑想のような、意識を広げる手段を病気の予防と見るようでは、その目標を誤解している。肉体を支配することが意識を高めることの目標ではない。霊の道をマスターすることこそ目標である。物質界、それにそこに存在する肉体は、目標に向かうなかでの教師としての役目をするのだ。

この視点に立って考えれば、死、それに死にゆく過程への恐怖を癒すことも、意識を高める過程を通して人間の霊が到達できるやすらぎのひとつの側面だといえる。この世界と、つぎに待つ世界とのかけ橋をわたり、自分の意識を広げることのできた人たちが、生命がこの先も続いていくという概念に何の抵抗も感じないと語るのを聞くと、私たち自身の恐れもその一部が直ちに消滅する。スコット・ニアリング、ヘレン・ニアリングの夫妻に出会ったとき、私はまさにこの体験をする機会に恵まれた。

スコットとヘレンは、環境保護運動への貢献と、自己充足的なライフスタイルを広める努力で知られている。ふたりの主張する「大地に戻ろう」というライフスタイルは、彼らの若かった一九三〇年代にはほとんど誰も耳にしたことのない概念だったため、彼らは反抗的な人間と見られた。家も自分たちの手で建て、自分で育てた野菜や果物を食物とした。七〇年以上もふたりは大地と調和のとれた生活を続け、ヘレンは、一九九五年にこの世を去るまで、今日の時代もこのライフスタイルを続けたのである。ふたりはこの哲学に関する記事を書きつづけ、講演してまわった。人びとに、環境を尊重する自己充足的な生き方をしてもらうことが目的だ。著作の『良き生活を送る（Living the Good Life）』（邦訳なし）は、豊かな自然にいつも感謝しながら生きることの恩恵を語っている。彼らの理想や、神なる存在のもたらす因果関係の大きなサイクルについての意識は、今日でも無数の人にインスピレーションを与えつづけている。スコットは一九八〇年代の初め、百歳という長寿を全うして亡くなった。

ヘレンがワークショップに参加してくれたため、私は彼女と会う幸運に恵まれた。そのときに彼女は、夫が自分の意志で死を選択したことを話してくれた。彼は、自分の霊的な意味での成長を支えてくれるかたちで生きることがもはやできないと悟ったときに、この選択を意識的に行ったのだった。

「ある日、スコットが暖炉で燃やす薪をもって家に入ってきました。薪を床に置くと、彼は自分が死ぬときがやってきた、と言ったのです。もう作業もできなくなったし、責任を果たすこともできなくなったからだ、と彼は言いました。自分の内面の深い部分で、死期が訪れたことに『気づいた』、そして自分の死をよろこんで迎えるために、もう食べ物を摂らないというのです。それから三週間、私は彼のベッドのかたわらにいました。スコットがこの選択をするのにどれだけ深く考えたかわかっていましたから、その決心を変えさせようとすることはしませんでした」

スコット・ニアリングは、一世紀にもわたった彼の生涯のテーマである自己充足的な生き方ができなくなったために死のうと決意してから、三週間たたないうちにこの世を去った。ヘレンはさらにつけ加えてこう語る。「自分の世話ができなくなってきたら、私も同じようにしようと思っています。死ぬのは何も恐れることではありません。この世を去るときが来たことをただ受けいれて、食べないことでそれに協力するのです。ただ身体を離れるだけですから、別にどうということはありません」

スコットとヘレンの到達した意識レベル、それに個人としての選択は、論議をよぶものかもしれない。だが、それをいうなら、ふたりの生涯そのものがいつも論議をよぶものだった。死ぬことを選んだという彼らのやり方は、死の過程をいじることについての同族的な深い信念だけでなく、私たちがいつ死ぬのかは神のみぞ決めるべきものという宗教的な信念にも挑むものだ。たしかにそれは正しいのかもしれないが、もし私たちが自分の死期がやってきたことに気づくことができるのならば、その認識に協力する自由があってもいいのではないだろうか。スコットの場合は、真理そのものである理想と、自分の生き方が一致していた。つまり、「非個人的に」生きていたのだ。このために、もしかすると自分の死期がやってきたことを「内的に」教えられるという恩恵に恵まれたのかもしれない。病気によって徐々に崩壊していくよりも、彼は自分の直観に協力することを選び、最後の瞬間まで完全に意識ある状態で生を手放したのである。意識をもつということは、まさにこういうことをいうのではないだろうか。明確な意識をもって死を迎えるということが、高い意識をもって生きてきた人生のもたらす恩恵のひとつであることに疑いの余地はない。

本書を執筆中の一九九五年九月、ヘレンもこの世を去った。運転中の心臓発作だった。生前、彼女はつぎの著作を完成させたらこの生を手放すだろうと語っていた。彼女はその言葉を守ったのだ。

私たちの死に対する恐れはあまりに大きいため、同族の集合精神のなかでは、死が迷信に支配されてしまいがちだ。スコットとヘレンは自己充足について私たちの意識を高めてくれたが、生命が肉体というかたちを越えて続いていくことを固く信じていたふたりの人間としても記憶されるべきだろう。

ソギャル・リンポチェ

ソギャル・リンポチェは、著名な師であり、『チベットの生と死の書』（邦訳、講談社）の著者でもある。彼はまた、きらめくようなユーモアのセンスあふれる人格の持ち主であることから、「笑う高僧《リンポチェ》」として世界的によく知られてもいた。一九八四年、私はソギャル師とパリの自宅でお会いした。それまでチベットの高僧と直接会ったことはなかったが、本はかなり読んだことがあり、それがはたして事実なのかぜひ知りたいと思っていた。たとえばチベットの師のなかには、通常の時間と空間の法則を超越した人がたくさんいるとか、空中浮遊したり、七十キロもの速度で走れる人物も一部にいる、というような話だ。また、このような「力」について直接たずねられると、チベットの師は自分から必ず話題をそらし、ほかの功成った師について語ることを好むとも読んだ。

ソギャル師宅に向かう道すがら、私は夕食に何が出るのかを考えていた。チベットの慣習にまったく無知だったので、夕食の前に何時間も瞑想するのだろうか、などとあきれるようなことを考えてしまった。結局ソギャル師は、何と中華料理のテイクアウトを頼んでいて、私たちふたりは彼のオフィスの床に座り、料理の入っていた小さな紙の箱からそれを直接食べた。真剣な話をしてもいいような雰囲気になると、すぐに私はたずねてみた。

「空中浮遊がおできになるというのは本当ですか？」

彼は笑い、というよりも大笑いして言った。「いやいや、私はできませんが私の師はできました」

つぎに私はこうきいた。「瞑想のおかげで、尋常でない速度で走れるというのも本当でしょうか？」

これにもまず彼は笑いで答え、こう言うのだった。「いやいや、私はできませんが師はできました」

彼の答えは、私が読んだこととぴったり一致していた。

だが、そのとき私はひらめいた。もしかするとソギャル師は私の心を読んでいて、私の読んだ書物のことも、質問がどこからきているのかも全部知っているのかもしれない……。最後に私は言った。

「もう質問はありませんが、何か師からお話ししていただけることなどあるでしょうか」

「では私の師がどういうふうに死んだかをお話ししたいと思います」と彼は言った。

「師は占い師をよんで占い表をつくらせ、地球の気から自分の霊を引き離すのに完璧なタイミングはいつかを教えるよう指示しました。彼の霊はきわめて強い力をもっていたので、気場に影響を残すことなしにこの世を去りたいと考えたからです。こういうことはご存じないかもしれませんが、霊が地上を去ると、気場全体がその影響を受けるのです。強い力をもつ霊が去ると、影響はさらに大きくなります。

占い師たちは、師が肉体の死を迎えるのに最適な日にちと時間を出しました。すると師は弟子たちに、その日、その時間にこの世を去ると言ったのです。そしてまさにそのとおりになりました。その日、弟子たちとともに師は瞑想し、祝福し、目を閉じました。その瞬間、霊を肉体から解き放ったのです」

私はソギャル師に、彼の師は病気だったから死ぬことを選んだのか、とたずねた。この質問も、ソギャル師をおさえきれない大笑いへと誘った。

「病気ですか？　病気がいったいなんの関係があるのでしょう？　私たちの誰もが、気が地上にやってくるのに完璧な瞬間に生まれてくるように、地上を去るにも完璧な瞬間があるのです。師は病気だったのではありません。生を完結したのです。私たちは病気や苦痛のなかで死ぬようにはなっていません。私たちの意識は、肉体が朽ち果てていく苦しみに耐えることなく、霊を身体から解き放ってやる力をもっています。この選択は誰にもできるのですよ」

ソギャル師は、霊的な意味で熟達した状態とは、「神なる存在との対立を知らぬ」意識レベルを手にすることだと説明した。つまり、自分の選択は神なるものの選択と同じだということだ。ソギャル師によれば、彼の師は、ある選択のほうがほかよりもすぐれていると信じるという「選択のジレンマ」がもはや存在しない意識状態に生きていたという。この完璧なる状態では、すべての選択は正しい選択となる、とソギャル師は説明した。彼の師は、覚醒した意識の生きた（そして死にゆく）例だとソギャル師は言うのだった。

非個人的精神と象徴的なものの見方を育む

ニアリング夫妻やソギャル・リンポチェは、個を超越した精神の力の泉にふれていた。しかし、霊のもついわくいい難い性質を考えると、意識について文章で説明するのにも限界がある。禅の公案にあるように、「それが何かを言葉で言うことができるなら、それは求めているものではない」のだ。

私は、仏教とヒンドゥー教についてはじめて教えてくれた教授のことをはっきり覚えている。期末試験として、彼女は私たち五人の学生を全員、ある人里離れた研修施設に連れていき、まず滞在期間中の規則を説明した。話すことはいっさい禁止、時計も腕時計もいけない。夜中に彼女は誰かひとりをおこし、座禅の姿勢をとらせて、質問をするのだった。キリスト教の語る神の本質とは何か？　仏教のいう現実の本質とは何か？　永遠の生命の真理とは何か？　この人生の目的は何か？

質問はすべて深遠で、魂を直撃するようなものばかりだった。彼女が評価していたのは、私たちの答えの良し悪しではなかった。それよりも、特定の考え方に執着しているかどうかを見ていたのだ。何かひとつの真理に執着しているとしたら、彼女の授業で学ぶべきことを学ばなかったことになる。つまり、すべての真理は、真理であるというレベルでは同等なのだ。それが特定の文化に「染まる」というのは錯覚なのである。彼女にとって、これこそ高い意識をもつということの核心だった。それは、社会的、文化的な枠組みから切り離された真理を探し求めるということだ。彼女から受けた影響を振り返ってみると、象徴的なものの見方をする能力の基礎をつくってくれたのではないかと思う。

精神にはたらきかけて知覚を磨きあげ、錯覚を見透すことに上達するには、いったいどうすればいいのだろうか。どんなことでも、探求に価するような目標の達成には何らかの修練が必要であり、上達しようと思うならなおさらだ。意識を高めるという課題に間違って取り組んだ例をあげてみよう。

オリバーは、功成ったビジネスマンだったが、何かもっと意義あることをしたいと思うようになっていた。そこで彼は、意義のある活動と思われたさまざまな社会事業にかかわってみたが、どれもぴったりくるものがない。彼は人生で何をしたらいいのかについて導きを与えられるよう祈った。そして、世界的に有名なある霊の道の師と会えるよう手はずを整えたのである。会えたのはわずか十分間だったが、この師は、彼の課題が「待つこと、準備を整えること」だと告げた。そこで彼は「待った」。パリで、ローマで、そして東洋で待ちつづけた。一流のホテルで待ち、リヴィエラでカプチーノをすすりながら待った。結局待ちくたびれた彼は、「待つように」という指示は無駄だったと判断したのである。そして、社会事業に対して、経済的な支援をするために小切手を切るという活動に戻ったのだった。だが、心は空しいままだった。私の意見では、その師は、何かを買うことでは満たすことのできない指示を与えたのだ。もし彼が、霊的な意味で「待つ」ことができたなら、つまり、自分の「内面に入り」、どんな謙虚な活動であろうとも、自分に求められていることを受けいれたならば、彼は何らかの答えを手にするようになっていったと思う。

多くの面で、「待つ」ということ、それに以前とは違う資質の人間となるという、霊的な意味でのチャレンジは、どこかで新しい病院の資金を提供するよりも、この世界への大きな貢献となる。これは理解しにくいことかもしれない。見えないものに価値を与えるということに私たちはあまり慣れていないし、健全な精神から発せられる力を見ることもできない。だからこそ、自分の役目が「待つこと、何かになること」だと言われると、それが無駄骨のように映ることがよくあるのだ。

この「待つ、何かになる」というのは、「聖職につく使命を与えられる」ということの象徴的な意味でもある。つまり、自分のなかにある、人に（あるいは自分自身に）何かを与えることができる隠された本質が、神の手によって目覚めさせられることを受けいれる、という意味なのだ。「ピース・ピルグリム（平和の巡礼）」という一風変わった名前の女性が、神なる存在が扉を開くのを受けいれる過程を体現している。

過去二十五年間、この女性はピース・ピルグリムという名前しか使ってこなかったが、きわめて質素で、深く霊的な生活を送っていた。そして、いつも神に仕える道を示してくれるよう祈っていた。五十二歳のとき、彼女は、平和のために全国をくまなく歩きつづけよという内なる啓示に従うことを決意した。そして、「身につけた服」しか所有物をもたずに彼女は歩きはじめ、「休む場所を与えられるまで歩き、授かるものだけを食べる」生活がはじまった。彼女の人生は、神を完全に信頼し、必要なものはすべて与えられると信ずることの力を体現している。

二十五年間にわたる巡礼を通して、ピース・ピルグリムは何十万という人びとの心にふれた。彼女の人生に、神の手になる介入が驚くほどよく起きることについて、誰もが感嘆させられてきた。私自身、深く心を動かされた話を彼女はふたつしてくれた。

あるとき、彼女が田舎の道を歩いていると、気温がどんどん下がりだした。この突然の気候の変化にはまったく準備がなかったので、寒さが骨身にしみわたり、凍えそうになったが、近くに暖を求められるような場所はまったくなかった。すると、彼女は声を聞き、それはこう言った。「つぎの橋の下に行きなさい」

言われたとおりにすると、そこにはなかに入って休めるだけの大きな箱があった。箱のなかには、枕と毛布があったのである。これが神の手によってそこに置かれたものであることを、私が当然理解するものとして、彼女はこの話をしていた。ピース・ピルグリムは、これまで対立について学ぶサイクルを何度か繰り返してきたという。まず外面的な対立、それから内面での対立を体験しなければならなかった。ようやく神に人生を委ねるようになったとき、彼女は対立なしに学ぶという贈り物に恵まれたのだ。彼女は聖なる使命を授けられた人間を象徴する存在となり、象徴的な観点から自由にものを見ることができるようになった。そして神なる存在との完璧な調和のなかに、完璧な信頼を置いて生きるようになったのである。彼女がまわりの人に伝える教えは、真理の本質をよく表して、きわめて単純なものだ。「私はジャンクフードは食べないし、ジャンク思考もしません」と彼女は言う。つまり身体を尊重し、心を尊重し、霊を尊重せよ、ということだ。

非個人的な精神を育むというのは生涯にわたって取り組む課題だ。なぜなら、それは相当なチャレンジであると同時に、私たちを自分のもつ幻想や恐れの深みのなかへと連れていくからである。内面から表面まで、自分のすべてを見直してつくり直していかなければならず、その過程は人生に数々の変化を必ずもたらしてくる。意識の覚醒の道を求めてきた人で、自分の内面がつくり直される「待ち」の期間を体験しなかったという人には、いまだかつて出会ったことがない。霊の道のすべてにいえることだが、一歩踏み出してしまえば、もうあと戻りすることはできない。非個人的な精神を育み、象徴的なものの見方ができるようになること、言いかえれば、幻想を見通し、舞台裏に交錯するさまざまな気の力を把握する能力を得る出発点となることをいくつかあげてみよう。これらのステップは、象徴的な見方を得る助けとなり、神の理性の次元へと到達する能力を高めるのにも役だつことだろう。

- 内省することを習慣づけ、自分が何を信じるのか、それはなぜなのかを意識するように努める。
- 開かれた心を保ち、心が「閉じてしまう」ときには、それに気づくことを身につける。
- 言われたことに気分を害して、自己弁護の言い訳をしたりするのは、新しい洞察が自分の精神の場に入ってくるのを妨げることに気づく。
- そのときには理解できなくても、すべての状況、人間関係には象徴的な意味があると解釈する。
- 夢を通して、導きや啓示を受けることに自分の心を開く。
- 自己憐憫や怒りを増幅するような思考、あるいは、自分に起きたことを誰かほかの人間のせいにするような思考を、手放していくように努める。
- 状況から自分を切り離すことを実践する。何か特定の結果をつくり出すためではなく、その瞬間に最も賢いと思われる評価にもとづいて決定を下す。
- あらゆる価値判断を避ける。人や状況に対してだけでなく、与えられた課題の規模や重要性に対するものも同様に。かわりにどんな状況だろうが、自分にはすべての事実、詳細を知ることも、自分の行動の長期的な結果を見ることもできないという、高次の真理をつねに思い起こす。

- 恐れのパターンに影響されているときは、それに気づくことを学ぶ。自分の精神や感情に与えている影響を観察することで、その恐れから自分を直ちに切り離す。そして、その恐れの影響力を弱めるような選択肢を選ぶ。
- 人生での成功とは、何か特定の目標の達成だと信じるあらゆる価値観から、自分を切り離す。かわりに、成功した人生とは、自己をコントロールし、人生のさまざまな難題に対処できるようになる過程だと見るようにする。成功を物理的なものではなく、気の力のもつ勢いとして思い描く。
- 内面の啓示に従って行動し、その啓示が「本物」である証明を要求しない。証明を求めれば求めるほど、それを実際に得られる可能性は減っていくだろう。
- 意識をすべて、いまという瞬間に向ける。過去に生きたり、将来のことを心配することはやめる。実際に見えるものよりも、見えないもののほうを信頼することを学ぶ。

意識を高めるということはけっして容易ではない。私自身の人生も、選択ということの深い意味を知る前は、ずっとやさしかったと思う。つまり、選択には力があり、そこには責任をともなうということだ。責任を外部の何かに譲ってしまえば、少なくともそのときは、ずっとやさしく思えることもある。しかし、長いあいだ自分を欺くことはできないのが、だんだんとわかってくるはずだ。

否定的なものの見方や、苦痛に満ちた記憶を手放そうと努力している人たちに、私は心から声援をおくりたい。「どうやればいいか教えてください。そうすればすぐできます」と、彼らは私に言う。私たちは、いつになっても、霧のなかから自分を連れ出してくれるような簡単な瞑想、簡単な行動を求めてやまない。皮肉なことに、これには単純な逃げ道がある。ただし、やさしくはない。それは、とにかく手放すことだ。自分の人生がこうあるべきだという考えを手放して、あなたの意識に入り、何とか気づいてもらおうとしているこの人生を自分の手に抱き、受けいれるのだ。

自分の道を見つけようと頑張っている人たちは、必要ではあるが、よくわからなくなると「待つ」という状態に置かれている。自分のある部分は神なる存在に人生を導いてもらいたいと熱望しているのだが、もし本当に委ねてしまうと、物質界での快適な環境をすべて失うのではないかと恐れている。このため、恐れを手放し、「すべてはうまくいく」という深遠な真理を受けいれられる強さをもつまでは、「待ち」の状態に置かれたままとなる。それも、私たちの定義で「うまくいく」のではないかもしれないが、神から見ればまちがいなくそうだという真理である。

トビーがリーディングを求めてきたのは、ひどいうつ状態と、関節炎、性的不能状態に陥っていたからだった。彼の気をみてみると、彼の健康状態は五十歳の誕生日を境に突然悪化しはじめたという印象を受けた。事実彼は五十歳になってしまえば、人生のいちばんいい時代は終わってしまうと信じていた。「だって、まわりを見てごらんなさい。私より年上の男に仕事の機会なんかありますか？　いつも若い人に仕事を奪われるって戦々恐々として生きてますよ。どうすればいいんですか」

私はトビーに、定期的に運動をして、肉体をまた鍛練することに焦点を合わせてみるよう提案した。自分の身体（そして、人生そのもの）に力が戻ってくると感じることが彼には必要だった。驚いたことに、彼はこの提案に前向きだった。スポーツクラブに入るのをのばしのばしにしていたところだった、と彼は言い、やってみることに同意したのだ。さらに、私は幻ということについての仏教の文献を読むことをすすめ、年齢や時間を幻と考えることをはじめるように言った。この提案にはトビーも仰天したようだった。「時間が幻だなんてことがどうしてあり得るのですか？」

「通常の時間の経過によって年をとらない、と決意すればいいのですよ。カレンダーは捨てて、一日一日にすべてをぶつけて生きると決心できるのですから」と私は答えた。

トビーは笑い出した。「そんなふうにいけば最高だねえ」

私は言った。「では、やってごらんなさいよ。いつだって、老人に戻ることはできるのですから。でも、まず試してみてはどうですか？」

それから、トビーの声の調子が軽いことに気を良くした私は、さらにこうたずねてみた。

「いま話しているあいだ、気分が落ち込んでなかったことに気づきましたか?」

トビーは一瞬考えてから、こう答えた。「そのとおりだね。うつ状態のことはまったく忘れていたよ」

いま、関節炎の痛みはあるかとさらに私はたずねた。「そう言われれば、ないね。いまはない。でも、どっちにしても、これはよくなったりひどくなったりだよ」

「でも、自分が元気になる可能性を思いめぐらしているあいだは落ち込んでいないし、痛みもない。そうでしょ?」私がたたみかけると彼は同意した。

「では、良いことを考えることをできるだけ選んで、良い方向に向かわせるような行動をとればとるほど、気分は良くなると仮定してみましょうよ。そして性的な能力もふくめて、自分に力が戻ってくると考えてみましょう」

するとトビーはこう言った。「わかったよ。でも、肯定的な見方が保てなかったらどうなる? 全部もとに戻ってしまうだろう?」

私がうなずくと、トビーは続けた。「ということは、あなたが言ってるのは、私自身が自分の感情の状態を決めているから、関節炎の痛みもそれで決まるし、気分が落ち込むと痛みがひどくなる。つまり、全部これは自分次第だということだ」

私がそうみたいよ、と言うと、最後に、「あなたは弁護士になったほうがいいくらいだったな」とトビーは答えた。「いろいろ考える材料をもらったよ。ベストを尽くしてみよう」

四か月後、私はトビーからはがきをもらった。夫婦でクルーズ旅行に出ているとのことだった。そしてこう書いてあった。「楽しいときをすごしてます。昼も夜もね……」

たった一回の会話で、人の人生がこれだけ完璧に変わってしまうというのは、そう頻繁にあることではないが、トビーには、自分のものの見方を見直し、自分は悪いほうばかり考え、思いわずらってばかりいたことを認めようという気持ちがあった。ひとりの人間がこれほどこころよく叡智の気を受けいれるところを目の当たりにすると、叡智の霊的な力が気場には存在し、私たちの意識に入り込もうと待ち構えているのではないかと私は想像してしまう。

もうひとりのエピソードを紹介しよう。三十四歳になるキャリーは、自分の名を名乗るとすぐに「何かがおかしいんです」と言った。「わかりました、何がおかしいのですか？」と私はたずねた。

「もう仕事ができません。考えることもできないのです。もう何もできません」

彼女の気をみてみると、彼女の心が、象徴的にいって、彼女の「身体のなかにない」ことにただちに気がついた。私のなかにあふれ出てきたイメージは、いまの彼女の生活とはまったく無関係の、どこか遠くの辺境の地でひとりですごす霊的な道を探究するような人生のものだった。

「どんな本を読みますか?」と私はたずねた。キャリーは自分の読んだ本の題名をあげたが、すべて霊の道に関するものばかりだった。そして彼女はこう言った。「自分はニューメキシコ州にいるべきなんだということばかり考えてしまうのです。一年前、そこで泊まりがけのワークショップに出たのですが、自分の生活の場をここに移すことになっているという思いがあって、すばらしい気分になれたのです。知っている人がいるわけではないのですが、とにかくこの思いが頭から離れません」

この気持ちがいかに強いかということを話し合いながら、私は、人はある場所によばれることもあって、そういう直観には従ったほうが賢明かもしれないと彼女に伝えた。キャリーは泣きだし、移るのもこわいし、いまいるところにそのままいるのもこわいと言った。「ここでの人生は終わったような気がして、とにかく自分を切り離さなければと思うのですが、これから先、いったい何が待ちかまえているか、まったくわからないのです」

もともと泊まりがけのワークショップに出ようと思った動機は何だったのか私はたずねてみた。彼女が言うには、ある女性の生涯の物語に感動したためだった。その女性は、神に向かってこう言ったのだ。「とにかく真理を見せてください。ほかに何もいりません」

この祈り以来、この女性は驚くべき人生をおくるようになったらしい。キャリーはこう言った。

「私は宣教師ではありません。でも何か筋の通った本物の人生をおくりたいのです。ここ、デトロイトで弁護士をしていても、それが達成できているとは思えません。仕事仲間は尊敬しているし、仕事を通じて人を助けてあげられる機会があることにも感謝しているのですが、ずっと空しさを感じていて、もう我慢できないのです」

私はこう言った。「人にどこに住むべきか言う立場にはないけれど、あなたの聞いている声に従う必要があると思います」

キャリーは結局ニューメキシコに引っ越し、何と助産婦になりたいという気持ちになっていった。もちろんデトロイトにいたころは夢にも思わなかった職業である。

その後何度か彼女から最新のニュースを伝える手紙が届いたが、毎回彼女は、生命が自分の身体に戻ってきたようだという感覚を伝えてきた。「妊婦のそばに行くたびに、気が自分のなかに流れてくるのを感じます。この気という物質について、私も理解しはじめました。デトロイトにいたときは、それは想像だとして退けていましたが、いまは宇宙には何か意識をもった生命力が存在していて、それが生命を支えつづけていると信じています。その力は私たちのなかを流れているのです」

彼女は聖職としての使命を見つけた。導きに満ちた人生を聞くたびに、私は畏敬の念にかられる。

本や会話を通じて高い意識を求めることは、人生に何の変化も起こさずに、約束の地に到達することを空想させてくれる。約束の地が存在するという思いだけでも、人をしばらくはすばらしい気分にさせるものだ。ある意味では「ワークショップ中毒」の人たちは、まさにこれにあたる。しかし会話によって気分を高揚させるだけで、前とまったく同じ状態で自分の家庭に、人生に戻っていく。

英国の作家グレアム・グリーンは、イタリアの僧院に暮らすカトリックの神秘家、ピオ神父《パードレ》に十五分間会うために、二年半待った。ピオ神父は、「生きた聖者」としての名声を得ていたが、その理由のひとつは、若い僧侶だったころ「聖痕《スティグマータ》（キリストの傷）」が彼の身体に現れたことだ。グリーンはピオ神父と会うことになっていた日、まず神父が司るミサに出席した。面会はミサの後に予定されていた。ところがグリーンは、ミサ終了後すぐ空港に向かい、まっすぐロンドンに帰ってしまった。なぜ約束を破ったのかとたずねられ、グリーンはこう述べている。「あの方は私の人生を変えてしまうかもしれないと思いました。私にはその変化に対する心の準備がまだできていなかったのです」

しかし、いずれ私たちの頭は情報で一杯になり、ふたつのレベルの見方のあいだでどっちつかずでいることはできなくなる日がやってくる。どんなに私たちが頑張ってみても、ほんのちょっとだけ真理を「おとずれてみて」、そして日常という幻へと戻ってくることを繰り返すわけにはいかないのだ。ある時点で、変化の過程そのものが、私たちを前に推し進めていくのである。

数年前、私はダンという名の男性に会った。彼は意識とビジネスのやり方についてのクラスを受講していた。ビジネスの現場にホリスティックな健康の原理を当てはめるという、そのプレゼンテーションに彼はとても感銘したと言っていた。たとえば、肯定的な態度をとる、頭と心の強みを組み合わせる、といったようなことだ。彼はこの経験を生かそうと、新しい事業を立ち上げる際、同僚に成功と豊かな成果を視覚化《ビジュアライズ》するように言った。最初の日には、皆を集めて一緒に瞑想さえした。しばらくすると、ダンの上司が彼をよんで、この新しい「魔法」を会社にもち込まないでくれるとありがたいのだが、と内密に伝えたのだった。そのうえ、ダンが新しいアイデアうんぬんを語っていたとき、社員の何人かは、彼がカルトに入ったのではないかと心配していたことがわかった。

こんなひどい状況のなかで、ダンは自分が判断を誤っていたことに気づいた。自分が内面的に変わり、新しい生き方をする準備ができていたというだけで、彼はほかのみんなも同じだと考えてしまっていたのだ。だが、そうではなかった。まわりの環境が、ただちにセミナーで学んだ概念のようになってほしいと彼は考えた。その大きな理由は、この新しい内面の生き方は、会社の外面的な方向とあまりに違っていて、前と同じように仕事を続けるのは困難になるだろうということが彼にはよくわかっていたからだった。やっとのことで彼は、仕事を辞める動機を与えられたということは、自分により合った仕事を見つけるための、これ以上ないくらいすばらしい贈り物だと受けいれられるようになった。その後ほどなくして、彼は新しい人生の探求へと向かっていった。

意識を覚醒させるというのは、自分の生きる規範と、自分のもつ信念を変えることを意味している。私たちの記憶、そしてものの見方は、人生の質も、ほかの人間との絆の強さも決める法則なのである。意識が変化していくと、新しい真理のレベルに慣れていく過程において、孤独でさびしい時期が必ずある。そして必ず新しい仲間が見つかっていく。ひとり孤独な状態で長く置かれる人はいない。

意識の覚醒という領域へ自分を拡大していく過程では、第6チャクラの気と、自分自身の聖職の道を見つけたいという人間本来の欲求に直面する。それは、私たちの精神、肉体、霊のもつ最大限の可能性を発揮して、世界に貢献していくことを可能にしてくれる奉仕の道なのである。

◉自己探求のためのチェックリスト

【1】他人の行動を悪く解釈してしまう原因となるような自分の信念は何か。
【2】人との関係のなかで、繰り返し現れてくる否定的な行動パターンは何か。
【3】自分から力を奪ってしまうようなものの見方、態度は何か。
【4】自分で正しくないとわかっているのに、受けいれつづけている信念は何か。

[5] あなたはすぐ審判を下してしまうほうか。もしそうなら、どんな状況、あるいは人間関係で、この傾向がいちばんよく現れてくるか。

[6] 悪い方向に向かう行動をとったとき、正当化するような言い訳をすることがあるか。

[7] かつてない深遠な真理と直面し、自分がおびやかされる気がした体験はあるか。

[8] 自分の信念やものの見方で変えたいものは何か。それを変えようと決意できるか。

[9] 自分の人生を非個人的な見方で見ることに抵抗はないか。

[10] 覚醒した意識をもつ生き方を選んだ場合に起きる人生の変化を、恐ろしいと感じるか。

第七章

第7チャクラ——霊性とのつながり

第7チャクラは、私たちの霊性とのつながりである。霊性が物質界での生活の大切な一部となり、私たちを導くことを受容する力とのつながりともいえる。気系全体が自分の霊によって生命の息吹を与えられるのもたしかだが、第7チャクラは、神なる存在と親密な関係を求めるよう、はっきりと方向づけられている。つまり祈りのチャクラなのだ。またそれは、私たちの「神の恩寵の銀行口座」でもある。親切な思い、行動、信心や祈りによる行いなどにより蓄積されるエネルギーの倉庫なのだ。瞑想や祈りを通し、内面についての気づきをさらに強めてくれるはたらきをするのもこのチャクラだ。第7チャクラは生命のなかでも、日常のレベルを超越した次元とのつながりを象徴しているのである。

第7チャクラ［霊性とのつながり］と身体との関係

位置――頭頂部。

身体との気的なつながり――第7チャクラは、人間の生命力が身体に入ってくるポイントである。この生命力は、大宇宙、神、あるいは道《タオ》からやってきて、人間の気系へと永遠に流れつづける。この力は身体、心、魂に滋養を与える。全身に、そして第6以下のチャクラすべてにそれは広がり、身体全体を第7チャクラとつないでいる。第7チャクラの気は、神経系、筋肉系、そして皮膚などの主要な身体系に影響をおよぼす。

感情体・知性体との気的なつながり――第7チャクラには、献身、ひらめきや予言などにかかわる思考、超越的な考え、それに神秘的なつながりなどを生みだす気が含まれている。

象徴的な意味・ものの見方とのつながり――第7チャクラは、最も純粋な神の恩寵の気（あるいは「プラーナ」）を包容している。このチャクラは、祈りや瞑想で生み出される気が蓄積される場所であり、象徴的な見方を可能にする力を保護する役目をもつ。霊的な洞察やビジョン、そして人間の日常意識をはるかに超越した直観などの気の中心でもあり、神秘的な領域、神なる存在と親密な関係をもつ意識の次元なのだ。

根源的な恐れ――「魂の闇夜」など、霊的な問題にかかわる恐れ。霊の道で見捨てられることに対する恐れ。アイデンティティの喪失、人生やまわりの人びととのつながりの喪失に対する恐怖。

根源的な強さ――神なるものの存在を信じる心と、それが象徴するもの――たとえば内面の導き、癒しについての洞察、人間の日常的な恐れを超越できる信頼感。献身。

聖なる真理――第7チャクラの気は、すべてにおいて、神なる存在との親密なつながりを求めるよう私たちをつき動かしていく。このつながりをもちたいという霊的な欲求は、宗教への帰属を求めるのとはかなり異質のものだ。まず第一に、宗教とは集団の体験である。おもな目的は、その集団を守ることであり、それも病気、貧困、死、社会的危機、あるいは戦争などの、基本的に物理的な脅威から守るということだ。宗教は第1チャクラに根ざしている。これに対し、霊性は、あくまでも個人の体験であり、物質的な世界の恐れを手放して、神なる存在との関係を求めていくことだ。このチャクラの聖なる真理とは、「いまという瞬間に生きよ」というものである。

ひとりの人間として霊的なつながりを求めることは、存在の核までも揺さぶられる体験である。神なるものを知りたいという、私たちの意識、無意識の祈りは、つぎのようなものだ。――自分はもはや集団のなかで守られていたいとは思わないし、自分の受ける啓示をフィルターにかけて解釈してしまうような仲介人も望みません。神よ、あなたに私の人生のなかに直接入ってきてほしいのです。人、場所、職業であろうと、あなたとの親密な一体感を感じる力の妨げとなるものを取り除いてほしいのです。マイスター・エックハルトが著書のなかで書いているように、神秘家の究極的な目標とは、神との同一化だ。「神は愛である。そして、愛する者は神のなかにあり、神はその体内にある」

神なる存在と一体になろうとするなかで、私たちは、人生からすべての物理的、心理的、感情的な「幻」をなくしてほしいと求める。この除去の過程がいったんはじまると、内面にある「権威」が目覚め、外面にあるすべての権威と競合するようになる。このことは私たちを内面の動揺へと陥れ、場合によっては「霊的な分裂症」となることさえあり得る。

ソシアルワーカーだったある男性が連絡してきたのは、自分のまわりに天使の存在を感じるようになったからだった。まずはじめに、仕事で接する絶望的に貧しい人びとに対し、自分は実は何もしていないのだという気持ちがあふれ出してきたという。

「ある晩家に帰り、私はひざまずいて神に言ったのです。『あなたは本当にこの人たちのそばにいるのですか？　彼らの祈りが聞こえているのでしょうか？　みんな助けを必要としています。私は本当に何もできないような気がしているのです』

次の日、ひとりの女性が抱えるさまざまな問題について、助けてあげようと話し合っていると、彼女のとなりに天使の姿が見えたのです。天使はほほえんでいました。私は仰天しました。何も変わったことなどなかったかのように彼女と話を続けましたが、自分を満たしはじめたこのばからしいほどの絶頂感をおさえておくことができなくなりました。彼女には何度も『信じてください。あなたは大丈夫ですから』と言いつづけたのです。そうしたら、彼女はこう言いました。『信じます、本当です。信じていますよ』そして彼女もほほえみながら出ていきました。いまはもう、天使の姿がどこにでも見えます。みんなに伝えたいと思います。みんな天国に囲まれているんだよ、ってね。あの体験の前は、私は本当に絶望していました。信心はありましたが、絶望もあったのです。これは矛盾のように聞こえますが、そんなことはありません。とにかく、心の底からもっと何かしたいと思ったのです」

霊《たましい》の目覚め

霊の道を探求する人間の旅の本質については多くが書かれているが、そのなかでも最も古い時代に書かれた作品のひとつが、現在でもいちばんよく知られている。十六世紀の聖ヨハネによって書かれた『魂の闇夜』（邦訳なし）である。

この古典的な作品では、完全に覚醒した意識で神との絆を形成するために必要な、同族あるいは集団の精神からの別離（これは私の言いまわしだ）がたどるさまざまな段階を、明確に書き表している。それぞれの段階では、たぐいまれな神秘的超越感覚に並んで、うつ状態、狂気、それに極端な孤立状態など、通常の人間の生活ではあり得ないような体験がおとずれてくる。

カトリック教会の歴史では、この聖ヨハネの作品が、個人が集団的な宗教体験から離れて、ひとりの人間として霊的な成長を育むことに、ある程度許しを与える結果をもたらした。僧院生活が、通常の宗教の範囲内での神の理解を超越し、神と直接出会う道となったのである。その後数世紀にわたり、ヨーロッパ人がほかの文化と出会っていくなかで、強烈な祈り、自己探求、自己鍛錬が神秘体験につながるのは、あらゆる文化に共通の現象であることがはっきりした。

宗教の正式な指導者層と同様に、僧院や修道場《アシュラム》にも、よく守られた壁のなかに神なるもののエネルギーが「詰まって」いる。ビジョンを見たり、声を聞いたり、尋常でないほど強いテレパシーによる人とのつながりを感じたり、あるいは祈ったり、ふれたりするだけで治癒を体験したという人びとは、同時に、飢餓状態近くまで断食し、何週間も続けて瞑想したり、ふつうの人間なら自殺の瀬戸際まで追い込まれかねないようなうつ状態を体験したりもしていたのである。僧院の内部の者でさえも、このような神秘家たちとは一線を画したが、それは彼ら自身のほうに「神の目」が向き、同じような状況に放り込まれないようにするためだった。天界との「直接の接触」に耐えられる人間はほとんどいない。このことはよく知られていた。一九六〇年代に開かれたバチカン第二評議会は、西欧の宗教界での分岐点となった。このローマ・カトリック教会の指導者層の集まりにおいて、何世紀にもわたって行われてきた伝統を多く廃止し、宗教が何であろうとも、新たな霊的探求の自由があることを認めたのである。カトリックという言葉自体、思考の「普遍性」の意味が隠されている。この人類史上最初の権力機構といえる存在が、霊の道の探求には普遍的な自由があるとのメッセージを発したのだ。

　世界中の人びとが自分自身の宗教の教えの限界に疑問を呈し、ほかの霊的な教えを探りはじめた。女性たちが聖職に就くことを求めた。多数のキリスト教徒が禅寺やヒンドゥー教のアシュラムをおとずれた。仏教徒やヒンドゥー教徒がキリスト教の教えを求めた。東西の宗教指導者たちが会談を開くようになった。東洋と西洋のあいだの壁が打ちこわされてきたのだ。それも急進的な一般人だけでなく、学者によってである。たとえば、トラピスト僧院の僧侶、トーマス・マートンは、古典的な著書『トーマス・マートンのアジア日記』（邦訳なし）で、仏教とキリスト教が、真実を互いに探求する必要性を論じた。

　霊の道をめざす人間にとって、この新しい自由は、自分が「神を知る」力、という意味で画期的な出来事だった。マルチン・ルターの宗教革命以来の比類なき革命的意義をもっていたのである。「聖職授与」をされていない人びとが、聖書の深い意味を解釈するのに必要な能力を学んでいくにつれて、一般の人間のこの面の教育レベルは向上し、実際に聖職にある者、あるいは宗教界の指導者層の役割を相対的に弱める結果となった。象徴的に見ると、これまで長いあいだ、最も強い「神なる存在の光」を閉じ込めてきた僧院の壁が音を立てて崩れはじめたのである。まさにこの時代、一九五〇年代に、中国がチベットを侵略し、ダライ・ラマが、自分の僧院から脱出することを余儀なくされた。この霊的指導者の亡命は、チベットの歴史上で最も苦難に満ちた一章となったが、ダライ・ラマをはじめとする、才能あふれる師たちの教えが世界のさまざまな霊的な探究をする人たちのあいだに浸透するという結果を生んだ。神なる存在の光は、無数の「僧院なき神秘家たち」の生活のなかへと放たれたのだ。ごくふつうの人たちが、自分の個人的な生活のなかに高度な霊の道についての教えを受けいれ、それを実践するようになった。宗教から霊性への移行は、単に限定された文化だけに見られる傾向ではない。私たちの惑星共同体が、ひとつの元型という意味で再編成されているのだ。いまや、象徴的な見方を通じて誰もが普遍的な真理に手が届くようになったのである。象徴的な視点には、すべての生きる気系のあいだにあるつながりを感じとる、第六感ともよばれる直観も含まれている。

私のワークショップで、ひとりの女性が自然とのつながりについて語ってくれた。

「毎日、庭で作業する準備をしながら、私は自然の守護神である精霊たちの助けを求める祈りの言葉を口にします。すると、ただちに気が自分の隣に存在するのが感じとれるのです。何年か前に、いつか私がこんなことを口にするなどと誰かに言われたら、私はその人のことを気が狂っていると思ったでしょう。でも八年前に環境破壊の現象を目撃し、それまで感じたことのない深い嘆きに呑み込まれてしまったのです。それをどうしても乗り越えることができませんでした。そうしたら、ある日の午後、森のなかを歩いていると、自分の膝のあたりからくるような声が聞こえたのです。『私たちを助けて』と言っていました。私は涙を流しました。自然の王国そのものが自分に語りかけてきていることが、魂の奥深くまでよくわかったからです。ある店のマネージャーをしていたのですが、その夜、すぐに辞表を出しました。どうやって生活していこうなどとは考えもしませんでした。とにかくあの声に従ったのです。そして、自然を助ける道を教えてほしいと祈りました。それから二週間とたたないうちに、それほどつき合いのない知人から、ハーブを育てて販売する事業に興味はないかときかれたのです。私にとっては、あれが人生のはじまりでした」

私たちが直観的に感じとるようになっているこのつながりは、健康と病気、環境とその生態の多様性、そして奉仕と慈善の社会的優先度などについて、ホリスティックな解釈をする方向へ私たちを動かしている。この「ひとつの世界」として力を合わせる方向への動きは、世界へ神なる存在の光が放たれた延長なのだ。人類が霊的に成熟し、ホリスティックな視点と奉仕のレベルへと到達するように「命じられている」ようであり、この命を満たすための奉仕の道も、私たちの前に多数開かれている。

世界の人びとや国をひとつにまとめ、世界をよりよい場所にすべく、グローバルな政治レベルで動いている神秘家がジム・ギャリソンだ。四十四歳の彼は、ゴルバチョフ財団の会長であり、国政外交政策協会の会長、ディオメデス・コーポレーションの会長および経営最高責任者である。ジムは、ケンブリッジ大学から神学の分野で博士号を授与されている神学者でもある。彼の業績には、ミハイル・ゴルバチョフを動かしてゴルバチョフ財団を創設させ、アメリカと旧ソ連の宇宙飛行士との間の「宇宙のかけ橋」を創り出し、第一回のグローバル・フォーラムを開催したことなどがある。グローバル・フォーラムとは、ジョージ・ブッシュ、マーガレット・サッチャー、ミハイル・ゴルバチョフなど、世界の多数の指導者と、ディーパク・チョプラ、ティク・ナット・ハーンなどの霊の道の強力な指導者たちが、地球社会のための新しいビジョンについて語り合う場である。

ジムは、ビジョンと人間の霊の力につき動かされた人物だ。アメリカ人の宣教師の夫婦を両親に、中国で生まれた彼は、最初の霊的な体験をこう語っている。

「五歳のとき、台湾の小さな村で、私はある仏教寺院に入っていきました。そこで初めて瞑想している僧侶を見たのです。ずっとながめていると、ハエが一匹、彼の顔の上にとまっているのに気がつき、私は目を奪われてしまいました。その僧侶が身じろぎひとつしなかったからです。ハエは飛び去り、また顔の上に戻ってきましたが、僧侶はそれでも身動きひとつしませんでした。私は、この人はどこか別の空間にいるということに気づいたのです。寺院に座り込み、ずっと彼のことを見つめつづけたのですが、とにかく頭から離れなかったのは、『この人はどこにいるんだ?』ということでした。

そのあとの日曜日、父が教会で説教をしているのを聞きながら、自分が父の言っていることを信じていないのに気づきました。突如として私は、東洋は真理の宝庫であり、それは敬うべき文化であって、改宗させる対象ではないとわかったのです。その後プロテスタントの寄宿学校に行かされましたが、七歳のとき、宣教師が神について説いていたことに賛成せずに、ひどい体罰を受けました。その体験の最中、あの僧侶のイメージが舞い戻ってきて、時空を超えて私たちが行ける場所のことを思い出させてくれたのです。あのイメージのおかげで、寄宿学校の生活をなんとか耐えていけました。

九歳になると、私は神学の問題についてすぐ議論したがるようになりました。おぼえているのは、ジャッキーというカトリックの少女を弁護したときのことです。彼女も同じ寄宿学校の生徒でしたが、みんなは彼女がカトリックだから地獄へ行くと言うのです。私は神を信じる人間はけっして地獄へなんか行かないと言い張りました。カトリックだろうが何だろうが関係ないと言ったのです、このために、私は二週間、独房に入れられました。

そのあとすぐ、寮母のひとりがほかの子供たちの全員を一部屋に集めて、キャンディをあげました。隣の部屋にいた私には、私がキリストを受けいれるまで私と遊ばないと約束するならもっとキャンディをあげる、と彼女が言っているのが聞こえました。ふたたび、あの僧侶の姿が脳裏に浮かびました。外の世界で生き延びていくために行ける場所、自分の置かれた状況を超越した場所があることをそれは思い出させてくれたのです。

それからは、人間としての美徳とは何かということを学びはじめました。偏狭な心に直面しなければならないときの自分の役割は『光』の一部となること、ほかの人間を守り、悪い方向に行くような考えの持ち主に対しては毅然と立ち向かう、ということです。この洞察から、社会的正義という考えが生まれ、いまの私の生き方となっています。私たちの真の姿とは、大いなる霊が、人間をさらに進化させるという課題を達成しようと努力する際の手足なのだ、と信じています。私自身、やろうとしてきたこともこれだけです。そして、私の人生の霊的な側面、あるいは霊の道にかかわる仕事がはじまったのは、あの僧侶を見たときの体験が本物だという信念にこだわりつづけたからだと思います。どういうふうにかはわかりませんが、僧侶を見たあの日、私は彼とともにあの内面の場所に行ってしまったに違いありません。あのとき以来、私は平常の意識に戻ってくることはなかったのです。

人には瞑想すべきときがあり、祈るべきときがあり、さらに、世間で自分の課題に直面していくべきときがある――私はそう考えています。そして、神なる存在の手になる創造と、その多様性に感嘆すべきときもあるのです。これが人間の霊の使命です」

ジムは現代の神秘家として生きている。第一回グローバル・フォーラムに「人間の進化のつぎの段階について思索する」との目的で世界の指導者を集めた彼は、人間の霊のもつ可能性を示すモデルであり、この惑星を癒すために貢献できると信ずる心をもつ人間が、多くのことができるかを示す例なのだ。

霊の危機と、献身の必要性

霊の危機の症状は、心理的な危機とほとんど同一だ。また、当然のことながら霊的な危機には精神がかかわるため、「新米の神秘家」は、自分の体験している危機が霊的なものだとは気づかず、その葛藤を心理的なものだと述べることもある。しかし霊の危機の症状は明確に三つに区別できる。

危機はまず、人生の外面的な要素をいじるだけでは癒すことのできない、意味と目的の欠如に気づくことからはじまる。もっと深い何かを求める欲求を感じ、それはただ昇給や昇進の見通しがあるとか、結婚や新しい関係ができるといったことでは満たすことができない。もちろん、人生の意味や目的がまったく見つからない人たちもいるが、人生のほうから「意味」を届けてくれるものと誤って考えてしまっているからだろう。いつも文句ばかり言う人や、野心の欠けた人は霊的な危機で苦しんでいるわけではない。霊の危機を体験している人には、自分の内面で何かが目覚めようとしているという感覚がある。ただ、それが何なのかを、どうやって見きわめたらいいのかわからないのだ。

新たに襲ってくる何か不思議な恐れが二番目の症状だ。この恐れは、捨てられることとか、老いることのような、ふつうの恐れではない。「自己感覚」あるいは自分は誰なのかというような「アイデンティティ」を失ったと感じさせるものだ。「自分が誰なのか、人生に何を求めるのか、もうわからなくなった」というのが、第7チャクラの気が飽和状態になった人の口からよく聞かれる言葉だ。

三番目の症状は、自分自身でない何かに身を捧げる体験をする必要を感じることだ。今日多数ある人間のニーズについて述べる心理学の文献にも、献身という、この根本的な必要性についてふれているものはほとんどないが、私たちは、生物学的にも、気的にも、人間の限界や混乱を超越した力の根源とのつながりをもつことを必要としている。奇跡や希望をもたらす源とつながる必要があるのだ。献身は、意識レベルの精神の一部を、無意識の領域にある永遠の自己のために確保するはたらきをし、その永遠の自己が私たちを何らかの神なる存在と直接つなぐ。たとえわずかな刹那《せつな》の出会いであっても、その存在、その無限の力との接触は、人生のさまざまな恐れから意識レベルの精神を解放するようにはたらき、人間界のさまざまな力はもはや私たちの意識をとらえることがなくなる。

高次の力に身を捧げる必要性は、その対象として適切とはいえないさまざまな代用物を見出してきた。会社への献身、あるいは政党、スポーツのチーム、毎日の運動、はたまた街のギャングなどだ。これらの地上界に限定された存在である代用物は、最終的に必ず献身する人間の期待を裏切ることになる。どんなに運動しようとも、あなたは必ず老いていく。その過程で健康でいられることはあるだろうが、それでも老いはやってくる。長年にわたって忠誠を尽くし、仕えてきた会社から解雇された人が大きな苦しみを感じるのは、その忠誠心のなかに無意識の献身があったからだ。地上の存在に身を捧げるとき、私たちはその見返りとして、すべての苦悩を解決してくれるような性質の力を期待するが、どんな人間だろうと、組織だろうと、そのような力を自由にできる存在はない。どんな導師《グル》、牧師、神父であろうとも、身を捧げる人間の気を長期にわたってうまくコントロールすることはできない。必ずその過程で彼らの醜い部分が露呈する。私たちは生身の人間に対して身を捧げるようにはなっていないのだ。献身は高次のものに向けられるべきものであって、私たちをそこへ一緒に連れていってくれるべきものなのである。

　意味の喪失、自己感覚の喪失、そして献身の必要性は、その人が「闇夜」の段階に入っていることを示すもっとも顕著な症状だ。これらの症状は、よく見られる心理的な葛藤とたしかに似ている。が、その原因が霊的なものにあるときは、危機が起こったことを他人のせいにするという気持ちが見られないという特徴がある。その人は、危機の原因が自分の内面にあると気づいているのだ。人生の外的な要素に何か不充分なものがあるというのは、霊の危機の結果であって原因ではないということだ。

　霊の道を導くことに慣れている人ならば、この「闇夜」を生き延びるための助けとなることができる。ふつうそれは、数多くの強烈な心理的問題と直面することを意味する。通常の心理カウンセリングであれば、子供時代からはじまって、その人の人間関係に見られる悪いパターンを探ることで、その原因を求めていくという過程をたどるだろう。霊的な意味でのカウンセリングにも、これらの悪いパターンが何かを明確にすることはたしかに役だつことではあるが、この種の導きをする人は、霊に関する内面の対話の内容をまず優先して探る。その対話とは、たとえばつぎにあげるようなものだ。

- 自分の人生の目的が何かについての洞察を得るために、どんな問いをしてきたか？
- 神についての自分の理解に関連して、何か恐れていることはあるか？
- 霊的な面から考えたとき、自分の人生を意味のないものと判断したことがあるか？
- 霊的な意味で、あなたはどんなことを空想するか？　たとえば、霊の道を求めることは、自分を他人よりもすぐれた存在にすると思っているか？　あるいは、あまり霊のことについて考えていない人よりも、神は自分のことをよく気づいてくれていると考えたりしていないか？
- 祈りや思考のなかで、自分が神を信ずることがなかなかできない理由について、何か洞察を与えてくれるように求めたことはあるか？
- 自分自身のためにした選択で、失敗したと感じるものはあるか？
- 自分自身の霊的な規範を冒したのがわかっていたことはあるか？

・癒してもらいたいと望んだことはあるか？
・神のことをいままでよりも深く知りたいと望んだことはあるか？

これはふつうの心理的な問いではない。精神的、感情的な障害を取り除くようなかたちで人生を整理し直すことで、このような問いへの答えを受けとるよう心を開くことができる。人生の整理では、「魂の闇夜」をまず体験するので、以前よりも気持ちは落ち込む。この闇を通して、私たちは頭や心のなかを知り、恐れや信念と直面し、自分の陰の部分を意識的に探し求めながら、人間の精神に対する支配力を、闘わずには簡単にあきらめようとしない、ニセ物の神たちに挑戦していくのである。

病気も新しい道を開くきっかけ

病気も人の霊的な変容を促したり、「闇夜」に入る触媒となったりすることがよくある。現在四十九歳のペアは、豪華客船の設計をする仕事をしているが、これは経済的にも大きな成功を彼にもたらした。長年にわたり、彼は世界中を駆け回り、華やかな社交生活をおくっていた。ところが、四十三歳のときに、彼はＨＩＶ陽性と診断されたのだ。この診断を受けてから一年とたたないうちに、こんどは彼がとても慕っていた母親が急逝した。心に深い傷をもたらしたこのふたつの出来事は、ペアを絶望とうつ状態へと突き落とした。この悲劇が続いた年までは、ペアの人生には霊的な側面とよべるようなものはなかった。彼自身も言うように、そのようなものは、人生で何の目的も果たさなかったのである。しかし、母親が亡くなってからは、牧師にも助けを求めてみた。だが、家族が信仰していた宗教は、彼にやすらぎを与えてはくれなかった。

同時に彼は仕事も続け、自分の身体や霊的な状態のことは誰にも言わなかった。だんだんと自分のなかに閉じ込もるようになり、病気のことを人に知られるのではないかと恐れるようになっていった。恐れと孤独感から、精神が異常をきたす寸前までいった。そのため、仕事の量を減らし、しばらくのあいだ、都会から離れなければならないと決心した。彼は、田舎にあった母親の別荘に行った。その家は、山に囲まれて、まわりに人気がない場所にあった。気を紛らすために、ペアは家の改修工事をした。夜になると、読書くらいしかすることがなかったので、ある朝、彼は本屋に向かった。

こうして、彼は代替医療や、霊の道についての文献にはじめてふれることになったのだ。抱えきれないほどの本をもって母の家に戻った彼は、その後数か月間を、代替医療について学ぶことだけに費やした。瞑想や視覚化《ビジュアリゼーション》の治癒力のことも知った。何か動かされるものを感じた彼は、瞑想をはじめた。同時に、食生活も癒しをもたらすような、厳格なものへと変えた。この孤立した状態、瞑想、そして玄米菜食《マクロビオティック》の組み合わせのおかげで、彼の生活は、僧侶のようなものとなった。

何か月か過ぎるうちに、ペアは自分のなかで希望と楽観的な気持ちが強まっていくのを感じるようになった。自分の霊を「いまという瞬間」に向けておくことを実践し、清算されていない過去を手放すためにできることをすべてするように意識した。そして、瞑想の最中に意識の超越状態を体験しはじめた。最初は自分に何が起こっているのかまったくわからなかったが、とにかくすばらしい気分であることだけはたしかだった。

ペアは神秘思想についての本を読み、自分の体験した超越状態に近いような、神秘体験の描写を発見した。そして、彼が言うには、ある日の瞑想の最中に「天国をおとずれ」、自分の霊が身体から離れて、「人間の意識を超えた陶酔」の次元に入ったのだった。その状態にあるとき、ペアの恐れはすべて氷解し、自分は「永遠に生きている」ことを感じたのである。その後ペアは仕事に戻ることにした。彼は日ごと身体が元気になっていくのを感じた。医師のところで、もう一回血液検査をしてもらった。血液中にはまだHIVウィルスがあることはあったが、彼の免疫系は最高の状態に戻っていたのだ。ペアは自分自身をこう語る。「死に直面してから、前より生き生きしている自分を感じます」

人生はすべて霊の道の実践を中心に動き、創造性さえも新たな高いレベルに到達した、と彼は言う。

「これから先、どれだけ生きられるかはわかりません」ペアは私にこう語ってくれた。「でも、よく考えてみれば、このウィルスがなくたってどれだけ生きられるかはわからない、というのが真実です。皮肉なことに、このウィルスは、私を霊的な意味で前よりもずっと健全な人間にしてくれました。日ごとに生き生きとしてくる自分を感じているし、この大地や自分の人生よりもずっと現実感のある場所と自分がつながっているのを感じています。いま、あなたが知っていること、体験していることをもう一度あげてもいいが、そこに到達する道はＨＩＶ陽性になることしかない、と誰かに言われたとしたら、私はそれでもいいと答えると思います。この内面の場所には、これまで体験したどんなことよりもずっと現実感があるからです」

ペアの霊の旅は、「魂の闇夜」を体現しているだけでなく、身体よりも強くなれる霊の力を明白に示している。彼の軌跡は、長いあいだ欠けていたものへとつながる霊の道を発見した人間の物語なのだ。その欠けていたものとは、何か自分より偉大なものへの献身だったのである。

闇夜を耐えぬく

「闇夜」を耐えていくには、信心と祈りを必要とし、そしてもし可能ならば、霊の道を導くことができる人がそばにいるのが望ましい。そのような人が見つからないなら、霊について書かれた文献に助けを求めることもできる。このような旅の本質を理解してくれる人が見つかると、まるで救命ボートを見つけたように感じられるだろう。日記をつけて、自分の思いや祈りを記録すること。そして何よりも、すべての暗い夜はいつか必ず終わり、新しい道を照らす光が待っているという真理をしっかりと抱きつづけることだ。自分が抵抗のないかたちの祈りを毎日必ずきちんと続けること。献身（あくまでも献身で、取りつかれることではない）は、癒しの力が非常に強く、自分を安心させる力ももっている。毎日決まった時間に祈ること。目覚めたとき、それにたとえば正午に、そして寝る前などだ。祈りの質は時間ではなく、その意図によって決まる。毎朝夕に五分間だけでも充分だ。特定の祈りが心のやすらぎをもたらしてくれるなら、それを毎日の祈りの一部とするとよい。

五十七歳のロンは、以前はカトリックの神父だったが、癒す能力があるということで全国的な名声を得た人物だ。彼が自分のこの力に気づいたのは、まだ若いころだった。ヒーラーとしての最初の体験を彼はつぎのように話している。「一九七六年の春、さまざまな宗教をもつ人びとの集まりで、神の力について講義してほしいと頼まれました。当時は、異なった宗教文化のあいだの溝を埋める仕事にかかわっていたからです。講義の終わりに、ひとりの男性が、聴衆のなかにいる病気の人たちのために祈りを捧げてくれないかと私にたずねました。当然彼は、私が家に戻り、自分の祈りのなかでそうしてほしいと頼んでいるものと思ったので、もちろんそうします、と答えました。すると彼は演壇のところまで行くと、『ロンがみなさんのなかで病を抱えている方たちのために祈りを捧げてくれます』と言ったのです。みんなの前でそう言われたとき、私はほとんど心臓発作を起こしかけました。神学的には神の力を信じてはいましたが、『神の治癒力』となると、それとはまた話が別です。四百人ほどいた聴衆のうち、おそらく二百人くらいの人が、この祈りのために前のほうに集まってきました。どうしていいかわからなかったので、導きを求めると、ただ自分の手を人の身体に置き、神の力がしてくれるままにまかせればよい、と直観的に導かれたのです。

最初に私の前に立った人のことは、はっきりおぼえています。彼女の頭に私の片手をのせ（ふだんの教会での習慣です）、もう片方の手で身体の上に十字を切りました。とにかく恐れしか感じられず、人びとのあいだを急いで通り過ぎて、早くその場を立ち去りたいということばかり考えていました。

それから四か月ほどたったころに、その女性が私の教会にやってきて、あのあと彼女に何が起こったのか話してくれたのです。あの日彼女は、何か稲妻のようなものが身体を突き抜けるのを感じて、もう一度医師のところに行って検査するようにという内なる声を聞いたのだそうです。実際に検査に行ってみると、ガンがすべて治癒していたのです。私は畏敬の念に打たれました。それ以来、私の人生は、自分ではまったく意識しなかった方向に進みはじめました。霊による癒しが私の人生の中心となったのです。助けを求めて人がやってくるようになりました。私自身、どうやってこの助けを与えられるのかわかりませんでしたが、聖フランチェスカの祈りの言葉の一節がなぜか意識のなかに深く刻まれました。『私を、あなたが平和をもたらすための媒体にしてください』という言葉です。この祈りは、はるかに偉大な力、必ずこの仕事をしてくれると信頼できる力に自分を委ねよと私に示唆していました。あの『霊的な力』がはたらけるよう、その手段を提供することが必要だったのです」

ロンの「闇夜」は一九八七年にはじまった。自分は神父の職を去りたいと望んでいるのに気づいたのである。いくつかの出来事が続き、いまの教会の政治的な空気のなかでは自分は生き延びることができず、その教えも守ることはできないと考えるに至ったためだ。教会の教えは、イエスの教えとは両立しないものだと感じるようにもなった。

「私は文字どおりの絶望とうつ状態、そして自分には何かが欠けているという気持ちで一杯になりました」とロンは言った。「それでも、聖職を去る、というところまではいっていませんでした。まわりの人たち、とくに家族が何と言うかこわかったのです。でも、同族の集合精神を恐れていたのに、実際やめたときには、家族は私を支えてくれました。その後、自分自身、それに自分の孤独感と直面することを余儀なくされたのです。ある困難な状況が起きて、それがすべてをひとつの方向へと収斂《しゅうれん》させました。同時期に、私はテレビのトーク番組『ジョーン・リバース・ショウ』に出演するよう招かれました。そのころの私は、アイデンティティの危機に陥っていました。二十五年間カトリック神父としてやってきていたのに、ジョーン・リバースは、祈りで癒しを行う霊的なヒーラーだと私を紹介したのです。まるで、誰かがハンマーでわたしの頭を叩いて、『これがいまのおまえのアイデンティティなのだ』と言っているようでした。私の人生に光が戻りはじめたのはあれがきっかけでした」番組に出たあと、ニューヨークから戻る機上で、彼は聖職を辞する決意を固める。ほどなくして、彼は深く尊敬できる霊的な師と出会い、その人から、ヒーラーになることで宗教を越えることができるし、神父としてよりも信頼を得られるだろうと言われた。これは彼には衝撃だった。教会の一員としての聖職は離れたが、まだ自分のことは最も深い意味で「聖職叙任」を受けた神父だと思っていると彼は語る。

「死んだような状態から這い出し、霊的なヒーラーの道を歩みはじめました。自分でわかっている執着はすべて手放しました。神父の体験から学んだ神秘思想的な真理だけを残し、宗教的な教えは忘れることにしました。すると、さまざまな新しい機会が訪れるようになりました。たとえば医療関係者とのかかわりです」

ロンは、癒しというテーマに関していまや指導的な立場となった。彼の癒しを必要としている人びとだけでなく、自分自身がヒーラーとなりたいという内面からの欲求を感じる人たちからも尊敬を集めている。

ロンの使命は、神のエネルギーに自分を開き、人を、さらに惑星をも癒すためにその力を使うことだ。自分のことを「ヒーラー」とよんでいる人たちの多くは、その意図は立派だが、「聖職を授かった」ヒーラーではないという。聖職を授かったヒーラーの刻印は、「闇夜」を体験し、神に見捨てられたという気持ちに耐えるという体験をしたことだ。見捨てられるということの意義は、それが神からの問いを象徴しているということにある。「この暗闇の夜でも、あなたはわたしを信じることができるか?」という問いなのだ。

「この見捨てられるという時期には、自分自身の霊も崩壊し、この地獄を何とか通り抜けられるただひとつの道は、神に面と向かい、その時点から天が何を求めようとも、その神なる存在の条件を受けいれることだ、ということを悟ります。『闇夜』の記憶は、自分のなかに大事な出発点として残り、つねに神の方向を向き、謙虚でいるようにさせ、夜がどんなに暗かろうとも、復活はいつでも起きることが可能なのだと永遠に意識させてくれる役割をするのです」

ロンに助けを求めてくるのはどんな人たちなのだろう。末期症状の病気をもった人もいる。そういう人たちは、ほとんどの場合、神に見捨てられ、罰せられていると感じていると彼は言う。「神が求めるものならば、私は受けいれることができる」と言うが、実は本気でそう思ってはいない。内面に葛藤があるのはもちろんだが、自分の病気のレベルを越えて、なぜ自分の霊がそれだけの苦しみのなかにあるのかを知ることを心底恐れている状態だ。彼がその人のために祈りを捧げるあいだ、勇気をもって神にこう言える人たちもいる。「神よ、あなたの恩寵を私は受けとめ、イエスがそうしたように、自分の恐れを癒し、許すべき人たちを許すためにそれを使います」

こういう人たちは、病気に勝つような恩寵を実際に受けるのではないかと、彼は思っている。

祈りを通して癒すとは、実際にはどういうことなのだろうか。それは、神のエネルギーをよび起こし、自分は病気よりも強い力を持っているのだと感じさせてくれるようなかたちで、神の恩寵を受けることを意味しているというのが彼の見方だ。

「どんな病気でも癒されることはもちろん可能ですが、同時にそれは、すべての病気が実際に癒されるということではありません。自分の恐れや、悪い思考に直面できるようにするという理由のために、病気に耐えなければならないこともあるのです。さらに、その人が死ぬ時期がきていることもあります。死は敵ではありません。死に対する恐れが敵なのです。死は、見捨てられる体験という意味では、究極のものかもしれません。だからこそ、私たちは、そこにいったん行って戻ってきた人たちと接触しようとするのです。そこに着いたときに、私たちを迎えてくれる者がいるということを確かめたいのです」

では、祈りを通しての癒しは、この新しい霊的な意識の新時代《ニューエイジ》に、ますます信頼されていくようになるのだろうか。もし私たちが、本物の祈りとは何かを理解すればそうなる、と彼は言う。祈りは意識レベルでの神とのつながりを表す。真の祈りとは、何かを得るために神のほうに向くことではない。神とともに生きていきたいから神に向くのだ。祈りとは、神に対する言葉というよりも、神とともに私たちが生きていくということなのだ。これが理解されれば、祈りはひとつの「波動医学」になるとロンは見ている。

「私のところに来たあとも、多くの人たちが自分自身の祈りを通じて神と生きる人生を続けます。私がそれを促したとか、彼らにない力が私にあるとか考えるのは間違いです。それは、神父がふつうの人間よりも神と深くつながっていると考えることからくる間違いなのです。これは誤りであり、深刻な間違いです。ひとりひとりが責任をもって、自分自身の霊の道を人生に探し求めていかなくてはなりません。私はただ、ふつうのやり方ではできなくなったときに、特別な回路をつないでそのエネルギーの『エンジンをかける』だけです。でも車を運転していくのは、その人自身なのです」

ロンの仕事は、あるひとつの癒しのかたちがふたたび現れてきたことの象徴だ。それは、いつのときも存在してきたし、存在すべきでもある。つまり信ずる心を通し、いまという瞬間に癒されるのだ。

この地上に生を授かった私たちがめざすべきなのは、表面に映る幻を超越し、自分の霊が本来もつ力を発見するということだ。私たちには、自分のつくり出したものに対する責任があり、だからこそ、愛と叡智をもって考え、行動し、ほかの人間に、そしてすべての生命に仕えるために生きることを学ばなくてはならないのである。

◉自己探求のためのチェックリスト

［1］これまでどんな疑問に対して、瞑想や祈りのときに導きを求めたか。

［2］そのような疑問に対して、あなたが最も恐れる答えは何か。

［3］神に感謝の気持ちを表すよりも、不平を言うことのほうが多いか。感謝するより、何か特定のことを求めて祈る傾向があるか。

［4］特定の霊の道に身を捧げているか。もしそうでないなら、それを見つける必要性を感じているか。献身の対象として、何かを代用していないか。もしそうなら、それをリストアップし、自分との関係を評価してみること。

［5］自分の神のほうが、ほかの霊の道の伝統よりも本物だと信じているか。

［6］苦しかった体験について、神が説明してくれるのを待っていないか。もしそうなら、その体験をリストアップしてみること。

［7］神があなたの疑問に答えはじめたら人生はどう変わるか。もしその答えが、「あなたの人生のいまの時点では、答えのヒントになる洞察を与えるつもりは毛頭ない」というものだったら、人生はどう変わるか。また、その場合あなたはどうするか。

［8］瞑想をはじめたのに、やめてしまったことはあるか。続けられなかった理由は何か。

［9］自分が守っていないとわかっている霊の道の真理はあるか。もしあれば、それをリストアップしてみる。

［10］人生の変化の引き金になるかもしれないという理由で、神なる存在といまよりも親密な霊的関係をもつのを恐れてはいないか。

あとがき——魂の階段を生きる人のためのガイド

私がはじめて言うことではないのはもちろんだが、現代は歴史上で最もエキサイティングな時代である。私たちはこれまでとはまったく違う時代に生きているのだ。ふたつの力のパラダイム、あるいは現実のパラダイムの中間に私たちは生きている。そのふたつとは、内面と外面、気的なものと物理的なもののことをいう。自分はひとりの確固たる人間であり、霊的な次元についても自分で決めるのだという認識にもとづいて、私たちは自分自身をつくり直そうとしているのである。この個人の再構築の過程は、「すべてはひとつなり」という聖なる真理に従って、世界文化のあらゆる側面を変容させていくだろう。

地球社会が、現在、その「身体」に存在するすべての国、組織、体制に影響する危機に見まわれているという事実は象徴的である。核汚染、良質の水の不足、環境問題、オゾン層の破壊などは、もはやひとつの国にとどまらず、地球的な規模に広がる問題の一端にすぎない。マクロなレベルでは、地球規模の災害の脅威が、政治的な統合を余儀なくしており、それはひとりの人間が深刻な病気に直面したときに、生き延びるために身体の力、生命力をすべて結集しなければならないのと変わらない。「分断して支配する」というかたちの権力構造は終焉を迎え、そのかわりに、人類が生き残り、新千年紀《ミレニアム》へと無事に進めるよう、さまざまな国々の権力を統合する試みが行われるようになっている。すべてが相互に関係する現代は「情報時代」とよばれるが、それは地球意識の象徴なのである。

　情報技術は、私たちの気のレベルの相互作用が物理的なかたちをとって現れたものだ。気場ではすでに存在していたものを、外面に創造したのである。気の情報はあらゆるところで使われている。健康をホリスティックなかたちで表したモデル。企業で行われる「健康と成長」のためのプログラムやセミナーで、良い方向に向かうような態度やものの見方について教えているという事実。運動トレーニングで、精神面、それに視覚化が選手の身体技能と変わらず重要視されていること。その動機がお金であろうと、スポーツの試合で勝ちたいため、あるいは病を癒すためであろうと、物理的な結果を最大限の可能性まで引き出す目的で、気を活用しようとするパイオニアがあらゆる分野にいるのだ。

　低いレベルのチャクラから見ると、この「気の文明」の時代は、職場、学校、家庭などのコンピュータ化によって支えられた「情報時代」となる。しかし、第7チャクラから見ると、神秘家のもつ気をコントロールする技能が必要となる意識の時代と考えることができる。それは、祈り、瞑想、自己探求の継続、そしてすべての人びとがひとつになることなどだ。皮肉なことに、このふたつの呼び名は、まったく同じ時代のことをいっている。私たちはみな、同じ道を歩んでいるのである。

すべてをひとつと見るような言葉でものを考えるようにすることが、現代の神秘思想の実践における第一歩だ。象徴的な見方のレンズを通してものを見よう。物理的、感情的な障害は、すべて幻であることを忘れないように。つねに状況の「気的」な意味を探し求め、それに従って行動すること。日常の選択をよく観察し、それが自分の気系に与える影響について考える。これは、恐れや悪い方向に向かう思想に「気を奪われる」状態になったとき、それに勘づくのを助けてくれる。

つぎの、心と身体の7つの聖なる真理をおぼえて、日々の導きのヒントにする。

1. すべてはひとつなり
2. 互いを尊重すべし
3. 自分を尊重すべし
4. 愛は神なるものの力
5. 個人の意志をすて、神なるものの意志に従うべし
6. 真理のみを求めよ
7. いまという瞬間に生きよ

単純でありながら強い力をもつこれらの真理は、心、身体、それに霊の焦点を、神なる

存在の意識との接点へと戻すはたらきをする。これを基準点としているかぎり、力を奪われるような状況をすぐに把握するとともに、どの真理を尊重していないのかを意識レベルで認識し、自分の霊を自分のもとに取り戻してくることができる。

つぎの実践としては、毎日の瞑想が欠かせない。その一部として、それぞれのチャクラに意識を向けること。最初に第一チャクラからはじめ、上がっていく。意識を集中しながら、つぎのステップを踏む。

1. 自分に問いかける。「自分は『気を奪われて』いるか？ もしそうなら、身体のその部分から気を奪っている恐れは何か？」深呼吸をして、意識的にその恐れから自分の気を切り離す。
2. 各チャクラの気、または守護霊など、自分を守ってくれる気《エネルギー》を呼び起こす。
3. そのチャクラの気のなかに入るよう意識する。チャクラのある部分で活発になる気の活動はどんな性質のものかを感じとるようにする。

同じように、各チャクラを進んでいくが、そのとき、つぎのような点に意識を向ける。第1チャクラでは、自分がすべての生命とつながっていることを感じる。それから、自分が生きることに合意したこの人生を祝福し、人生を織りなしている血のつながりのある家族、そして広い意味での家族に祝福を与える。

第2チャクラでは、身体のこの部分から、創造する行為に向かって自分が放つ気を感じとる。自分の気が汚染されている、つまり恐れや悪性志向に満ちていたら、自分の意図を見直すこと。人生で出会う人びとは、誰もが神なる目的をもっていることを見るようにする。その神性がはっきりと見えなくなったら、自分を支配している幻を見通すことのできるエネルギーを与えてくれるように求める。

第3チャクラでは、尊厳と忍耐の気に焦点を合わせる。自分の行動規範をチェックし、どんなかたちであっても、自分自身の倫理規範を曲げたことがあるかどうか考えてみる。もしそれがあれば、尊厳の意義について瞑想し、自分の基準を守れるよう助けを求める。そして、自分の尊厳を尊重するということを本気で行う決意をする。

第4チャクラでは、愛と慈しみの心の気に焦点を合わせる。まわりの人間、そして自分自身に、どれだけ愛を与えているかを考える。とくに、許しという行為にある愛のエネルギーについて考えること。そして、自分をどれだけ大切にしているかを考える。

第5チャクラでは、あわれみ、審判の気に焦点を合わせ、ほかの人びと、そして自分自身についてどう思っているか、その思考の質をチェックする。人に話した言葉を見直し、もし傷つけるような言葉を使っていたなら、その相手に良い気を送る。もし偽りの言葉を口にしたならば、人を欺く行為をしたことを意識の上で認め、偽りの行為の源である自分の内面の恐れが何かを調べる。その恐れに光がさすように願い、そのような悪性のパターンに従って行動しない勇気を与えてくれるように求める。

第6チャクラでは、神なる存在の叡智と理解の気に焦点を合わせ、日々の生き方はどうかを考えてみる。混乱をもたらしたり、恐れを感じるような状況について、自分に叡智と理解を与えてくれるよう願う。そして、誰もが人生に貢献するものをもっており、みな必ずその道へと導かれるということをあらためて思い起こす。人生の目的を見過ごすことなどあり得ないということを忘れないように。

第7チャクラでは、神なる存在との接点の気に焦点を合わせ、未清算の過去を意識して完結し、それを手放す。神の気が、心、身体、霊の中に入ってくるのに委ね、自分の存在そのものにその気を吹き込む。

毎日行うこの瞑想で、自分の身体、心、そして霊の健康状態を調べてみる。この瞑想を使えば、身体と霊の健康状態を感じとることができるようになる。また、気系のなかの力のバランスをもっとよく意識するのにも役だつ。

加えて、いつの時も「約束の地」という元型《アーキタイプ》のことを思い起こすようにする。この元型は、すべての問題を一挙に解決してくれる物理的な解決策を探し求めるよう私たちを動かすものではない。私たちを内面に向かわせ、そこにある力を発見するよう導く役割をもつのだ。私たちは、自分の霊の力を通して、あらゆる葛藤を超越することができる。これが神なる存在の約束することなのである。

このような自己評価を通して、気を読み、直観的な啓示を感じとる力を育むことができる。この力を身につけるには、毎日の実践が必要だ。危機の最中には、それが一時間ごとに必要となることさえあるだろう。意識の向け方を変えるという、この単純な方法と、自分の体験から学ぶことを本気で決意すれば、恐れの支配力を弱め、霊を強めることができるようになる。

そして、何よりも大切なのは、霊の言語を学んでいく過程で、身体のなかにある霊的なものを反映するような規範をあなた自身が確立していくことだ。この意識の時代は、ただ単に霊に関する新理論にのめり込んだり、物理学と禅を統合する思考ゲームに興じるよう私たちに迫っているのではない。自己発見と霊的な意味での成熟へと向かい、自分自身、そして自分をとりまく人たちにとって意味のあるような生き方をすることこそ、私たちがめざすべきものなのである。

聖書に書かれていることは、すべて私たちの内にある。神性は私たちの内にあるのだ。私たち自身が神性そのものなのである。私たち自身が教会であり、シナゴーグであり、アシュラムなのである。

ただ目を閉じて、さまざまな聖典やチャクラの気が、自分の力の源であること、身体に燃料を与えるエネルギーそのものであることを感じるだけでいいのだ。

おもしろいことに、自分が本当は何でできているのかを悟れば、霊的な人生をおくること以外、私たちに選択の道は残されていないのである。

訳者あとがき

キャロライン・メイスのことをはじめて耳にしたのは、数年前、ある友人が彼女の講演のテープを聞かせてくれたときのことだった。「直観医療能力者《メデイカル・インテユーイテイブ》」という聞き慣れない職業とともに、話の内容の深遠さと、暖かみあふれながらも、するどく真理にせまる話しぶりにすっかり魅了されてしまったのを、よくおぼえている。

病は気から、というのは古くからある諺《ことわざ》だし、身体は履歴、という彼女のポイントも、これまでさまざまな代替医療関係の書や講演などで耳にしてこられた読者も多いことだろう。

しかし、私たちの感情に多少でもインパクトのある出来事は、すべて細胞レベルで記憶されているということ、さらに、ひとつひとつの選択が蓄積されて、最終的に私たちの健康（そして病）をつくり出しているということを、これほど明確な論理をもって、しかも実例とともに示した本は、これまでなかったのではないかと思う。

直観医療という、いわば「超能力」を、医療の現場で実際に用いて、医学の権威との協力のもとに診断を行ってきた経験にもとづくケーススタディは、どれも圧巻であり、読む者の魂がゆさぶられるようなものばかりだ。私自身、翻訳を進めながら何度読んでもおさえきれないほどの感動があふれてくる話がいくつもあった。読者のみなさんも、きっと少なからず思い当たる節があったのではないだろうか。

霊のレベルの気づきを得て、病が癒された人。病にある学びを見据えることを拒み、自我のレベルで納得できる説明を求めつづけて、同じ体験を繰り返す人。あるいは癒されずこの世を去った人。さらには、癒しを「死を一日でも先に延ばすこと」ととらえず、未清算の過去を完結させることに努力を傾け、「癒されて生を全うすること」を選んだ人。現代の社会意識にどっぷりと浸り、生きるとは、そして死ぬとはどういうことかを問うことを教えられずに生きてきてしまった私たちにとって、この本で遭遇する実例は、どれも内面に深い印象となって残る。

誰もがいい知れぬ閉塞感を抱きつつ、ひとつの千年紀が終わろうとしている。未曾有の危機と、これまでにないほどの意識の進化、技術の進歩が混在する、きわめて不可思議な時代に私たちは突入したようだ。主流メディアに代表される社会意識のレベルでは、「モノから精神の時代へ」などという曖昧な言葉でしかこの変化をとらえきれず、まだ状況が把握できていないように思えるが、すこしでも意識の進化の意味を考えたことのある人ならば、この閉塞感は、要するに世界観の行き詰まりなのだということに気がついていることだろう。アンドルー・ワイルやバーバラ・ブレナンなどの著書とならび、この本がアメリカでベストセラーとなっているのも、現代の物質中心の世界観に代わる概念図を人々が探し求めているからにほかならない。

７つのチャクラに隠された聖なる真理を知った状態で私たちは生まれてくる、と著者は言う。同族の殻に守られた状態から、ひとりの人間として魂の成長を体験していく私たちの姿は、どんな人生であっても、「英雄の旅」と呼ぶにふさわしいものだ。最終的には、霊的に生きること以外、私たちに残された道はない、という本書の結びの言葉も、現代社会にあふれかえっている「意味喪失症候群」に悩まされる人たちを見れば、その重要性は明らかだろう。まさに、現代の危機とは、世界観の危機であり、これまでの唯物論では、もう私たちは立ち行くことのできないところまで来ているのだ。霊のレベルでの学び、ということに意識を向けていかないかぎり、私たちは終わりなき欲望と、満たされない空虚な魂を抱えてさまよいつづけることになる。メイス博士の伝えたかったメッセージとは、まさにこのことなのではないだろうか。

さて、内容についてひと言ふれておきたい。メイス博士が構築したのは、まず直観医療によって得られた経験と洞察とを縦糸に、そして７つのチャクラ、キリスト教の７つの聖典（洗礼、聖体拝受、堅信、婚姻、懺悔、聖職叙任、終油）、さらにユダヤ秘教（カバラー）にある「生命の木」の概念を横糸として、そこに共通する象徴的な意味が織りなす「聖なる真理」を核とした、霊、知性、身体の関係についての新しいパラダイムである。彼女自身がカトリックの神学校で学んだ学者でもあり、その理論構成は見事で、読む者を納得させる説得力あるものだ。しかし、すでにここまで読まれてきて明らかなように、「聖典」の概念は日本では馴染みが薄く、生命の木にいたっては、ほとんど知られていないといってもいい。

身体、心、霊との関係の本質について、はかり知れないほど重要なメッセージをもつこの本が、ひとりでも多くの人に読んでもらえるように、あまりにも難解な概念はわかりやすく編集したい、というのが、訳者を含め、当初から訳出にかかわった人たちの共通した認識だった。このことを相談するため、メキシコでワークショップを開いていたメイス博士に会い、編集の意図を申し出たところ、彼女は快諾してくれた。だが、「ひとつひとつの言葉よりも、魂を伝えてください」という、きわめて責任重大な言葉をいただいてのことである。幸い、関係者の努力の甲斐あって、原著の魂は百パーセント伝わっているものと自負している。編集した内容について関心のある方は、問い合わせてほしい。

メイス博士についてつけ加えれば、冒頭でも述べたように、彼女の講演も群を抜いておもしろい。インタビューなども多く、アメリカでは『ヨガ・ジャーナル』ほか、ニューエイジ系の雑誌の表紙の人となるなど、お馴染みの顔だ。真摯で力強いメッセージを送る彼女だが、とても気さくでユーモアのセンスにあふれ、とにかくよく笑う魅力的な人である。

終わりに、内容の吟味から原稿の詳細まで、きめ細やかな配慮をしてくださった青木由美子さんに感謝したいと思う。キャロライン・メイスのテープを最初に聞かせてくれたリアン若林さん、最初に訳出をすすめてくれた日本ユニ・エージェンシーの下野誠一郎さんにも感謝している。そして、いつもながら、無条件の愛をもって受けとめてくれる家族、そしてさまざまに縁のある人たちにも、感謝の気持ちで一杯だ。

川瀬　勝

Anatomy of the Spirit
by Caroline Myss

Originally published by Crown Publishers, Inc. New York.
Japanese translation rights arranged with Crown Publishers, Inc.
through Japan UNI Agency, Inc., Tokyo.

単行本　一九九八年八月　サンマーク出版刊

キャロライン・メイス
国際的な直観医療の第一人者。神学博士。著書『7つのチャクラ』『チャクラで生きる』『第8のチャクラ』『思いやりのチャクラ』（いずれもサンマーク出版）は、ニューヨーク・タイムズのベストセラーリストにランクインし、日本でも大きな話題を呼んだ。世界各地で講演を行い、ワークショップを主宰し、自らのテレビ番組をもつなど精力的に活動している。イリノイ州シカゴ在住。
http://www.myss.com

川瀬　勝（かわせ・まさる）
ハワイ大学卒業、慶應義塾大学大学院修士課程修了。慶應義塾女子高等学校講師、国会議員秘書を経て独立、各界要人の通訳を務める。訳書に『異次元の刻印』（バジリコ）、『アトランティスの遺産』（角川春樹事務所）、『心の扉を開く』（日本教文社、共訳）、『神は私にこう語った』（サンマーク文庫）、『投影された宇宙』（春秋社）ほか。現在はモントレー国際研究大学通訳翻訳大学院助教授、会議通訳者、翻訳家、ヒプノセラピスト。サンフランシスコ在住。

サンマーク文庫
7つのチャクラ

二〇〇九年二月二十五日　初版発行
二〇二一年七月三十日　第八刷発行

著　者　キャロライン・メイス
訳　者　川瀬　勝
発行人　植木宣隆
発行所　株式会社 サンマーク出版
東京都新宿区高田馬場二―一六―一一
（電）〇三―五二七二―三一六六
印刷　共同印刷株式会社
製本　株式会社若林製本工場

ISBN978-4-7631-8469-6　C0130
ホームページ　http://www.sunmark.co.jp